NOTES ET MÉMOIRES

DE

CHIRURGIE CLINIQUE

PAR

J. GRYNFELTT

PROFESSEUR AGRÉGÉ A LA FACULTÉ DE MÉDECINE DE MONTPELLIER.

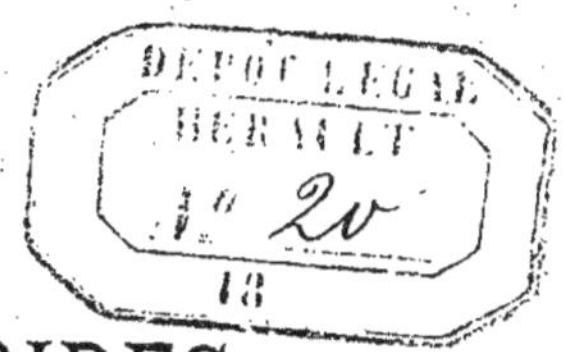

PARIS

C.-A. COCCOZ, LIBRAIRE-ÉDITEUR,

RUE DE L'ANCIENNE-COMÉDIE, 11

—

1885

NOTES

ET

MÉMOIRES DE CHIRURGIE CLINIQUE

DU MÊME AUTEUR

1.— **Des effets toxiques du Redoul et des moyens de les combatre** (*Montp. méd.*, 1862).

2.— **Observation d'un cas de Tænia contracté en Chine, expulsé par les graines de courge** (*Montp. méd.*, 1863).

3.— **Anévrysme de la portion descendante de l'aorte thoracique**, Observation avec autopsie, et réflexions (*Montpellier médical*, 1864).

4.— **Du Céphalæmatome ; son traitement par le collodion.** *Thèse de doctorat* (Montpellier, 1867).

5.— **Note sur le procédé de Taille périnéale du professeur Alquié** (*Rev. méd.*, 1867).

6.— **Des obliquités de la Matrice, leur influence pendant la grossesse et pendant le travail de l'enfantement** (*Montp. méd.*, 1867).

7.— **Observation de Péritonite aiguë survenue au huitième mois de la grossesse.** Opération césarienne *post mortem* (*Montp. méd.*, 1868).

8 — **Des Rétrécissements en général.** *Thèse d'agrégation*, Montpellier, 1869.

9.— **Emploi du Forceps pour extraire la tête du fœtus après la sortie du tronc** (*Annales de Gynéc.*, 1875).

10.— **Notice sur le Conservatoire de la Faculté de Médecine de Montpellier**, 1879.

11.— **Quelques mots sur le Tænia, les Tæniacides et en particulier la Pelletiérine** (*Gaz. hebd. des Sciences méd. de Montp.*, 1879).

12.— **Fièvre pernicieuse dyspnéique** (*Gaz. hebd. des Sc. méd. de Montp.*, 1879).

13.— **Un cas d'application du Forceps sur le siège** (*Gaz. hebd. des Sciences méd. de Montp.*, 1881).

14.— **Section de la dernière Phalange de l'indicateur droit avec persistance d'un mince lambeau cutané interne ; conservation** (*Gaz. hebd. des Sciences méd. de Montp.*, 1881).

15.— **Quelques mots sur la Version par manœuvres externes** (*Gaz. hebd. des Sciences méd. de Montp.*, 1882).

16.— **Description d'un temporal anormal** (*Gaz. hebd. des Sciences méd. de Montpellier*, 1884).

17.— **Abcès chronique de l'Amygdale** (*Gaz. hebd. des Sciences méd. de Montp.*, 1884).

Montpellier. — Typogr. BOEHM et FILS.

NOTES ET MÉMOIRES

DE

CHIRURGIE CLINIQUE

PAR

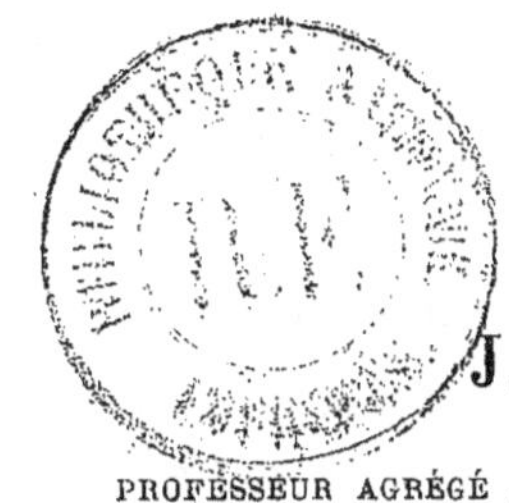

J. GRYNFELTT

PROFESSEUR AGRÉGÉ A LA FACULTÉ DE MÉDECINE DE MONTPELLIER.

PARIS

C.-A. COCCOZ, LIBRAIRE-ÉDITEUR,

RUE DE L'ANCIENNE-COMÉDIE, 11

1885

AVANT-PROPOS.

A l'exemple de beaucoup d'auteurs, nous nous sommes décidé à réunir dans un volume la plupart des travaux de Chirurgie que nous avons déjà publiés dans les recueils périodiques, et principalement dans le *Montpellier médical* et la *Gazette hebdomadaire des Sciences médicales de Montpellier*.

Basés sur l'observation clinique, ces travaux ont eu le plus souvent pour point de départ des faits recueillis dans les salles de chirurgie de l'hôpital Saint-Éloi, soit pendant notre internat, soit pendant les diverses (mais trop courtes) suppléances que nous y avons faites comme chef de service. — Ces derniers ont été, pour la plupart, les sujets de leçons orales de clinique dont nous avons reproduit la substance, tout en changeant la forme de l'exposition. — Moins nombreux sont les faits tirés de notre pratique de la ville, par la raison bien simple que, en dehors des hôpitaux, les observations sont malaisées à prendre et restent toujours incomplètes, au cas d'une terminaison fâcheuse. Si la sanction ultime à laquelle nous faisons allusion était possible, nous aurions eu certainement d'autres cas fort intéressants à enregistrer dans ce recueil de Mémoires.

Tel qu'il est, il ne sera pas défavorablement jugé peut-être, si nos Lecteurs veulent bien considérer que les divers articles qui le composent nous ont permis, soit de signaler des cas rares, soit de mettre en relief certains détails peu connus ou mal appréciés, relatifs à l'étiologie, au diagnostic, au pronostic ou au traitement de quelques maladies chirurgicales.

D'ailleurs quelques-uns de ces Mémoires, et notamment ceux sur la *Hernie lombaire*, sur le *Taxis abdominal*, sur les *Épanchements traumatiques de sérosité*…. ont déjà reçu un bienveillant accueil dans le monde chirurgical.

Il n'en fallait pas davantage pour nous encourager à poursuivre dans la voie où nous nous sommes engagé en reprenant l'étude de nos travaux antérieurs.

Du reste, le livre que nous soumettons aujourd'hui à l'appréciation du public médical n'est pas une simple réimpression de ce que nous avions écrit. Si nos Mémoires les plus récents ont dû à peine être retouchés, ceux dont la publication remontait à plusieurs années ont dû subir, au contraire, sinon un remaniement complet, au moins de notables modifications, ou recevoir des additions plus ou moins étendues. — De ce dernier nombre ont été en particulier notre article sur la *Taille perinéale* et celui sur la *Hernie lombaire*, qu'il nous a fallu compléter, l'un par l'appréciation des travaux modernes sur la litholapaxie et la taille hypogastrique, l'autre par les savantes recherches de M. H. Larrey, qui ont suivi de près notre premier Mémoire, et celles plus récentes de H. Braun (de Heidelberg).

Nous ne pouvions agir autrement. La Science et l'Art progressent tous les jours ; il nous fallait suivre leurs perfectionnements pour ne pas rester au-dessous de la tâche que nous nous étions imposée. D'ailleurs, des recherches bibliographiques plus étendues, surtout dans la littérature moderne, une observation plus attentive des faits, de plus longues méditations sur les conséquences susceptibles d'en être tirées, sont venues parfois modifier notre opinion, et nous avons dû apporter des corrections à nos assertions premières.

Maintenant, au Lecteur désireux de connaître le motif de notre publication actuelle, nous dirons simplement que nous avons tenu à montrer que jamais nous n'avons laissé échapper l'occasion de nous instruire, ni celle de transmettre aux autres le fruit de nos études, en pensant surtout aux longues veilles que nous avons dû quelquefois leur consacrer. A ce dernier titre, nous avons cru faire une œuvre utile. Aussi, persuadé que, de quelque nature qu'elle puisse être, elle servira toujours aux progrès de la Science, nous livrons entièrement à la critique nos réflexions, nos inductions, nos conclusions.—Puissent-elles mériter l'approbation des hommes éminents qui tiennent en main le sceptre de la Chirurgie !

NOTES

ET

MÉMOIRES DE CHIRURGIE CLINIQUE

❖

GÉNOPLASTIE PAR GLISSEMENT

(OBSERVATION ET RÉFLEXIONS.)

Les cancéreux des départements qui avoisinent celui de l'Hérault se donnent, pour ainsi dire, rendez-vous à l'Hôtel-Dieu Saint-Éloi de Montpellier, où ils viennent demander à l'habileté bien connue des chirurgiens en chef de cet établissement l'extirpation de leur mal. Malheureusement ils arrivent souvent trop tard, et on ne peut les faire bénéficier d'une opération que rendent impossible l'étendue de la lésion, l'infection ganglionnaire et l'existence déjà confirmée de la cachexie.

Mais quand cette opération est praticable, quand elle n'a pas de contre-indication formelle, nos Maîtres, bien qu'hésitant parfois devant des entreprises de ce genre,

— l'ablation d'une tumeur cancéreuse étant considérée par eux, à certains égards, comme une négation de la chirurgie, — nos Maîtres ne refusent pas à ces malheureux cette ressource extrême, qui peut encore leur permettre de vivre de longues années si leur cancer n'est pas de la pire espèce, s'il est de ceux généralement appelés *cancroïdes* ou *épithéliomes*.

De plus, à la clinique de Saint-Éloi, on ne fait jamais l'ablation d'une de ces tumeurs sans recourir, à moins d'une impossibilité absolue, à une opération autoplastique complémentaire, qui permette de rétablir la régularité des formes et de rendre aux organes leurs fonctions un instant compromises ; dans la plupart de ces cas, le succès immédiat est la règle.

Ce mode d'intervention est, à coup sûr, le plus avantageux. D'abord, il abrège la cure ; en second lieu, il prévient les difformités ultérieures, puisque les parties sont immédiatement restaurées ; en troisième lieu, enfin, la plupart des accidents inhérents aux plaies exposées, toujours imminents jusqu'à cicatrisation complète, ne sont pas à redouter, puisque, par l'autoplastie, la plaie résultant de l'ablation de la tumeur se trouve aussitôt fermée.

Aussi avons-nous de la peine à comprendre que M. le professeur Verneuil [1] se soit élevé avec tant de force contre cette manière de faire et que, particulièrement pour les pertes de substance succédant à l'ablation des

---

[1] Verneuil ; art. AUTOPLASTIE du *Dict. encyclopéd. des Sciences médicales,* tom. VII, pag. 369.

tumeurs de la face dont il est ici question, il n'ait pas hésité à affirmer que, pour peu qu'elles soient étendues, elles sont beaucoup moins graves abandonnées à elles-mêmes que traitées sur-le-champ par l'autoplastie.

Sans doute, comme le fait remarquer avec raison ce savant Professeur, les avantages que nous avons signalés ne sont pas constants ; et c'est de la réussite de la réunion immédiate que dépend le succès, la formation de lambeaux ne servant qu'à rendre possible l'occlusion complète de la brèche. — Mais quelle est l'opération qui ne donne que des succès ; et la réunion immédiate, *surtout à la face*, est-elle donc impossible et mérite-t-elle les reproches qu'on lui adresse ? — « Ne voyant autour de moi, dirai-je avec M. le professeur Benoît [1], qu'un sentiment unanime sur l'utilité générale de ce mode de pansement, je me dispense de fournir des preuves à l'appui. Les souvenirs de la clinique de Delpech, les ouvrages de ce Professeur et ceux de ses élèves [2], ont fait accepter parmi nous, dans toute son extension, ce bel éloge écrit

---

[1] J. Benoît ; *Exposer et apprécier les principales découvertes faites en chirurgie clinique depuis le commencement du* XIXe *siècle.* (Thèse de concours pour le professorat; Montpellier, 1850, pag. 77.)

[2] Parmi ces derniers, nous citerons plus particulièrement le *Traité de la réunion immédiate* de Serre (1830); — un mémoire de M. le professeur Bouisson: *Observations d'autoplastie faciale pour servir à l'histoire d'un perfectionnement récent de la réunion immédiate* (*Union médicale*, 1850); — un mémoire de M. le professeur Courty : *De la réunion immédiate et des meilleurs moyens d'en assurer la réussite après les grandes opérations* (*Montp. médical*, 1861); — la thèse de concours pour l'agrégation de M. le Dr Gayraud: *Des perfectionnements récents de la synthèse chirurgicale*; Montpellier, 1866.

par John Bell : La réunion immédiate a fait faire plus de progrès à la chirurgie, et surtout à l'art des opérations, qu'aucune autre découverte. » D'ailleurs les perfectionnements récents de la synthèse chirurgicale, qu'a si bien exposés notre ami le Dr Gayraud dans sa thèse d'agrégation, les succès obtenus aujourd'hui dans les opérations de fistules vésico-vaginales et de périnéoraphie, ne peuvent plus permettre le doute sur la possibilité d'obtenir dans un très grand nombre de cas, par des pansements méthodiques, l'adhésion primitive des surfaces divisées.

M. Verneuil insiste beaucoup sur les inconvénients, sur les dangers même des opérations autoplastiques faites après l'ablation de tumeurs, lorsque la réunion immédiate vient à échouer. Il signale des cas de mort qu'il a eus à déplorer, et qu'il a vus se produire dans la pratique de ses collègues, après des tentatives de ce genre. Suivant notre humble avis, cet éminent chirurgien est tombé dans une exagération regrettable. Nous croyons, avec M. Gayraud, que « les essais, même infructueux, de réunion immédiate ne constituent pas pour le malade un danger réel, pourvu que celle-ci ait été tentée avec la notion précise des conditions qui assurent la réussite [1] » ; et nous demeurons convaincu que les revers dont parle M. Verneuil ne tiennent qu'à des *conditions de milieu.*

Pour nous, qui avons assisté à de si beaux succès en chirurgie restauratrice, nous ne pouvons que nous

---

[1] E. Gayraud ; Thèse citée, pag. 79.

déclarer partisan de la réunion immédiate, aux progrès de laquelle a tant contribué l'*École chirurgicale de Mont-pellier.* — Entre autres faits remarquables en ce genre, nous citerons les suivants : un cas de rhinoplastie laté-rale faite par M. le professeur Bouisson, suivant son procédé ayant pour but de conserver la régularité du con-tour des narines [1], chez le nommé Joseph P... (1861), affecté d'une tumeur du nez formée par une hypertro-phie des éléments cellulo-vasculaires de cette région, et dont nous avons conservé le dessin ; — un cas de restau-ration de la lèvre inférieure pratiquée par le même chi-rurgien, après l'ablation d'un énorme cancroïde, suivant le procédé à double lambeau du professeur Sédillot [2], et dont l'observation a été publiée par M. le Dʳ Gayraud [3] ; — plusieurs cas de fistules vésico-vaginales opérées avec succès par M. le professeur Courty suivant la méthode américaine [4], etc.

C'est un autre succès de restauration de la face, après l'ablation d'un épithélioma de la région malaire, que nous publions aujourd'hui. Cette génoplastie a été faite par la *méthode française*, qui, dans ces cas, de l'aveu de la plupart des chirurgiens et du professeur Sédillot [5] en particulier, jouit d'une incontestable supériorité, et qui,

---

[1] F. Bouisson; *Tribut à la Chirurgie*, tom. I, pag. 161.

[2] Ch. Sédillot; *Traité de méd. opérat.*, 2ᵉ édit., tom. II, pag. 248.

[3] E. Gayraud : *Montpellier médical*, 1864, tom. XII, pag. 541.

[4] A. Courty ; *Montpellier médical*, tom. XV, pag. 328, et tom. XVIII, pag. 498.

[5] Sédillot, *loc. cit.*, pag. 254.

suivant Velpeau [1], disons-le encore à la gloire de l'*École chirurgicale du Midi*, a été pratiquée pour la première fois par Delpech et Lallemand. Personne n'ignore d'ailleurs tous les efforts qu'a faits le professeur Serre pour faire prévaloir cette méthode, dite par glissement, pour la plupart des opérations autoplastiques, et plus particulièrement pour la génoplastie [2].

Notre observation montrera en outre, une fois de plus, l'innocuité, mieux encore les bons effets, lorsqu'elles sont faites à propos, des incisions latérales ou libératrices, comme dit M. Verneuil [3], déjà conseillées par Celse [4] et par Thevenin [5], et qu'a spécialement étudiées avec grand soin M. le professeur Denucé [6], de Bordeaux.

De plus, cette observation prouvera que le défaut de réunion immédiate dans une partie des surfaces affrontées n'empêche pas un beau succès.

Cramba (Marguerite), âgée de 48 ans, habitant Narbonne, exerçant la profession de journalière, entre à l'Hôtel-Dieu Saint-Éloi de Montpellier, le 13 janvier 1866, pour se faire opérer d'un

[1] Velpeau ; *Méd. opérat.*, 2e édit., tom. I, pag. 673.

[2] Serre ; *Traité sur l'art de restaurer les difformités de la face selon la méthode par déplacement*, pag. 295.

[3] Verneuil, *loc. cit.*, pag. 392.

[4] A.-C. Celsi ; *De medicina…, libri octo.* Lipsiæ, MDCCLXVI, cap. IX, pag. 439 et 440 : *Curta in auribus…..*

[5] F. Thevenin ; *Les OEuvres de maistre François Thevenin….*, par Guillaume Parthon. Paris, MDCLXIX, chap. IX : *De la synthèse particulière avec division*, pag. 18, et chap. XIII : *De l'opération du bec-de-lièvre*, pag. 27.

[6] Denucé ; *Arch. génér. de Médecine*, 5e série, tom. VI, pag. 402 ; 1855 : *Considérations sur l'autoplastie…..*

cancroïde ulcéré qu'elle avait sur la joue droite. Elle est placée dans le service de la clinique chirurgicale, alors dirigé par M. le professeur Bouisson, au lit n° 20 de la salle Sainte-Marie.

Cette femme, dont la constitution ne paraît pas altérée, a toujours joui d'une excellente santé. Elle n'accuse aucun antécédent morbide, syphilitique, scrofuleux ni herpétique.

Il y a deux ans, elle s'aperçut de l'existence d'un petit bouton dur de la grosseur d'un pois, situé sur la partie la plus saillante de la joue droite, développé sans cause connue. Ce bouton était parfaitement mobile sur les os sous-jacents, et même, au dire de la malade, la peau était saine au-dessus et pouvait facilement glisser sur lui. — (Nous verrons plus loin l'interprétation qu'on peut donner de cette assertion, fondée probablement sur une apparence trompeuse.)— Ce petit bouton était, du reste, à peu près indolore et ne donnait lieu qu'à un picotement, une sorte de démangeaison fort peu incommode. A mesure qu'il augmentait de volume, et cet accroissement n'était pas peu rapide, la peau qui le recouvrait prenait une teinte vineuse de plus en plus foncée. Enfin, il s'ulcéra; et par cette ulcération ont eu lieu, à plusieurs reprises, de petits écoulements sanguins auxquels ne pouvait être attachée aucune importance.

Les soins de propreté et l'application de cataplasmes émollients ont été les seuls moyens mis en usage contre cet ulcère.

Au moment de l'entrée de la malade à l'hôpital, la plus grande partie de la joue droite est ulcérée. Cette ulcération, de forme irrégulièrement circulaire, est limitée en dedans par le sillon nasojugal, en dehors par une ligne verticale continuant le rebord externe de la cavité orbitaire, en haut par le rebord inférieur de la même cavité, ou plutôt par le sillon qui sépare la joue de la paupière inférieure, et en bas par une ligne horizontale menée à la hauteur du bord inférieur de l'aile du nez. Son diamètre était de 3 centimètres, ou de 35 millimètres, en moyenne. A cause de la forme arrondie de cette ulcération, le sillon naso-labial se trouve intact et l'aile du nez complètement saine. Ses bords sont

saillants, déchiquetés. Sa surface, d'un fond grisâtre, est irrégulière, mamelonnée, couverte de bourgeons charnus mollasses,
saignant facilement, laissant entre eux des anfractuosités remplies
d'un pus sanieux, sans consistance. Par la palpation, il est facile
de reconnaître que cet ulcère repose sur une base dure, résistante,
suffisamment épaisse, mais pourtant tout à fait mobile sur les os
sous-jacents.

Au surplus, aucune complication générale ou locale ne coexiste
avec cette lésion. Toutes les fonctions s'exécutent normalement,
et les ganglions parotidiens ni sous-maxillaires ne présentent
d'altération appréciable.

Le diagnostic ne pouvait être douteux : il s'agissait bien d'un
cancroïde, d'un épithéliome ulcéré, dont il fallait débarrasser la
malade par une opération, pour éviter l'extension du mal aux parties voisines, superficielles et profondes (téguments, tissu cellulaire sous-cutané, ganglions, os, sinus maxillaire, cavité orbitaire,
fosse ptérygo-maxillaire à la faveur du conduit sous-orbitaire), et
pour obtenir, si faire se pouvait, la guérison radicale de cette affection, dont les suites fatales devaient être la cachexie et la mort.

Pour atteindre ce but, M. le professeur Bouisson préfère l'instrument tranchant à l'emploi des caustiques, et ce choix il le jus-
tifia pleinement, comme nous le verrons plus tard, dans la leçon
de clinique dont la malade en question fut l'objet.

L'opération fut exécutée le 22 janvier de la manière suivante,
sans chloroformisation préalable, parce que la femme dit être
sujette aux défaillances. Deux incisions horizontales comprenant
la peau et la plus grande épaisseur du tissu cellulaire sous-cutané
furent pratiquées, l'une au-dessus, l'autre au-dessous de l'ulcération, un peu au delà de ses limites, et puis réunies en avant par
une troisième incision verticale longeant le côté interne de la
tumeur. On eut ainsi un lambeau quadrilatère supportant le produit pathologique, adhérent par son côté externe. Il fut disséqué
avec beaucoup de soin, et par cette dissection la tumeur se trouva
séparée des parties sous-jacentes.

Les incisions horizontales furent ensuite prolongées du côté de la région massétérine, et pour donner au lambeau une plus large base et mieux assurer ses moyens de nutrition, elles furent faites un peu divergentes. Lorsque la supérieure eut atteint près de 8 centimètres et l'inférieure un peu plus de 6 centimètres de longueur, M. le professeur Bouisson ne voulut pas disséquer plus loin en arrière la base de ce lambeau, bien que, après mesures prises, ce lambeau, une fois le produit morbide retranché, ne lui parût pas tout à fait suffisant pour recouvrir la perte de substance produite par la dissection. Il craignait d'intéresser en haut les artères venues de la temporale superficielle, la transversale de la face principalement, qui devaient fournir au lambeau ses éléments de nutrition, et de couper en bas le conduit de Sténon, qu'il s'appliquait constamment à éviter. Ne pouvant donc, sans inconvénients, pousser plus loin en arrière le décollement du lambeau, il coupa carrément avec de forts ciseaux droits sa partie antérieure dégénérée; et comme le bord résultant de cette section ne pouvait sans trop de tiraillement, quelle que fût l'extensibilité de la peau, se mettre au contact avec le bord interne de la plaie, il fit sur le côté gauche du dos du nez une incision libératrice de 2 centimètres d'étendue environ, parallèle à la ligne médiane, et mobilisa encore la portion de peau comprise entre cette incision et la plaie de la joue droite, en détachant avec précaution à l'aide du bistouri ses bords des os et cartilages nasaux. Il put alors, sans beaucoup de peine, amener au contact les bords respectifs du lambeau et de la perte de substance. Pour maintenir l'affrontement, sur le bord antérieur furent faits quatre points de suture entrecoupée avec un fil ordinaire un peu fort, le supérieur et l'inférieur placés aux angles correspondants, servant aussi à assujettir l'extrémité antérieure des bords supérieur et inférieur du lambeau; puis d'autres points de suture semblables furent appliqués avec des fils de soie sur les bords supérieur et inférieur de la plaie, quatre sur le premier et trois sur le dernier; enfin quelques bandelettes de taffetas d'Angleterre complétèrent le pansement.

Il n'y eut du reste, pendant cette opération, qu'un écoulement de sang insignifiant. Une seule artériole dut être liée.

La malade, reportée dans son lit, prit quelques cuillerées d'une potion antispasmodique, qui fut continuée à intervalles assez éloignés le reste de la journée. — Diète. Infusion de tilleul et d'oranger.

Le soir, il y eut un peu de fièvre, et la nuit se passa sans sommeil.

Le lendemain (23 janvier), céphalalgie assez vive, un peu de chaleur générale, fièvre modérée, rougeur et tension des parties. — Bouillons, tisane d'orge gommée, application sur le côté opéré de la face de compresses trempées dans une décoction de racines de guimauve froide.

Le soir, gonflement des parties un peu plus considérable, tuméfaction de toute la joue ; un érysipèle est à craindre.

Le troisième jour (24 janvier), rougeur et tension locales moindres, un peu de pus à l'angle externe de l'incision inférieure. — Mêmes prescriptions.

Le quatrième jour (25 janvier), aucune douleur, plus de fièvre, même état des parties. — Prescriptions *ut suprà*.

Le cinquième jour (26 janvier), état de la malade satisfaisant. Premier pansement. On ramollit, pour les enlever aisément, les bandelettes de taffetas d'Angleterre. Chute de la ligature; section des trois points de suture supérieurs du bord vertical du lambeau. Là, léger écartement des lèvres de la plaie, qui avaient été affrontées non sans quelque difficulté. A peine quelques gouttes de pus au niveau de l'incision inférieure. Adhésion de la plus grande étendue de la face profonde du lambeau. — Potage, soupe, pruneaux.

Le sixième jour (27 janvier), état de la malade toujours bon. Quantité de pus produite insignifiante. — Chocolat, deux soupes, pruneaux.

Le septième jour (28 janvier), rien de particulier.

Le huitième jour (29 janvier), on enlève tous les points de suture. La pression exercée avec un doigt sur le lambeau ne fait refluer que quelques gouttes de pus par l'incision inférieure. Le point où les sutures avaient cédé se couvre de granulations rosées de bonne nature. — Pansement avec des bandelettes de taffetas d'Angleterre seulement. Quart d'aliments.

Le dixième jour (31 janvier), le travail de cicatrisation continue à se faire graduellement. Suppuration à peu près nulle. — Changement des bandelettes. Même régime.

Le douzième jour (2 février), le point où s'est fait l'écartement des lèvres cutanées donne seul du pus, il bourgeonne convenablement. — On change les bandelettes.

Le quatorzième jour (4 février), les bandelettes sont supprimées; on touche avec le crayon de nitrate d'argent les bourgeons charnus occupant la partie supérieure du bord antérieur de la plaie, et on se borne à la recouvrir d'un linge fin cératé.

Ce traitement fut continué les jours suivants, et la guérison se fit graduellement.

Le 21 février, Cramba quitta l'hôpital complètement guérie; sa paupière inférieure droite n'était qu'un peu tiraillée en bas et en dedans.

Il serait peu intéressant de reprendre point par point l'histoire de cette malade. La lésion dont elle était affectée, développée sous l'influence d'un vice de la nutrition locale, peut-être d'un état morbide diathésique inconnu dans sa nature, sans cause déterminante appréciable, a présenté dans son évolution les diverses phases de toutes les lésions tissulaires du même genre, sans offrir de particularités pouvant donner lieu à des considérations spéciales. Constituée au début, comme d'ordinaire, par une sorte de tubercule dur de très petit volume, assez semblable à une verrue, cette production morbide a progressivement acquis, et dans un temps assez court, des dimensions plus considérables ; et bientôt elle s'est ulcérée. La rapidité avec laquelle a marché ce travail de désorganisation mérite pourtant d'être signalée. On sait en effet avec quelle lenteur évoluent d'ordinaire ces néoplasmes, surtout lorsqu'ils siègent sur les joues.

Les caractères que présentait cette ulcération lorsque la malade est entrée à l'hôpital ont été suffisamment bien décrits, nous le croyons du moins, dans notre observation, pour que nous puissions nous dispenser de les retracer ici. Ils ne différaient pas d'ailleurs de ceux qui appartiennent à toutes les ulcérations cancroïdales arrivées à la même période de développement. Ils ne pouvaient, d'autre part, laisser un seul moment le diagnostic incertain, surtout lorsqu'on savait par le récit de la malade la manière dont la lésion avait évolué.

Il est pourtant une assertion qu'a soutenue cette femme avec insistance, sur laquelle nous croyons utile d'arrêter un instant notre attention. A son dire, la tumeur, au début, était non seulement mobile sur les os, mais encore la peau glissait librement sur elle. Or ce n'est pas ce qui a lieu dans la plus grande majorité des cas.

Le siège habituel du cancroïde, on le sait, est dans la peau ou dans les muqueuses. Il y a d'abord une sorte d'hypertrophie des papilles du derme cutané ou muqueux, et au-dessus une accumulation plus ou moins considérable de cellules épidermiques ou épithéliales résultant de la prolifération plus ou moins active de ces mêmes éléments cellulaires, qui normalement recouvrent le derme et constituent l'épiderme ou l'épithélium. Cette prolifération cellulaire continuant, le tissu des papilles s'infiltre du produit morbide, il subit une véritable atrophie par compression, le tissu pathologique *se substitue* à lui, et le néoplasme s'étend à des distances plus ou moins considérables, en envahissant de la même manière tous les tissus qui l'environnent.

Or, il est bien évident que dans tous les cas où l'épithéliome débute ainsi (*épithélioma papillaire* ou *verruqueux*), la peau ne peut jamais glisser sur la tumeur, puisque cette dernière fait corps avec elle. De même, lorsque les éléments cellulaires de l'épithéliome se développent primitivement, ce qui est très rare à la vérité, dans le tissu même du derme (*épithélioma dermique*).

Au contraire, lorsque la lésion débute, comme cela se voit assez souvent, d'après Follin [1], par le revêtement épithélial des glandules de la peau, des glandes sudoripares en particulier [2], on peut constater au-dessous des téguments l'existence d'une ou de plusieurs petites bosselures formées par la distension des culs-de-sac glandulaires par le produit morbide, sur lesquelles la peau peut se mouvoir (*épithélioma glandulaire*).

Il en est de même si le point de départ de la lésion est dans le tissu cellulaire sous-cutané. Mais ce siège primitif de l'épithéliome est tout à fait exceptionnel. On peut cependant le rencontrer. Il est démontré en effet, aujourd'hui,

[1] E. Follin ; *Traité élément. de pathol. externe*, tom. I, pag. 253.

[2] Verneuil : *Observations pour servir à l'histoire des tumeurs de la peau*, in *Arch. génér. de Méd.*, 1854.

que les surfaces normalement recouvertes d'épiderme ou d'épithélium ne sont pas seules capables de fournir les éléments de formation de ce néoplasme, et que d'autres parties de l'économie, bien que se trouvant dans des conditions différentes, peuvent être affectées, par *hétérotopie*, de la même néoplasie.

Chez la malade dont nous avons relaté l'observation, l'épithéliome a-t-il été primitivement glandulaire ou souscutané ? Cela n'est pas impossible, puisque, au dire très affirmatif de cette malade, la tumeur pouvait, au début, rouler facilement sous la peau. Nous ne pouvons cependant rien affirmer à ce sujet ; car, lorsque l'altération est déjà ancienne, comme l'était celle de cette malade quand nous l'avons vue la première fois, on ne peut d'aucune manière reconnaître sûrement le lieu de son origine. Pour nous, nous aimons mieux croire que la malade s'en est laissé imposer par les apparences, que la mobilité de la tumeur sur les os l'a trompée, que la peau, primitivement affectée, n'a jamais glissé sur cette tumeur ; qu'il s'agissait bien, en un mot, d'un *épithélioma papillaire*, le plus fréquent de tous, et de beaucoup. Pourquoi voudrions-nous trouver dans ce fait, sans aucune preuve, un cas exceptionnel ?

L'indication de débarrasser cette malade de son cancroïde était formelle. Les conditions dans lesquelles elle se trouvait étaient très favorables au succès : l'état général n'avait encore subi aucune atteinte fâcheuse, les ganglions lymphatiques parotidiens et sous-maxillaires étaient intacts, et la lésion, quoique assez étendue, était encore attaquable, soit par le fer, soit par le feu, soit par les caustiques potentiels. Il eût donc été peu rationnel d'abandonner cette néoplasie à elle-même, comme le font quelques médecins timorés, qui prennent au pied de la lettre l'ancienne appellation de cet ulcère : *noli me tangere*, alors qu'il est bien prouvé que la chirurgie est beaucoup plus efficace contre lui que contre les autres cancers, sur l'évolution desquels elle ne peut rien.

Les caustiques, sous toutes les formes, ont joui et jouissent encore, auprès de quelques chirurgiens, d'une grande faveur dans le traitement des cancers épithéliaux. Ils inspirent certainement moins de répulsion aux malades que l'instrument tranchant ; mais c'est à tort qu'on a cru pouvoir leur accorder cette préférence, sous le prétexte que les limites de ces sortes de cancers sont plus étroites et mieux tracées. On sait en effet, actuellement, que l'épithéliome envoie des traînées plus ou moins étendues suivant particulièrement le trajet des capillaires, autour desquels se groupent les éléments histologiques du produit morbide.

Enlever la totalité du mal doit être le but du chirurgien; la guérison est à ce prix. La plupart des récidives doivent être autant attribuées à l'omission de cette règle qu'à l'incurabilité de la maladie. Or, avec les caustiques, on n'est jamais sûr, si l'ulcère a envahi les couches celluleuses sous-dermiques, d'atteindre le mal dans toute sa profondeur; d'un autre côté, les applications réitérées de ces topiques essentiellement irritants, loin de guérir le mal, ne font souvent que l'exaspérer et hâter son développement. Certaines ulcérations primitivement bénignes ne prennent de la gravité que par l'usage abusif de ces moyens irrationnels. Que de fois le médecin de campagne n'a-t-il pas à constater les fâcheux effets d'une telle manière de procéder, sur de pauvres malades qui, s'étant tout d'abord confiés aux soins de quelque commère, ont subi l'application sur leur ulcère du suc de quelque plante âcre, comme la grande tithymale ou la clématite brûlante !

Les caustiques ne sont de mise que lorsque la tumeur est de petit volume et qu'une seule application peut la détruire en entier; au cas contraire, mieux vaut l'ablation par l'instrument tranchant. Si même le malade, pour si petit que soit son cancroïde, veut consentir à ce mode d'intervention, il faut agir sans retard. Le sacrifice à faire n'est pas grand, et les résultats de l'opération sont des plus simples. « L'extirpation du cancer de la peau est le plus sûr, le meilleur et le plus prompt moyen à employer, de l'aveu de tous les praticiens; beaucoup de faits parlent en sa faveur [1]. » D'ailleurs la cautérisation n'est pas seulement nuisible, quand elle est appliquée sur de larges surfaces, par l'irritation considérable qu'elle détermine, mais encore par l'absorption des principes toxiques que renferment certains caustiques, la pâte arsenicale de Rousselot, par exemple.

Au surplus, si l'on croit pouvoir faire usage des caustiques, il faut les choisir énergiques, et rejeter ceux qui

---

[1] Vidal (de Cassis); *Pathologie externe*, 1re édit., tom. I, pag. 205.

coulent, comme la potasse. Le meilleur de tous est, sans contredit, celui au chlorure de zinc (pâte de Canquoin), dont on se sert habituellement à la clinique de Saint-Éloi.

Le fer rouge, vanté par M. Sédillot pour les cas auxquels nous faisons allusion, est, il nous semble, le plus mauvais de tous : il ne pénètre pas profondément ; l'eschare sèche qu'il produit au moment même de son application empêche son action de s'étendre plus loin. Comme modificateur de la vie locale dans les cas de gangrène, de phagédénisme, de pourriture d'hôpital, d'inflammation diffuse, de pustule maligne au début..., il n'a pas de pareil ; mais son action modificatrice dans les cas de cancers, de quelque espèce qu'ils soient, n'est rien moins que démontrée.

Il est inutile que nous insistions plus longtemps sur les indications et les contre-indications des caustiques dans le traitement des épithéliomes. Nous avons déjà dit qu'ils ne pouvaient être véritablement utiles que tout à fait au début du mal, quand le volume de la tumeur était très peu considérable et qu'une seule application pouvait la détruire totalement. Il est des cas cependant où, l'ablation par le bistouri n'étant pas possible à cause de l'étendue en surface de l'ulcération, les chirurgiens se décident à recourir aux caustiques. Cette manière de faire n'est pas, croyons-nous, à l'abri de tout reproche. Il nous faudrait être bien sûr de pouvoir attaquer le mal dans toute sa profondeur pour que nous en vinssions à ce mode d'intervention. Nous tenons pour essentiellement pernicieuses les cautérisations répétées. Il faut bien pourtant y avoir recours, si l'on s'est trompé une première fois sur l'étendue du mal en profondeur; mais alors, hélas! le pronostic est facile. Avec Follin, nous dirons : « Quel que soit le moyen mis en usage, il faut se rappeler que les ablations ou les destructions partielles ne font qu'exciter le mal et favorisent le développement du produit morbide [1]. »

Ce que nous pourrions ajouter maintenant sur le mode d'application des caustiques serait une superfluité.

L'ablation de l'épithéliome par le bistouri reste donc comme la meilleure méthode de traitement de cette affection, mais il faut avoir grand soin d'emporter tout le mal. Il faut pour cela explorer très attentivement les limites de la région malade et trancher dans les tissus sains. Le bistouri ne doit porter qu'au delà des points où la peau qui entoure la base de la tumeur, ulcérée ou non, est rouge et épaissie, et toute induration morbide siégeant dans les espaces celluleux sous-cutanés doit être extirpée. C'est ainsi que nous voyons opérer tous les jours nos Maîtres à l'Hôtel-Dieu Saint-Éloi, et c'est à l'observation rigoureuse de ces préceptes, qu'ils enseignent dans leurs leçons, que sont dus leurs succès. Entre autres malades que nous avons vu opérer avec succès durable, nous citerons un homme de Montpellier que nous rencontrons très souvent dans la rue depuis plusieurs années, délivré, par une excision en V, d'un can-

---

[1] Follin. *loc. cit.*, pag. 264.

croïde de la lèvre inférieure, du volume d'une petite aveline ; son mal ne s'est pas reproduit.

Une précaution qu'il ne faut jamais négliger, tous les chirurgiens sont d'accord sur ce point, c'est d'enlever en même temps que la lésion primitive les ganglions voisins, s'ils sont engorgés ; et, à ce propos, nous ferons observer qu'il n'est pas tout à fait exact de dire, comme le professeur Nélaton : « Une chose bien digne de remarque, c'est que ces ulcères ne s'accompagnent presque jamais de l'engorgement des ganglions lymphatiques voisins [1]. » Fort heureusement, chez la malade dont nous avons rapporté l'observation, il en était ainsi.

Fallait-il, dans l'espèce, une fois la tumeur enlevée, laisser, comme le veut le professeur Verneuil [2], la perte de substance résultant de cette ablation se fermer par tissu de cicatrice ? M. le professeur Bouisson ne l'a pas pensé ; il ne renonce aux bienfaits de l'anaplastie que dans les cas où elle est impraticable. Élevé à l'école chirurgicale de Delpech, il est de ceux qui cherchent toujours à réparer les mutilations qu'ils ont produites dans un but curateur; son mémoire sur la *Rhinoplastie latérale*, déjà cité [3], le prouve suffisamment. Cette conduite est celle de tous les chirurgiens de Montpellier. Les belles opérations d'autoplastie que M. le professeur Courty a consignées dans son *Compte rendu de la clinique chirur-*

<hr>

[1] Nélaton ; *Pathol. externe*, tom. I, pag. 391.
[2] Verneuil, art. cité du *Dict. encyclop.*, pag. 369.
[3] Bouisson ; *Tribut à la Chirurgie*, loc. cit., pag. 161.

gicale pendant les mois de mars, avril, mai, juin 1850, et du 8 août au 9 septembre 1851, témoignent dans le même sens [1].

Quelque singulière que paraisse tout d'abord cette appellation, la chirurgie est aujourd'hui manifestement *conservatrice*. Partout ce nom est adopté, et partout la tendance à restreindre les opérations destructives est évidente. Or cette chirurgie, il ne faut pas l'oublier, a ses racines dans le sol montpelliérain. « Le mot, dit M. le professeur Courty [2], est entré avec l'idée dans le domaine chirurgical, et ce mot est parti, avec l'idée, de l'École de Montpellier. » Lorsque, de tout côté, on s'efforce de restreindre autant que possible les opérations, l'autoplastie seule semble faire exception à cette tendance générale. Mais nous dirons volontiers, avec celui de nos Maîtres que nous venons de citer, « qu'ici l'exception confirme la règle : de conserver à restaurer, il n'y a pas loin ; et le même principe qui arrête la main qui mutile, anime celle qui répare [3] ».

Au demeurant, Follin se déclare partisan de la réparation immédiate à l'aide de lambeaux pris au voisinage des pertes de substance succédant à l'ablation des tumeurs cancroïdales. « Si après l'extirpation, écrit-il, on peut boucher par un lambeau autoplastique les surfaces

---

[1] Courty; *Compte rendu de la Clinique chirurg.*, etc. Montpellier, 1851, pag. 235 et suiv.

[2] Courty ; *Du progrès et des tendances actuelles de la Chirurgie*, in *Montpellier médical*, tom. III, 1859, pag. 250.

[3] Courty, *ibid.*, pag. 252.

mises à nu, on mettra le malade dans des conditions plus favorables encore à la guérison [1].»

Ici se présente une question. L'autoplastie a-t-elle l'heureuse propriété de prévenir la récidive du cancer? — Quelques chirurgiens, Martinet (de la Creuse) [2], Ch. Phillips (de Liège) [3], l'ont prétendu ; mais à l'heure actuelle personne ne partage cette manière de voir, qui se trouve infirmée par un trop grand nombre de faits. « Sans doute, s'il est un moyen propre à prévenir la récidive du cancer, dirons-nous avec le professeur Serre, c'est l'ablation complète de la tumeur et la réunion immédiate des parties que l'on a mises à nu; mais soutenir que l'autoplastie guérit les ulcères dépendant d'une affection constitutionnelle, tels que les ulcères dartreux, cancéreux, vénériens, etc., en détruisant localement l'infection générale, c'est proclamer une hérésie en médecine. Le mot diathèse, comme le dit le Dr Dumont, n'est pas un être chimérique enfanté par l'humorisme ; c'est une vérité souvent niée dans les écoles, mais à peu près partout admise en pratique, et appuyée sur dix-huit siècles d'expérience et d'observation, que de nombreuses mais vaines attaques n'ont pu renverser [4]. »

Ajoutons cependant que, pour ce qui concerne le cancroïde, l'opinion de Martinet et de Phillips n'est pas sans

---

[1] Follin, *loc. cit.*, pag. 265.

[2] Martinet; *Gazette médicale*. Paris, 1834, pag. 657.

[3] Phillips; *Autoplastie après l'amputation des cancers* ; lettre chirurgicale à Dieffenbach, 1839.

[4] Serre, *op. cit.*, pag. 60.

fondements. En effet, il est incontestable que le cancer épithélial est moins grave que les autres cancers, et qu'il récidive moins souvent qu'eux après l'opération ; d'un autre côté, l'influence des irritations locales sur la production de cette variété de cancer, et les dangers, que nous avons signalés, des excitations portées sur ces ulcères, soit par le malade lui-même, soit par le chirurgien, avec les caustiques, ne sauraient être révoqués en doute ; or, en laissant suppurer la plaie qui résulte de l'ablation de cette sorte de cancer, on met le malade dans les plus mauvaises conditions possibles pour une cure radicale.

Dans un autre ordre d'idées, les difformités pouvant résulter des opérations qu'il pratique doivent être prises en sérieuse considération par le chirurgien. Dans le cas qui nous a entraîné dans toutes ces considérations, si la perte de substance de la région malaire, qui n'avait pas moins de quatre centimètres environ en tout sens, n'avait pas été immédiatement comblée par un lambeau autoplastique, il se fût produit inévitablement un ectropion considérable, auquel il eût été ultérieurement difficile de remédier. Il eût fallu, en tout cas, faire subir à la malade une seconde opération, la soumettre plus tard à une cause d'irritation locale capable de réveiller l'activité morbide des tissus primitivement affectés. On a vu, dans notre observation, que chez cette femme il y avait, après sa guérison complète, un léger renversement de la paupière inférieure produit par le tissu inodulaire occupant l'angle supérieur et interne de la solution de continuité, où la réunion avait échoué. Évidemment, si toute la plaie s'était trouvée dans les mêmes conditions , ce renversement eût été plus grand, et la malade eût été défigurée pour ainsi dire à jamais, sans compter encore la conjonctivite et plus tard peut-être la kératite qui seraient résultées d'un tel déplacement du voile palpébral inférieur.

Il fallait donc, chez cette malade, non seulement enlever la tumeur cancroïdale qu'elle portait sur la joue, mais encore réparer par une opération anaplastique la perte de substance résultant de son ablation.

A quelle méthode autoplastique devrait-on recourir ? — La méthode *italienne* est aujourd'hui pour ainsi dire complètement abandonnée, quelle que soit la partie du corps à réparer ; par conséquent, à moins de rencontrer un cas comme celui dont le professeur Roux nous a laissé l'histoire mémorable [1], on ne saurait songer à la mettre en pratique. Il est même difficile de comprendre comment quelques chirurgiens ont pu la proposer, quand on voit la laxité dont jouissent les parties molles qui composent la face sur les côtés.

La méthode *indienne* n'est pas plus de mise, à moins de nécessité absolue. Outre l'inconvénient qu'elle a de laisser une plaie plus ou moins étendue en suppuration, elle expose, comme le prouvent des faits nombreux, à la

---

[1] Roux ; *Quarante années de pratique chirurgicale,* tom. I. *Chirurgie réparatrice,* pag. 118 et suiv.

gangrène du lambeau, par le fait seul du mouvement de torsion que son pédicule étroit est obligé de subir pour permettre l'application de sa face saignante sur la brèche à réparer. Bien que Dupuytren, suivant M. Sédillot [1], ait pu, à l'aide d'un lambeau emprunté à la région cervicale, tordu au niveau de son pédicule, combler presque complètement une perte de substance de la joue chez un jeune enfant de 9 ans, cette méthode ne doit pas moins rester réservée à certains cas spéciaux.

Il n'en est pas absolument de même, quoi qu'en ait dit Serre [2], de cette méthode, mixte pour ainsi dire, qu'on pourrait appeler par *redressement* du lambeau, qui tient le milieu entre la méthode par torsion et la méthode par déplacement, et qui consiste à n'imprimer au lambeau, auquel on a conservé une large base, qu'un demi-mouvement de rotation.

Cependant la *méthode* par *déplacement* ou *glissement*, dite *méthode de Celse* ou mieux *méthode française*, a, dans tous les cas où il faut restaurer les joues, une incontestable supériorité, et c'est là qu'elle triomphe, de l'aveu de tous les chirurgiens.

Elle est la plus simple et la plus facile à exécuter ; elle n'expose que très rarement le lambeau à la mortification, par cela seul qu'il a une large base, qu'il est bien nourri et qu'il ne subit pas la plus légère torsion ; et elle ne laisse pas, enfin, de nouvelle plaie à fermer, puisque le lambeau, dans sa translation, sert à la fois

[1] Sédillot, *loc. cit.*, pag. 284.
[2] Serre, *op. cit.*, pag. 296.

d'opercule à la surface qui l'a fourni et à la perte de substance qu'il faut réparer.

Outre l'observation de Franco, on peut trouver dans les divers recueils périodiques des faits nombreux de génoplastie pratiquée avec un plein succès par cette méthode. Serre en a consigné plusieurs dans son livre. Les procédés mis en usage ont varié avec les opérateurs, mais surtout avec les indications à remplir. Aussi l'auteur d'un *Traité d'opérations chirurgicales* justement estimé a-t-il pu faire entrer tout ce qu'il avait à dire de la génoplastie dans les quelques lignes qui suivent : « La restauration des pertes de substance à la joue ne peut être l'objet d'une description générale. Les circonstances qui nécessitent ce genre d'opération sont trop éventuelles et trop imprévues pour qu'on fasse autre chose que d'abandonner à l'initiative du chirurgien qui connaît les principes de l'autoplastie le soin d'appliquer à chaque cas particulier le mode opératoire qui lui permet le plus de succès [1]. »

Généralement on s'est contenté d'aviver les bords de la solution de continuité, de les détacher des parties situées au-dessous par une dissection plus ou moins loin prolongée, et de les affronter par la suture entrecoupée ou entortillée.

Serre se servait de lambeaux quadrilatères fort allongés, qu'il prenait en partie sur la joue et en partie sur le cou. Puis il les entraînait, en les décollant par la dissec-

---

[1] Chassaignac ; *Traité d'opérat. chirurg.*, 1861, tom. II, pag. 590.

tion, au-dessus de la perte de substance à combler. C'est ainsi qu'a été opéré Jacques Trotebas, qui fait le sujet de son Observation XXVII [1].

Ce procédé n'est pas assurément le plus avantageux. Le lambeau, doublé des fibres du peaucier parallèles à son axe longitudinal, tend sans cesse à revenir sur lui-même, exerce une traction assez énergique sur les lèvres de la solution de continuité, et les points de suture cèdent. De plus, les mouvements d'extension de la tête, quelles que soient les recommandations faites au malade, viennent contribuer pour leur part, en agissant dans le même sens, à compromettre le résultat de l'opération. De là, la production facile d'un ectropion. Mêmes inconvénients, en un mot, que dans le procédé de Chopart, aujourd'hui à peu près complètement abandonné, pour la restauration de la lèvre inférieure.

Cette manière d'opérer expose, en outre, le lambeau à la gangrène, l'artère faciale, la seule qu'il puisse contenir, pouvant très bien être coupée au moment de son passage sur la face externe du maxillaire inférieur, entre le bord antérieur du masséter et la commissure labiale correspondante.

Un dernier inconvénient enfin que présente ce mode opératoire est d'agir avec le bistouri perpendiculairement ou à peu près à la direction des branches du nerf facial, et de pouvoir produire la section du conduit de Sténon, lorsque l'incision postéro-externe atteint le bord antérieur du masséter.

[1] Serre, *op. cit.*, pag. 322 et suiv., et pl. XXIV de l'Atlas.

En opérant, au contraire, comme l'a fait M. le professeur Bouisson, en taillant un lambeau latéral aux dépens des régions zygomato-malaire et massétérine, on élude tous ces inconvénients.

Le lambeau, s'il est assez grand, n'est en aucun point tiraillé, et il ne peut pas l'être ; d'où une restauration plus parfaite sans risque d'ectropion.

En second lieu, la nutrition de ce lambeau est aussi bien, sinon mieux, assurée que dans le précédent procédé, l'artère temporale superficielle fournissant toujours deux ou trois faciales transversales pouvant se suppléer les unes les autres.

Enfin, en agissant comme M. le professeur Bouisson, on épargne presque toutes les branches temporo-faciales du nerf de la septième paire, et, avec de l'attention, on évite sûrement le conduit de Sténon, en se rappelant sa direction oblique en bas et en avant, au niveau de la jonction du tiers supérieur avec les deux tiers inférieurs environ de la face externe du masséter, suivant une ligne menée du tragus à la commissure labiale correspondante.

A la vérité, ce dernier procédé expose, si la tumeur à enlever est un peu considérable, à n'avoir pas un lambeau tout à fait suffisant pour recouvrir la brèche. Mais alors, comme dans le cas que nous avons relaté, par une incision latérale tégumentaire on peut donner du jeu aux tissus et faciliter la migration du lambeau. Cet artifice, dont Roux [1] ne voulait pas qu'on abuse, à l'exemple de

---

[1] Roux, *loc. cit.*, pag. 27.

Dieffenbach, rend, quand il est employé à propos, d'incontestables services. Déjà conseillées, comme nous l'avons dit, par Celse[1] et par Thevenin[2], les incisions latérales libératrices étaient certainement passées dans la pratique de tous les chirurgiens, quand Baudens[3] a songé un instant à se les attribuer.

Dans les cas auxquels nous faisons allusion, ces incisions latérales ne sauraient être pratiquées sur la base même du lambeau qui confine à la région temporo-parotidienne. Ce n'est qu'en avant, sur le dos ou sur le côté du nez opposé à la lésion, qu'on peut porter le bistouri, avec la précaution, si le cas l'exige, de décoller un peu la peau au-dessous de la lèvre de cette petite plaie qui regarde le côté de la face mutilé.

Il est évident qu'il ne faut pas tenter l'autoplastie et qu'on doit laisser se fermer spontanément, par tissu de cicatrice, la plaie succédant à l'extirpation d'un cancroïde jugal, si, même en ayant recours aux incisions libératrices faites sagement, on n'espère pas arriver à un résultat satisfaisant.

Pour compléter aujourd'hui ce travail, nous n'ajouterons que quelques mots : « La chirurgie ose davantage maintenant. Elle ne craint pas d'enlever à un lambeau tous ses rapports vasculaires, de le transplanter d'une région dans une autre et même d'individu à individu. Et

---

[1] Celse; *loc. cit.*, pag. 440.
[2] Thevenin; *op. cit.*, pag. 18 et 28.
[3] Baudens ; *Gazette des Hôpitaux*, 1854, pag. 130.

cette méthode audacieuse a déjà donné des succès assez
multipliés, elle a été tentée par d'assez nombreux chirurgiens pour entrer dans la pratique courante, soumise
qu'elle est à des règles précises qui méritent d'être vul-
garisées [1]. » Quoi qu'en dise M. Reclus, le champ de la
greffe cutanée ne saurait être limité aux réparations des
paupières. Avec quelques précautions, un pansement bien
fait, antiseptique au besoin, la génoplastie peut aussi
bénéficier, croyons-nous, de cette méthode anaplastique, actuellement mieux connue et mieux pratiquée
qu'au temps de Garengeot. Néanmoins, toutes les fois
que la méthode française sera applicable, nous la préfé-
rerons à la greffe cutanée, parce qu'elle nous paraît plus
sûre dans ses résultats. En réalité, par le simple glissement du lambeau autoplastique, on ne produit aucune
perte de substance, et l'esthétique s'accommode toujours
très bien d'une pareille tentative, même en cas de succès
incomplet, comme dans l'observation que nous avons
rapportée.

Au lieu de baudruche collodionnée, qui tiraille toujours
plus ou moins le pourtour des parties sur lesquelles on
l'applique, on peut faire usage, pour recouvrir et assu-

---

[1] Reclus ; *Clinique et Critique chirurgicales*. Paris, 1884, pag. 308.
(*De la Greffe cutanée et la Chirurgie de la face*). — Voir sur ce sujet les
Bulletins et Mémoires de la Société de Chirurgie de 1881 (tom VII,
pag. 647 et suiv.), où se trouve un remarquable rapport de M. Ch. Monod
sur un cas de greffe cutanée pratiquée par M. Meyer ; et aussi la thèse
de J.-L. Bolliet ; *De la Greffe cutanée et de ses Applications, principalement à la Chirurgie oculaire*. Thèse de Paris, 1882, nº 71.

jettir le lambeau préalablement fixé au moyen de sutures en fil de soie phéniquée, d'une sorte de taffetas d'Angle-terre ou mieux de taffetas Marinier rendu aseptique par l'addition à la matière emplastique (ichtyocolle) d'une certaine quantité d'acide borique ou salicylique. Puis, pour compléter le pansement antiseptique et immobiliser plus exactement le lambeau, on peut la recouvrir d'une large et épaisse couche de coton salicylé ou boracique mainte-nue en place par une bande de flanelle phéniquée exerçant une douce compression coaptatrice.

MÉTHODE D'ESTLANDER

DANS LE TRAITEMENT DES

DÉFECTUOSITÉS DES LÈVRES ET DES JOUES

M. le Dr Haordh, de Tammerfors (Finlande), visitant les principaux centres médicaux de l'Europe, a séjourné une partie de l'hiver de 1883 à Montpellier. Nous avons eu alors la bonne fortune d'être mis en relation avec cet honorable et distingué confrère des bords de la Baltique. Naturellement, nous nous sommes fait réciproquement hommage de nos travaux scientifiques respectifs. Parmi les brochures qu'il nous a offertes, il s'est trouvé un tirage à part du *Deutsche Zeitschrift für Chirurgie* (Leipsig, 1881-82), dans lequel M. Haordh nous dit exposer les résultats de son expérience personnelle sur la méthode d'anaplastie faciale du regrettable professeur Estlander d'Helsingfors (Finlande), mort il y a trois ans à peine, à l'âge de 47 ans, à son retour d'un voyage en Sicile entrepris pour le rétablissement de sa santé. Ce Mémoire ne pouvait manquer de nous intéresser. Nous l'avons donc traduit, et, conformément au désir de l'auteur, nous publions cette traduction.

D'ailleurs, la méthode du professeur d'Helsingfors est encore si peu répandue que nous avons cru bien faire de contribuer à sa vulgarisation. Aucun de nos classiques de chirurgie n'en parle, et dans les savants articles *Cheiloplastie* des deux Dictionnaires de Médecine en cours de publication, il n'en est pas plus question.

A la vérité, la méthode d'Estlander ne date pas de loin. Mise en pratique, paraît-il, par son inventeur dès 1865, elle n'a été décrite par lui qu'en 1872 dans les *Nordiskt mediciniskt Archiv.* et dans les *Archiv. für klinische Chirurgie.*

L'année suivante, M. Paul Berger (*Revue des Sciences méd. de Hayem,* 1873, tom. II, pag. 431, 432) en donnait connaissance aux chirurgiens de notre pays d'après la dernière Revue allemande que nous venons de citer ; mais il la jugeait un peu trop sévèrement peut-être. « Malgré les trois succès obtenus par Estlander, dit-il, la torsion du pédicule, qui doit être très prononcée pour permettre à la lèvre supérieure de devenir inférieure, ou réciproquement, constitue un danger considérable pour la vitalité du lambeau. Il faut joindre à cet inconvénient celui, très réel, du rétrécissement et de l'asymétrie de l'ouverture buccale. En présence de ces vices, inhérents à la méthode même employée par l'auteur, il semblera nécessaire d'attendre quelques nouveaux faits pour prononcer entre elle et celles qui ont si souvent été appliquées avec succès par Delpech, Roux, Auvert, Dieffenbach, Bruns, etc. »

C'est peut-être aussi pour répondre à cette critique

CHEILOPLASTIE
Méthode d'ESTLANDER

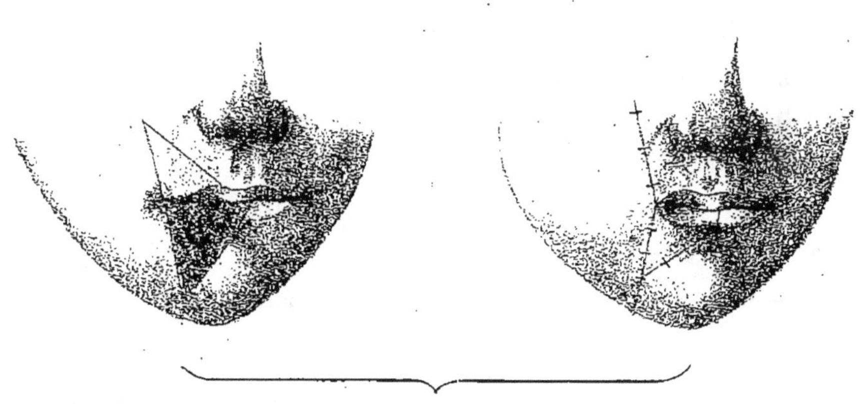

Fig . 1 .

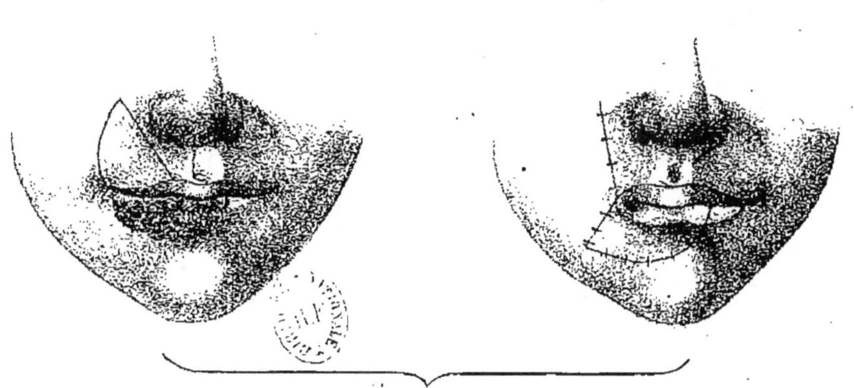

Fig . 2

qu'en 1877 Estlander lui-même publiait dans un de nos journaux les plus en renom, *la Revue mensuelle de Médecine et de Chirurgie* (pag. 344 et suiv.), un Mémoire dans lequel il expose sa méthode et la met brièvement en parallèle avec celles dont parle M. Berger, s'efforçant, non absolument en vain à notre avis, d'en démontrer les avantages.

Les huit observations (six de cheiloplastie et deux de méloplastie) que le Dr Haordh relate dans son travail plaident aussi, ce nous semble, en faveur du mode opératoire du professeur d'Helsingfors. C'est pourquoi nous avons cru bon de les faire connaître. Ce procédé autoplastique répond incontestablement à certaines indications que le chirurgien doit saisir. S'il ne peut convenir à tous les cas, il en est dans lesquels il peut rendre des services, lorsque la lésion, confinant à une commissure, présente une certaine étendue. — Que le lecteur juge.

« La méthode d'anaplastie faciale d'Estlander n'a pas encore pris rang dans les livres de chirurgie théorique. Elle n'a pas encore, je crois, suffisamment fixé l'attention des chirurgiens ; aussi me permettrai-je de la recommander et de présenter ici le résultat de mon expérience personnelle, basée sur quelques opérations que j'ai pratiquées. Cette méthode mérite d'autant plus d'être vulgarisée qu'elle n'est pas une simple variante des opérations du même genre connues jusqu'ici. Elle repose sur un principe qui autorise à la donner comme une méthode spéciale, ayant son individualité propre.

»La méthode d'Estlander consiste en ceci : Un lambeau

à base juxta-labiale est détaché de la lèvre saine par deux incisions convergentes partant, l'une de l'angle labial lui-même et l'autre d'un point plus ou moins rapproché de la ligne médiane, sans intéresser le bord rouge de la lèvre. Ces incisions se rencontrent : pour la lèvre supérieure sur le côté du nez, et pour la lèvre inférieure un peu au-dessus du bord mandibulaire. L'incision interne n'intéressant pas le bord rouge de la lèvre, le lambeau lui reste attaché par un pédicule assez large comprenant toute la partie muqueuse de cette lèvre et contenant l'artère coronaire. Un tel lambeau, très souple et très mobile, peut servir à combler de larges pertes de substance, soit des joues, soit des lèvres. Pour ces derniers cas, le lambeau, amené d'une des lèvres à la partie correspondante de l'autre, subit, dans le plan du visage, une rotation de 180°, et son pédicule vient occuper le nouvel angle labial. On fixe ce lambeau par quelques points de suture entrecoupée ou entortillée. Les bords des incisions jugales ou mentonnières sont ensuite réunis linéairement [1].

»Estlander a publié sa méthode, en 1872, dans les *Mémoires de la Société médicale Finnoise*. Il l'avait déjà plusieurs fois employée pour restaurer les défectuosités, soit des joues, soit des lèvres. Depuis, elle donne tous les ans, à la clinique chirurgicale d'Helsingfors, des résul-

---

[1] Les détails de cette méthode opératoire, comme toutes les descriptions de ce genre, sont difficiles à comprendre ; aussi renverrai-je au mémoire d'Estlander, in *Arch. für Chirurgie*, Bd. XII, où de simples gravures sur bois rendent cette description on ne peut plus claire.

tats très satisfaisants. Tous ceux qui en ont fait usage l'ont pleinement approuvée.

»Mon expérience personnelle n'est pas bien grande ; cependant, en dehors des cas dont j'ai été témoin à la clinique d'Helsingfors, j'ai pu constater les bons effets de cette méthode dans deux cas de méloplastie et six cas de cheiloplastie que j'ai opérés moi-même. Les deux cas de méloplastie me furent fournis par deux adultes porteurs de noma consécutif au typhus, et tous ceux de cheilo-plastie me furent imposés par l'envahissement épithélio-mateux de la lèvre inférieure.

»Sur le premier des deux malades auxquels j'ai dû pra-tiquer la méloplastie, la perte de substance occupait, du côté gauche, toute la surface comprise, d'une part entre la région de la canine inférieure et la branche montante de l'os mandibulaire, d'autre part entre le bord inférieur de cet os et une ligne ayant mis à découvert les deux arcades dentaires par la destruction ulcéreuse complète des tissus de la joue. Je fis la restauration selon la méthode d'Estlander. Le lambeau anaplastique fut pris en partie sur la lèvre supérieure, mais surtout sur la joue. Par un mouvement de rotation de 135° environ, il fut abaissé et mis en place. Son pédicule, plus épais que le bord rouge de la lèvre, forma le nouvel angle labial. Il combla parfai-tement la perte de substance, et la guérison fut bientôt définitive. La forme de la bouche fut à peu près irrépro-chable. Ce dont le malade se plaignait le plus amère-ment avant d'être opéré, était l'écoulement continuel de la salive sur le menton et sur les vêtements. Par l'opération, il fut délivré de cette dégoûtante infirmité, grâce au fonctionnement parfait de la nouvelle commissure.

»Dans le deuxième cas, la perte de substance comprenait une partie importante du côté droit de la face. La joue, jusqu'au masséter et l'os zygomatique, ainsi que la narine correspondante et une portion de la lèvre supérieure, étaient détruites. Le nez, dévié du côté opposé, était fixé dans cette position par du tissu de cicatrice. Le lambeau autoplastique fut emprunté à la lèvre inférieure. Après l'ablation des tissus cicatriciels et après la mobilisation des bords de la solution de continuité, la transplantation put se faire aisément. Quatre semaines après l'opération, il ne restait qu'une petite plaie insignifiante au milieu de la joue. Le nez était dévié à gauche comme avant, et l'orifice buccal, quoique un peu de travers, pouvait s'ouvrir de 2 centim. environ. Le fonctionnement des lèvres était aussi parfait que possible.

»Les six cas d'anaplastie de la lèvre inférieure dans lesquels j'ai eu occasion de mettre en pratique la méthode d'Estlander ont été six cas d'épithéliome labial. La néoplasie, chez mes malades le moins sérieusement atteints, n'occupait que la moitié de la lèvre. Deux fois, presque toute la lèvre était envahie. Sauf dans un seul cas, les sections d'excision de la tumeur ont empiété sur la joue. Toutes les fois que la perte de substance, après l'ablation du mal, s'est étendue de ce côté, mon opération a différé du type opératoire d'Estlander. L'incision externe des deux incisions divergentes circonscrivant le lambeau fut faite légèrement curviligne dans sa partie supérieure. De cette façon, non seulement le lambeau gagna en surface, mais encore il prit une forme trapézoïde plus convenable dans l'espèce que la forme triangulaire.Il s'accommoda bien mieux à la perte de substance. Cette modification offre donc des avantages incontestables. L'incision interne se termina dans tous ces cas au bord rouge de la lèvre, à l'union à peu près du tiers externe et du tiers moyen. Ensuite, la transplantation du lambeau fut opérée sans difficulté aucune. L'ouverture buccale fut naturellement un peu rétrécie, mais moins cependant qu'on eût pu le croire de prime abord. A l'exception d'un seul cas, dans lequel elle n'avait pas plus de 2 centim., cette ouverture a toujours présenté des dimensions suffisantes pour répondre à des prétentions assez grandes au point de vue esthétique. La mastication n'a jamais été notablement gênée.

»J'ai dit que, chez un de mes opérés, la perte de substance résultant de l'ablation de la tumeur ne dépassait pas le domaine de la lèvre. Il en fut ainsi parce que l'épithéliome était médian et n'arrivait pas jusqu'aux commissures, quoiqu'il eût envahi la presque totalité du rebord labial. Lors de l'opération, les deux extrémités de la lèvre inférieure furent conservées, et le lambeau autoplastique comprit, en outre d'une partie de la lèvre supérieure, une des extrémités de la lèvre inférieure. Le nouveau rebord labial fut donc formé en partie du bord rouge de la lèvre supérieure et en partie du bord rouge de la lèvre inférieure, ainsi que de la région commissurale qui les unissait. Sa coaptation exacte n'offrit d'ailleurs aucune difficulté. La partie correspondant à la com-

missure était seulement moins souple et la nouvelle lèvre
plus mince en ce point.

»Aucune de ces opérations n'a présenté de difficulté
sérieuse. L'hémorrhagie, quoique assez considérable, a
été sans importance, vu la promptitude et le soin mis dans
l'exécution de l'opération. C'est à la polyclinique, avec
l'aide de personnes familiarisées avec la chirurgie, que
tous mes malades ont été opérés.

»Pour faciliter la manœuvre, on peut dessiner d'avance
sur la peau les lignes de section. Estlander donne comme
règle de sa méthode de faire le pédicule du lambeau
aussi étroit que le permettent le trajet connu de l'artère
coronaire et l'étendue du rebord rouge de la lèvre. Il n'en
faut pas davantage pour assurer la vie de ce lambeau,
qui vient d'autant plus facilement occuper la place qui lui
est destinée que son pédicule est plus étroit. Plus la nouvelle commissure labiale est mince, moins la configuration de la bouche est changée. Comme la conservation
de l'artère coronaire est de la plus grande importance, la
taille du lambeau, dans ces parties, doit être exécutée
avec le plus grand soin. Ce temps de l'opération se fait
en toute sécurité si on a la précaution de saisir entre les
doigts le point de la lèvre où doit se terminer l'incision
interne sur le bord labial, et de comprimer ce point de
façon à sentir battre l'artère très nettement sur la face
muqueuse de la lèvre. Pour plus de sûreté encore sous
ce rapport, Estlander conseille d'introduire, avant de
pratiquer l'incision, une aiguille de Karlsbad au-dessus
du rebord rouge de la lèvre, à travers toute l'épaisseur

de cette lèvre, de façon à ce que l'artère se trouve entre
cette aiguille et le bord labial lui-même. L'artère étant
plus rapprochée de la face muqueuse que de la face cutanée de la lèvre et se trouvant ordinairement assez éloignée du bord libre, l'aiguille doit avoir une direction oblique de bas en haut dans la lèvre supérieure, et de haut
en bas dans la lèvre inférieure. Pour faciliter ensuite la
manœuvre opératoire, il convient de replier cette aiguille
en anneau. J'ai eu recours à ce moyen et je l'ai trouvé
très pratique. Il est à peine nécessaire de faire observer
qu'il faut mettre un certain soin dans l'application des
sutures pour qu'elles ne puissent comprimer les vaisseaux
sanguins de la base du lambeau.

»Ainsi que je l'ai déjà dit plus haut, ces opérations
anaplastiques ne donnent lieu à aucune déformation bien
considérable de la bouche. La grande extensibilité du
lambeau fait que la tension reste toujours modérée, même
dans les cas où une grande partie de la lèvre a été rem-
placée. La bouche est naturellement un peu acentrale et
sa direction se dévie plus ou moins ; mais on peut corriger ce défaut par la manière dont on applique les sutures.
Aucun de mes opérés ne s'est plaint du déplacement de
son orifice buccal. Estlander a essayé de remédier à
cette défectuosité, deux mois après l'opération, en cou-
pant le pédicule du lambeau et en agrandissant l'ouverture buccale ; le résultat de cette intervention fut la gangrène du lambeau, déjà réuni cependant. Le professeur
Salzmann (d'Helsingfors) m'a dit que cet hiver, dans un
cas semblable, il avait coupé, trois semaines après l'opé-

ration anaplastique, le pédicule du lambeau sans observer de modifications consécutives dans la vitalité de ce dernier; mais que le patient, par suite de la section du muscle orbiculaire des lèvres, ne pouvait plus fermer complètement sa bouche. Aussi rejette-t-il cette manière de procéder.

»Bien que je ne veuille aucunement faire ici un parallèle entre cette méthode de cheiloplastie et tant d'autres qui ont cours dans la pratique, je dois cependant faire remarquer qu'avec la méthode d'Estlander, la lèvre nouvelle, pourvue d'une bordure muqueuse et de fibres musculaires de l'orbiculaire, est constituée comme une lèvre naturelle. La nouvelle bouche fonctionne parfaitement et les lèvres peuvent très bien saisir et retenir les aliments. Seulement la voix est un peu affaiblie, par suite du rapetissement de l'ouverture buccale.

»N'ayant pas eu l'occasion de revoir mes opérés, je ne puis juger de la conservation des rapports dans la suite. Il eût été important cependant de les revoir, au cas d'une récidive et de la nécessité d'une opération nouvelle. »

———

Au moment de donner le bon à tirer de cette Note, nous trouvons dans le n° 3 de la *Revue de Chirurgie* (Mars 1884) la mention d'un heureux résultat de cheiloplastie qu'à obtenu en Italie Trombetta par la méthode d'Estlander.

ÉPITHÉLIOMA

DU

MAXILLAIRE SUPÉRIEUR

RÉSECTION DE CET OS

Avec conservation du Plancher de l'Orbite.

———

Les épithéliomes des os sont, dans la plus grande majorité des cas, des lésions secondaires résultant de la propagation jusqu'au squelette d'une néoplasie épithéliale primitivement développée à la surface cutanée ou muqueuse de la région.

La rareté de l'épithéliome *primitif* des os est telle que MM. Cornil et Ranvier[1] doutent qu'on en ait jamais vu. Au dire de M. Schwartz[2], Wolkmann n'en cite que deux cas.

Pourtant M. Ch. Pujo[3], dans sa Thèse inaugurale, en rapporte une observation très probante ; et en cherchant un peu dans la littérature médicale on finit par en trouver quelques cas non moins avérés. Qu'il nous suffise de

[1] Cornil et Ranvier ; *Manuel d'histol. pathol.*, pag. 386.

[2] Schwartz ; *Nouv. Diction. de Méd. et de Chir. prat.* tom. XXV, pag. 411 : TUMEURS DES OS.

[3] Ch. Pujo ; *Des tumeurs primitives des os* ; Thèse de Montpellier, 1870, pag. 186.

citer, comme se rapportant plus particulièrement à notre sujet, l'épithéliome de la mâchoire inférieure présenté par M. Moysant à la Société anatomique en mars 1856, qui fut examiné par MM. Robin et Luys [1] ; une tumeur de même nature enlevée par W. Beatson à l'hôpital de Naypose [2] ; l'observation de la thèse de M. Jacquelin [3], recueillie dans le service de M. Verneuil ; et celle plus récente, publiée par M. Reclus dans le *Progrès médical* [4], avec réflexions très judicieuses sur la pathogénie de ces tumeurs.

D'ailleurs, pour quelques auteurs, pour M. Laboulbène, par exemple, qui partage sur ce point l'avis de O. Weber [5], cette rareté de l'épithéliome osseux n'est pas aussi grande qu'on le dit généralement, puisque la plupart des cancers des os sont des épithéliomes. Mais que le processus fondamental du carcinome, en quelque point qu'il se développe, soit toujours une végétation épithéliale, n'est pas une vérité admise par tout le monde, quoique très en faveur en Allemagne. Rindfleisch [6] laisse voir son embarras quand il s'occupe du cancer des os.

Quoi qu'il en soit de ce point litigieux d'histologie pathologique, que nous ne saurions résoudre ici, il n'est

---

[1] Moysant ; *Bullet. de la Soc. anat.*, 2e série, tom. I, pag. 82, 1856.

[2] Beatson ; *Medical Times and Gazet.*, 24 juillet 1869.

[3] Jacquelin ; *Étude sur l'épithéliome des maxillaires* ; Thèse Paris, 1875, pag. 34.

[4] Reclus ; *Progrès médical,* 1876.— *De l'épithél. térébrant du maxil. supér.*

[5] Laboulbène ; *Anat. pathol.*, 1878, pag. 916.

[6] Rindfleisch ; *Histol. pathol.*, 1873, pag. 631.

pas moins vrai que les maxillaires sont les os du squelette où se montrent le plus souvent les altérations épithéliomateuses, soit qu'elles s'y propagent des parties
voisines (lèvres, langue...), ce qui n'arrive malheureusement que trop souvent, soit qu'elles y naissent primitivement.

Ces os se trouvent effectivement dans des conditions
de localité on ne peut plus favorables à l'envahissement
épithéliomateux. Si l'on considère la fréquence du cancroïde labial, et surtout du cancroïde labial inférieur, du
cancroïde lingual, on ne peut s'étonner de la fréquence
des lésions secondaires de même nature du maxillaire
inférieur. Quant au maxillaire supérieur, bien que moins
fréquemment atteint de la sorte à cause de la rareté
plus grande des mêmes lésions de la lèvre supérieure et
de la voûte buccale, il trouve son contingent d'altérations épithéliomateuses secondaires augmenté par sa
structure cavitaire et la propagation à sa substance propre des lésions cancroïdales développées sur la muqueuse
de l'antre d'Highmore.

Sans doute les épithéliomes du sinus maxillaire sont
encore peu connus, puisque ce n'est qu'en 1868 que
M. Foudrignier, dans sa Thèse inaugurale [1], en a fait
la première étude à l'occasion d'un cas observé dans le
service de M. Richet ; mais les observations de ce genre
iront maintenant se multipliant, l'attention des chirurgiens ayant été appelée sur l'existence de ces tumeurs.

[1] Foudrignier ; *Des tumeurs solides du sinus maxillaire* ; Thèse de
Paris, 1868, pag. 34.

Depuis, M. d'Espine[1] en a présenté à la Société anatomique une recueillie dans le service de M. Duplay, et M. Péan[2] en a consigné une autre dans sa *Clinique chirurgicale*. Du reste, ainsi que l'a dit avec raison M. Foudrignier, ces tumeurs ne pouvaient qu'être méconnues avant les travaux de Giraldès sur la structure de la muqueuse du sinus maxillaire. Son excessive richesse en éléments glandulaires est bien à considérer dans l'étude pathogénétique de ces productions morbides.

Dans tous ces cas, la néoplasie épithéliale a son origine en dehors de l'os ; elle est d'abord périphérique (même l'épithélioma de la muqueuse de l'antre d'Highmore par rapport au parenchyme de l'os), et elle ne devient intra-osseuse que consécutivement, par propagation, par envahissement.

Quant au cancer épithélial intra-osseux primitif, qui est encore assez fréquent dans les maxillaires, comment s'y développe-t-il ?

Suivant M. Duplay[3], il prend naissance dans le tissu spongieux de l'os, et plus particulièrement dans la portion alvéolaire. Il s'étend de là, soit vers l'extérieur, de manière à former une *épulis épithéliale*, soit dans l'épaisseur même de l'os, qu'il envahit et détruit consécutivement.

Nous ne contesterons pas, faute d'arguments suffisants,

[1] D'Espine ; *Bull. de la Soc. anat.*, 2ᵉ série, tom. XVII, 1872.
[2] Péan ; *Clinique chirurg.*, tom. II, pag. 81, Obs. xxxiii.
[3] Duplay ; *Pathol. externe*, tom. IV, pag. 761.

qu'il ne puisse en être rigoureusement ainsi dans quelques cas ; mais si le tissu spongieux des os pouvait d'ordinaire servir de matrice, qu'on nous passe l'expression, à une végétation épithéliale, l'épithéliome primitif des autres os du squelette ne serait pas aussi rare.

Certainement nous ne croyons pas, avec Thiersch, que les cellules épithéliales ne peuvent dériver que de cellules épithéliales, et que tous les épithéliomes se développent aux dépens de cellules épithéliales préexistantes. La régénération de l'épithélium cutané après les vastes pertes de substance, la formation d'un revêtement épithélial dans les vieux trajets fistuleux, prouvent bien la possibilité des néoformations épithéliales par transformation de jeunes cellules embryonnaires. Chez l'embryon, la formation des épithéliums vasculaires et des séreuses (endothéliums de His) se fait bien aux dépens du feuillet blastodermique moyen ? « L'histoire des cancroïdes, dirons-nous encore avec MM. Cornil et Ranvier [1], démontre positivement la formation des cellules d'épithélium dans des parties qui en sont privées à l'état normal, par exemple le tissu médullaire des os, les ganglions lymphatiques et les muscles. Il n'y a pas lieu d'invoquer ici la continuité de la tumeur avec un épithélium, car l'apparition de ces nodules de cancroïdes ne peut s'effectuer que par un développement discontinu. » Ces faits sont néanmoins exceptionnels, et on peut affirmer que dans la très grande majorité des cas, les épithéliomes ne se développent que sur des surfaces épithéliales.

[1] Cornil et Ranvier ; *Op. cit.*, pag. 261.

Et pourtant, encore une fois, les épithéliomes primitifs intra-osseux des maxillaires ne sont pas excessivement rares. N'y aurait-il pas dans le tissu spongieux de ces os, et plus particulièrement · dans leur portion alvéolaire, là où M. Duplay fait naître les *épulis épithéliales*, quelque organe ou vestige d'organe de structure épithéliale ? C'est ce que nous allons examiner.

M. Magitot [1] place le point de départ de ces épithéliomes dans le périoste alvéolo-dentaire. Pour lui, l'existence de ces éléments épithéliaux ne saurait s'expliquer que par la genèse, avec erreur de lieu, de l'épithélium au sein du tissu périostal, particularité dont la pathologie des tumeurs offre d'ailleurs, dit-il, dans l'économie, de nombreux exemples.

Telle n'est pas cependant, à notre avis, l'explication la plus plausible que l'on puisse donner de la pathogénie de ces tumeurs. Car, enfin, pourquoi cette erreur de lieu de la néoplasie épithéliale se fait-elle presque toujours en faveur des maxillaires ; et pourquoi les autres épithéliomes osseux sont-ils si rares ?

M. Magitot est passé à côté de la vérité sans la voir. Il a parfaitement observé et décrit ces petits kystes séreux qu'on trouve assez souvent appendus aux racines des dents qu'on vient d'avulser ; mais il les fait résulter d'un décollement du périoste alvéolo-dentaire déterminé par quelque traumatisme ou quelque inflammation locale plus ou moins accusée, sans songer que cette manière de

---

[1] Magitot ; *Mémoire sur les tumeurs du périoste dentaire*, 1873.

voir a contre elle l'absence, dans la plupart des cas, des conditions étiologiques qu'il invoque, que les dents sont souvent complètement saines dans tous leurs points, et que la présence d'un épithélium pavimenteux, quelquefois stratifié, à la face interne de ces kystes, ne se trouve pas expliquée. — S'il est vrai que dans quelques cas tout à fait exceptionnels un épithélium de nouvelle formation puisse dériver d'autres éléments celluleux que la cellule épithéliale, il n'est pas de règle, ainsi que le fait remarquer M. Reclus, que la membrane limitante des abcès soit recouverte d'épithélium [1].

Pour M. Verneuil, l'origine de ces kystes et des épithéliomes dont ils peuvent être le point de départ est tout autre. Partant de ce principe que, toutes les fois que certains éléments se développent dans un tissu qui d'ordinaire n'en contient pas, il faut chercher si, à quelque période de l'état embryonnaire ou fœtal, ces éléments n'existent pas, principe auquel nous devons les notions plus exactes que nous avons aujourd'hui sur certains kystes ovariques ou funiculaires, sur les tumeurs dermoïdes.., M. Verneuil fait provenir les kystes des racines dentaires (*kystes périostiques* de Magitot) d'un état embryonnaire persistant.

Comme les poils, auxquels elles ressemblent tant par leur mode de développement, les dents ne sont, tout bien compté, que de grosses papilles dermiques transformées, ossifiées. Il en est si bien ainsi que, non seulement les

---

[1] Reclus; *loc. cit.*, pag. 837.

plaques calcaires du derme de certains poissons, de l'es-
turgeon par exemple, peuvent véritablement s'ossifier,
mais encore prendre absolument la structure des dents,
comme chez les squales et les raies [1]. Les dents naissent
dans l'épaisseur des mâchoires, et, des trois feuillets du
blastoderme, deux prennent part à leur formation : l'externe pour l'émail, le moyen pour la pulpe, l'ivoire et le
cément. — L'organe de l'émail n'est, en définitive, qu'une
végétation épithéliale de la muqueuse buccale vers les
parties profondes des mâchoires, végétation épithéliale
dont l'évolution au sein des maxillaires en voie d'ossification a été parfaitement étudiée dans tous ses détails
par M. Magitot lui-même, en collaboration avec M. Legros,
dans un *Mémoire sur l'origine et la formation des follicules dentaires* [2].

Dans les belles planches annexées à ce remarquable
travail, on voit clairement qu'il subsiste dans le maxillaire,
sous forme de traînées, de cylindres épithéliaux plus ou
moins anastomosés entre eux, ou terminés ailleurs par
des extrémités arrondies, globuleuses, des vestiges de ce
bourgeonnement épithélial primitif qui a donné lieu à la
formation de l'organe de l'émail. Ces végétations épithéliales, qui résultent d'une suractivité nutritive du
bout périphérique des cordons des dents temporaires et
des dents permanentes, quand ils viennent d'être séparés
de leur follicule respectif, se résorbent d'ordinaire gra-

---

[1] Huxley ; *Anat. comp. des Vertébr.*, 1875, pag. 46.

[2] Magitot et Legros ; *Journal de l'Anat. et de la Physiol. de Robin*,
1873, pag. 449 et suiv.

duellement au moment de l'irruption des dents. Mais quelques-unes peuvent persister, résister au travail de résorption, et devenir le point de départ précisément des tumeurs kystiques dont nous parlions tout à l'heure, comme, pour le testicule et l'ovaire, le *corps de Giraldès* et l'*organe de Rosenmüller*.

Ainsi que le dit M. Reclus, pour la pathogénie de ces kystes que Magitot appelle *périostiques*, au lieu d'invoquer une inflammation hypothétique, il est bien plus naturel de croire à une dilatation des cylindres épithéliaux ci-dessus mentionnés, avec exsudat séreux concomitant ; et pour la production de l'épithéliome central des mâchoires il suffit qu'une de ces masses épithéliales, devenue permanente, végète et envahisse les tissus ambiants.

Quant à la variété d'épithéliome que M. Reclus a particulièrement étudiée dans son Mémoire, sur les conseils de M. Verneuil, épithéliome qu'il appelle *térébrant* ou *cavitaire*, à cause même de la cavité dont se trouve creusée la tumeur, elle résulte du bourgeonnement épithéliomateux de la paroi interne d'un des kystes dont il vient d'être question. Le processus pathologique est alors le même que dans les cas d'épithéliome glandulaire cutané ou muqueux [1].

Ces épithéliomes cavitaires du maxillaire supérieur se distinguent de ceux primitivement développés sur une des parois de l'antre d'Highmore par la nature de leur épithélium, qui est pavimenteux comme celui de la mu-

[1] Verneuil ; *Arch. gén. de Méd.*, 1854.

queuse buccale, dont ils dérivent, tandis que celui des tumeurs nées dans le sinus est cylindrique comme celui qui revêt à l'état normal cette cavité osseuse.

D'autre part, leurs caractères cliniques sont aussi très différents. Les épithéliomes du sinus maxillaire, avant d'atteindre la cavité buccale, donnent lieu à la déformation, classique on peut dire, que produisent la plupart des productions pathologiques développées dans la cavité du sinus : les cornets nasaux et la cloison sont déviés ; il se produit des épistaxis plus ou moins abondantes, plus ou moins répétées ; et il se fait par la narine du côté malade un écoulement de pus sanieux quasi pathognomonique. — L'épithéliome *térébrant* a une marche tout autre. Il débute par des douleurs généralement attribuées à des névralgies, à des caries dentaires ; puis, bientôt, les dents tombent, et le rebord alvéolaire ainsi que le périoste alvéolo-dentaire sont le siège d'un bourgeonnement fongueux avec écoulement ichoreux et fétide. Le stylet pénètre facilement ces masses bourgeonnantes, en donnant lieu à une hémorrhagie toujours assez abondante, et arrive à une profondeur de 4 ou 5 centim. sans rencontrer de surface osseuse dénudée. L'envahissement des ganglions est rapide et le malade court à une mort prochaine. Les récidives surviennent très peu après l'ablation de la tumeur.

Deux cas d'*épithéliome térébrant* du maxillaire supérieur, dont un emprunté à la thèse de M. Jacquelin déjà citée, sont consignés dans le travail de M. Reclus et tracent la marche à suivre pour les recherches ultérieures à faire dans cette direction. Si elle ne manquait pas de détails suffisants, on pourrait faire entrer dans cette série de tumeurs des maxillaires l'observation mentionnée plus haut du Dr Beatson. Il s'agissait, dans ce cas, d'un énorme épithéliome « kystique » du maxillaire inférieur étendu de la région temporale à la clavicule. Les données pathogénétiques si nettement mises en lumière par M. Reclus, d'après l'enseignement de M. Verneuil, lui sont parfaitement applicables.

L'observation suivante, qui nous a donné l'idée de ce travail et qui nous a conduit aux recherches que nous venons d'exposer, n'est peut-être pas de celles qu'on puisse faire rentrer dans la catégorie des *épithéliomes térébrants* ; mais elle est bien, croyons-nous, un cas d'épithéliome primitif du maxillaire supérieur ayant débuté par une de ces masses épithéliales de la période embryonnaire dont nous avons déjà parlé. La voici d'abord telle qu'elle a été rédigée par M. B. Apolinario, interne du service de la clinique chirurgicale, dont nous étions alors chargé en remplacement de M. Courty, en mission à cette époque à Paris. Ses principaux détails seront ensuite examinés de plus près.

F..., Théodore, 25 ans, de Serviens (Gard), bonne constitution, tempérament lymphatique, entre à l'hôpital Saint-Éloi (clinique chirurgicale) le 28 février 1878. Il est couché au lit n° 46 de la salle Saint-Éloi.

Cultivateur jusqu'à l'âge de 22 ans, il exerce maintenant la profession de boulanger depuis trois ans. Il s'est toujours bien porté

et sa vie a toujours été régulière. Dans son enfance, pas de manifestations strumeuses. A 12 ans, rougeole suivie d'une conjonctivite de peu de durée. Il y a deux ou trois ans, les trois dernières
dents molaires supérieures droites se sont cariées, et deux sont
tombées par fragments sans le faire notablement souffrir. Une molaire supérieure gauche a eu le même sort.

Son père a toujours été bien portant, mais sa mère est souvent
malade. Il ne peut nous renseigner plus amplement. Ni ses grands-
parents ni ses collatéraux n'ont eu de maladie de même nature
que la sienne (sauf, bien entendu, le cas de carcinome interne
méconnu).

Il fait remonter le début de sa maladie actuelle au mois d'octobre 1877. A cette époque, il a souffert de ses dents molaires supérieures droites, déjà cariées, et il a remarqué qu'au niveau de la
première molaire il y avait une petite tumeur de la couleur de la
gencive, indolore et non saignante, du volume d'un petit pois. Les
deux dernières molaires suivantes étaient gâtées depuis longtemps;
leur couronne avait complètement disparu, elles étaient à fleur de
la gencive.

Cette tumeur grossit de jour en jour et finit par envahir bientôt
tout le bord alvéolaire correspondant. Bouche mauvaise, douleurs
lancinantes dans toute la mâchoire, hémorrhagies fréquentes. —
Deux ou trois médecins consultés conseillèrent l'entrée à l'hôpital
de Montpellier, et, en attendant, gargarismes avec la décoction de
pavot, onctions mercurielles et cataplasmes émollients sur la joue.

Depuis le jour de l'admission de F... dans le service de la
Clinique chirurgicale jusqu'au jour de l'opération, c'est-à-dire du
28 février 1878 au 20 avril suivant, la tumeur a doublé de volume. Ce malade frappe de loin l'attention de l'observateur : sa
joue droite est déformée, mais arrondie ; elle est comme soulevée
et distendue par la présence d'une pomme de moyenne grosseur
placée dans la partie droite du vestibule de la bouche. Les téguments ont leur coloration normale, et les tissus qui constituent la
paroi buccale en ce point sont tout à fait sains. — Le doigt explo-

rateur se meut librement entre la face interne de la joue et la face externe de la tumeur. La consistance de cette dernière est assez ferme. Quelques points sont plus mous. — En invitant le malade à ouvrir la bouche, ce qu'il ne peut faire sans quelque difficulté, surtout d'une manière complète, on constate dans tout le côté droit de la cavité buccale la présence d'une énorme masse charnue rouge, framboisée, irrégulière, divisée en deux gros lobes occupant, l'un tout le côté droit du vestibule de la bouche, l'autre le côté correspondant de la voûte palatine. Le premier, du volume d'une pomme de moyenne grosseur, est arrondi et tout à fait indépendant, avons-nous déjà dit, de la face interne de la joue; le second, de moitié moins volumineux, est plus aplati et s'étale sur toute la portion osseuse de la voûte palatine, à laquelle il paraît adhérer. En somme, la tumeur peut être comparée à un gros champignon ayant le bord alvéolaire supérieur droit pour pédicule. En sorte que cette partie du maxillaire supérieur est totalement enfouie au centre du néoplasme, tandis que la partie correspondante du maxillaire inférieur, à laquelle il manque deux dents, est tout à fait libre et paraît avoir été la cause déterminante de la disposition bilobée de la tumeur, sur laquelle est marquée son empreinte.— Indolore au toucher, ne saignant pas avec facilité, mais saignant abondamment si tant est que le sang paraisse, cette tumeur, au dire du malade, est fâcheusemeut influencée par le froid. Il y fait naître des douleurs vives qui s'irradient jusque dans l'oreille droite et que la chaleur calme promptement. — La langue et les amygdales sont saines. Pas d'exophtalmie, pas de déviation du globe oculaire, qui jouit de tous ses mouvements ; pas de diplopie, pas d'affaiblissement de l'acuité visuelle ; pas d'altération appréciable des régions malaire et sous-orbitaire. La cavité nasale est parfaitement libre. — Un ganglion lymphatique induré, gros comme une petite aveline, roulant sous le doigt, au-dessous de l'angle de la mâchoire du côté affecté. — Ganglions inguinaux également augmentés de volume.

Tel est l'état de F... lorsque M. Grynfeltt prend le service de la

Clinique chirurgicale, le 15 avril 1878, en remplacement de M. le professeur Courty, appelé à Paris comme juge du concours pour l'agrégation en chirurgie.

Le diagnostic ne peut être douteux : il s'agit d'une épulis épithéliale ayant envahi tout le bord alvéolaire de la mâchoire supérieure du côté droit et l'apophyse palatine correspondante ; et le seul moyen d'intervention possible est la résection du maxillaire supérieur avec conservation du plancher de l'orbite, que l'absence de symptômes oculo-orbitaires font rationnellement considérer comme indemne, quitte à le sacrifier si au courant de l'opération il paraît altéré.

En conséquence, le 20 avril, sans chloroformisation préalable, le malade, assis sur une chaise solide, la tête appuyée sur la poitrine d'un aide placé derrière lui et chargé de comprimer les faciales, subit avec le plus grand courage l'opération suivante :

Incision, avec un fort bistouri, des parties molles de la face jusqu'au squelette, sur la ligne brisée du *sillon naso-génien droit*, incision commençant bien au-dessous du grand angle de l'œil. L'aile du nez exactement contournée avec l'instrument tranchant, la lèvre supérieure est nettement divisée d'un seul coup de ciseaux de Dubois appliqué sur le bord droit de la *fossette sous-nasale*. Dissection des parties molles de la joue jusqu'au-dessous du rebord orbitaire inférieur. — Une seule ligature sur la coronaire supérieure.—La narine droite est détachée, avec le bistouri, de l'apophyse montante du maxillaire.—Pour attaquer avec plus de précision le squelette et mieux voir les points sur lesquels doivent porter les sections osseuses, le champignon vestibulaire de la tumeur est saisi avec des pinces de Museux et séparé du bord alvéolaire du maxillaire, sur lequel il est implanté, à l'aide d'une lame du thermo-cautère de Paquelin. Pour faciliter cette excision dans la partie la plus reculée du vestibule de la bouche, la commissure labiale est divisée transversalement d'un coup de ciseaux dans l'étendue de trois centimètres environ.

Le maxillaire supérieur, ainsi mis à découvert, est sectionné dans sa portion malaire avec une petite scie à main ; l'apophyse montante et la paroi antérieure du sinus sont attaquées avec une pince de Liston. Avec cet instrument, on ne peut pourtant exécuter leur section, et force est de la terminer avec le ciseau et le maillet. Enfin la voûte palatine est divisée sur la ligne médiane, d'avant en arrière, d'un coup de cisaille de Liston. Le lobe palatin de la tumeur ayant mis obstacle à l'action du bistouri pour détacher au préalable la base du voile du palais de son insertion à la voûte palatine, cette section est effectuée en dernier lieu avec des ciseaux courbes, quand, à l'aide d'un gros davier, on eut complètement disjoint par luxation le maxillaire de ses connexions avec le palatin et l'apophyse ptérygoïde du sphénoïde. Quelques coups de ciseaux achevèrent ensuite la séparation définitive de l'os des parties molles environnantes, et suffirent à l'ablation des parcelles osseuses mobiles restées au fond du champ opératoire. — Hémorrhagie par l'artère sous-orbitaire et quelques artérioles profondément situées. La lame incandescente du thermo-cautère est appliquée sur tous ces points.

La cavité résultant de cette résection est remplie par une série de bourdonnets de charpie attachés en queue de cerf-volant, trempés dans l'eau hémostatique de Léchelle et roulés dans la poudre de colophane. — Deux points de suture entortillée, un pour le bord libre de la lèvre supérieure, l'autre pour la commissure. — Partout ailleurs, sutures à points séparés avec fil métallique (cinq points pour l'incision naso-génienne, deux seulement pour l'incision de la commissure). — L'extrémité libre du fil de la queue de cerf-volant est attachée à l'épingle de la suture entortillée de la commissure. — Compresses d'eau froide phéniquée sur la joue, fréquemment renouvelées dans la journée. Potion avec : alcoolature d'aconit 20 gouttes, sirop de morphine et eau de fleurs d'oranger (*aa*) 30 gram., eau 60 gram. ; limonade sulfurique pour boisson ; bouillons et vin, le tout donné au biberon.

Le soir, pas de réaction, douleur très supportable ; le malade ne se plaint pas, il est content.

Le lendemain (21 avril), même état, pouls à 70 ; quelques heures de sommeil dans la nuit. — Suspendre la potion ; les autres prescriptions comme la veille.— Le soir, 60 pulsations artérielles seulement.

Le troisième jour (22 avril), pouls à 90 ; le malade est tout de même bien. — Prescriptions *ut suprà*.

Le quatrième jour (23 avril), la fièvre est tombée, 65 pulsations. A la faveur de son extrémité libre laissée à l'extérieur, le tampon en queue de cerf-volant est enlevé. Lavage du fond de la plaie par la bouche avec de l'eau alcoolisée et phéniquée projetée à l'aide d'une seringue. Le malade est chargé de répéter lui-même ce lavage plusieurs fois dans la journée. — Potages clairs, lait, chocolat, œuf à la coque, vin, toujours donnés au biberon.

Le 26 avril, tous les points de suture sont enlevés. Les deux incisions pratiquées sur la face sont réunies par première intention. Les deux points de suture entortillée seuls donnent quelques gouttes de pus sortant du trajet des épingles. — Mêmes prescriptions ; promenades dans la cour.

Le 27 avril, quelques fragments d'os nécrosés se détachent au moment du lavage de la plaie profonde, qui commence à bourgeonner ; pas d'hémorrhagie. — Alimentation ordinaire. — Toujours lavages antiseptiques réitérés.

Bref, les suites de cette opération ont été d'une simplicité extrême. Après l'élimination des eschares produites par le feu, des bourgeons charnus de bonne nature sont venus combler en grande partie la perte de substance résultant de l'ablation du plateau palatin du maxillaire supérieur ; et ces bourgeons charnus, après une période de suppuration relativement courte, ont fourni les éléments d'une cicatrisation solide et définitive. A peine la joue du côté opéré est-elle restée un peu aplatie. Le timbre nasonné de la voix, si désagréable dès les premiers jours après l'opération, avait même presque-complètement cessé quand le malade quitta l'hôpital, le 31 mai suivant.—Le ganglion sous-maxillaire, en dépit des larges frictions mercurielles qui furent faites, resta stationnaire. Le malade ne voulut jamais consentir à en être débarrassé.

Revenons maintenant, avec quelques détails, sur divers points intéressants que nous a paru offrir cette observation.

Notons d'abord qu'il nous a été impossible de trouver des circonstances étiologiques capables de nous rendre compte du développement de cette tumeur, si ce n'est le mauvais état des dents de notre malade, qui n'était d'ailleurs très probablement lui-même que le résultat du travail morbide profond, encore latent, dont l'os sous-jacent était déjà le siège.

Quant au diagnostic, au moins à l'époque où nous avons vu le malade pour la première fois, il ne pouvait être l'objet d'aucune difficulté. La nature épithéliomateuse de la tumeur était des plus évidentes, bien que l'âge peu avancé du sujet dût tout d'abord nous faire croire à l'existence d'un sarcome. Et à ce point de vue notre observation offre quelque intérêt, puisque l'épithéliome est une affection de l'âge adulte et même de la vieillesse, tandis qu'il est très rare avant l'âge de trente ans.

La disposition lobulée, framboisée, en chou-fleur, que présentait cette tumeur, rappelant tout à fait celle des épithéliomes végétants de la lèvre inférieure ou de ces néoplasmes du col utérin que les Anglais ont décrits précisément sous le nom d'excroissances en chou-fleur (*Cauli-flower*), et surtout son évolution rapide, avec engorgement ganglionnaire sous-maxillaire, dénotaient bien, ce nous semble, une lésion cancroïdale. L'examen micrographique ne tarda pas d'ailleurs à confirmer cette opinion.

D'autre part, le mauvais état des dents du malade dans le point du maxillaire qui devait être plus tard le siège de la néoplasie, déjà deux ans avant l'apparition à l'extérieur des premiers linéaments de cette épulis, les odontalgies vives qu'il éprouva à cette époque, la chute spontanée de ses dents douloureuses, et enfin le développement de la tumeur à la place même de la première molaire qui venait de tomber, étaient autant de signes certains, selon nous, de l'origine profonde, intra-osseuse, de cette néoplasie. Ce début n'est pas celui des épithéliomes ayant la muqueuse buccale pour point de départ. Il ressemble assez au contraire à celui que M. Verneuil assigne aux *épithéliomes térébrants*, dont il a déjà été question au commencement de ce travail. Toutefois nous n'avons pas constaté chez notre malade la présence de cette cavité centrale qui caractérise, suivant M. Verneuil, ces cancroïdes. Il est vrai que, ignorant alors le travail de M. Reclus, nous n'avons pas fait de recherches dans ce sens.

Nous ne pouvions songer, dans l'espèce, à une tumeur primitivement développée dans l'antre d'Highmore, à cause même de l'intégrité absolue de la paroi interne de cette cavité, qui laissait complètement libre la fosse nasale correspondante, et aussi de l'intégrité de la paroi supérieure formant le plancher de l'orbite, dont les rapports restaient tout à fait normaux (absence de toute espèce de symptôme oculo-orbitaire),

Le seul mode d'intervention de mise, en présence de

cette lésion, était l'ablation du maxillaire supérieur pratiquée en conservant l'os malaire et le plancher de l'orbite. L'absence de symptômes oculo-orbitaires (pas d'exophtalmie, de déviation du globe oculaire, de diplopie, d'affaiblissement de l'acuité visuelle) faisait un devoir de respecter la paroi inférieure de cette cavité, véritable soutien des organes qui y sont contenus. Quand elle fait défaut, l'œil a une tendance incessante à s'abaisser, et il se produit alors une difformité de la face des plus choquantes. De plus, en conservant l'os malaire, qui nous paraissait aussi tout à fait indemne, nous laissions aux tissus qui constituent la joue leur support naturel, et nous diminuions d'autant la difformité fatale consécutive à ces sortes d'opération.

Mais la présence du ganglion lympathique engorgé au-dessous de l'angle de la mâchoire nous donnait à réfléchir. Pourtant, eu égard à sa mobilité, à son facile isolement des tissus environnants, nous nous décidâmes à opérer notre malade, sous la réserve d'une opération complémentaire ultérieure, si la résolution de cet engorgement ganglionnaire ne s'effectuait pas rapidement après l'ablation de la tumeur et de la portion de maxillaire qui en était le siège.

L'état général du malade était d'ailleurs satisfaisant.

Devions-nous soumettre notre patient aux inhalations chloroformiques, que conseillent quelques chirurgiens pour les opérations de ce genre ? — Le danger d'asphyxie résultant de la pénétration inconsciente du sang

dans les voies respiratoires, le malade étant nécessaire-
ment placé dans le décubitus dorsal pour l'administration du chloroforme, devait nous faire rejeter, quoique à
contre-cœur, la précieuse ressource de l'anesthésie. Il
faut, en pareille occurrence, que le malade ait la tête
relevée et soit en état d'expulser de temps à autre le sang
liquide et les caillots qui envahissent l'arrière-gorge. La
position assise, incompatible avec l'emploi des anesthé-
siques, est, à coup sûr, celle qui facilite le plus la manœuvre opératoire.

Un chirurgien allemand, E. Rose, a proposé un expé-
dient qui permet d'opérer, sous l'influence bienfaisante
du chloroforme, le malade en décubitus dorsal. Quand
l'anesthésie est complète, on attire la tête du patient
bien au delà du bord suffisamment matelassé de la table
sur laquelle il est couché, et on la laisse pendre naturellement. Un aide placé à genoux sur un coussin, en
arrière de la tête, la maintient solidement en la tenant à
deux mains par les tempes. La langue est attirée au
dehors de la bouche, pour qu'elle ne vienne pas s'appliquer sur l'isthme du gosier. Dans cette position, le sang
coule dans les fosses nasales, et de là, par les narines,
vient tomber sur le sol. Suivant Rose, ce procédé aurait
encore l'avantage de mieux éclairer le champ opératoire
et de prévenir la syncope chloroformique. La congestion
et la tuméfaction de la face consécutives à la position
excessivement déclive donnée à la tête du sujet disparaissent dès qu'il est remis dans l'attitude verticale [1].

[1] E. Rose ; *Moyen de faciliter les opérations qui se pratiquent sur*

Burow [1] (de Königsberg) s'est fait le défenseur de ce procédé.—Pour nous, nous avons craint d'y avoir recours.

Avec M. le professeur Dubrueil[2], nous ajouterons encore que « les tentatives de Nussbaum, qui a fait la trachéotomie préalable et chloroformé le patient par la plaie de la trachée ; celles de Below, qui a imaginé une canule destinée à laisser l'air circuler dans la trachée et à obstruer l'entrée du larynx, ne nous paraissent pas devoir être imitées [2] ». Mieux vaudrait, pour une résection complète, agir à la manière de M. Verneuil, qui, pour faire bénéficier ses malades du sommeil anesthésique, pratique l'opération en deux temps : Couper d'abord tout ce qui n'a aucune connexion avec la voûte palatine ; puis, après avoir exactement mis fin à tout écoulement de sang, sectionner rapidement ce pont osseux avec une pince de Liston. Mais sur notre opéré nous ne pouvions tenir cette conduite : constamment nous avions à manœuvrer dans la cavité buccale.

Pour enlever, comme nous l'avons fait, le demi-plateau inférieur du maxillaire avec tout le bord alvéolaire correspondant, envahis par la dégénération épithéliale, nous pouvions avoir recours à l'un des deux procédés classiques donnés par les auteurs pour l'exécution de

le maxillaire supérieur, in *Arch. f. klin. Chirurg.*, XVIIe vol., 3e fasc., pag. 454. — Analysé dans la *Revue de Hayem*, 1875, tom. V, pag. 725.

[1] Burow ; *Des opérations pratiquées sur la face en mettant la tête du sujet dans une position déclive*, in *Berlin. klin. Wochens.*, 1875, n° 5, 1er février. — Analysé in *Revue de Hayem, eod. loc.*

[2] Dubrueil ; *Élém. de Méd. op.*, 1875, pag. 293.

cette opération : celui de A. Guérin[1] (incision suivant le
sillon naso-labial), ou celui de Chassaignac [2] (incision de
la commissure labiale jusqu'à l'angle de la mâchoire).
Mais aucun de ces deux procédés ne ne nous parut capable de nous mettre suffisamment à l'aise, dans l'espèce,
pour atteindre sûrement les dernières limites du mal.

Aussi préférâmes-nous, en la commençant un peu plus
bas que pour une résection totale, l'*incison latérale interne*, en ligne brisée, suivant exactement le *sillon naso-
génien*, de Fergusson, Maisonneuve, Bauchet..., acceptée
comme la meilleure aujourd'hui par la plupart des chirurgiens pour l'ablation complète du maxillaire supérieur ; et, comme nous avions à opérer sur la partie
inférieure de cet os, au lieu de l'incision transversale
suivant le *sillon oculo-palpébral*, qui convient à merveille
pour la résection totale, nous avons pratiqué une incision
transversale inférieure partant de la commissure labiale,
ainsi que l'a fait à tort Heylen d'Hérentals, même pour
l'ablation du maxillaire supérieur en totalité. De cette
façon, notre procédé de division des parties molles satis-
faisait pleinement aux trois conditions que doit remplir,
suivant M. Dubrueil, tout bon procédé de résection de
la mâchoire supérieure : 1º Il donnait suffisamment de
jour pour l'exécution facile des sections osseuses ; 2º Il
respectait le canal de Sténon et les grosses branches du
facial; 3º Il ne pouvait être suivi, à moins de complications

---

[1] A. Guérin ; *Élém. de Chir. op.*, 1858, pag. 228.

[2] Chassaignac ; *Traité clin. et prat. des Opér. chirurg.*, 1861, tom. I,
pag. 753.

érysipélateuse ou phlegmoneuse, de cicatrice difforme. —
Et le fait est que notre malade, dès le huitième jour après
l'opération, était un objet de curiosité pour toutes les
personnes qui entraient dans nos salles, tellement était
parfaite et bien dissimulée la réunion des deux incisons
faciales que nous avions pratiquées pour l'ablation de la
tumeur.

Une seule branche artérielle avait donné lieu à un
écoulement de sang notable, la sous-orbitaire.

C'est aussi pour attaquer avec plus de précision, les
voyant, les divers points du squelette sur lesquels devaient porter les sections osseuses, que nous prîmes le
parti d'exciser au préalable l'énorme champignon can-
croïdal coiffant le bord alvéolaire du maxillaire et s'éta-
lant sur les faces antéro-externe et inférieure de cet os.
Pour l'exécution de ce temps, important à notre avis,
de notre opération, nul instrument ne pouvait mieux
nous servir que le thermo-cautère de Paquelin. Grâce à
lui, cette incision s'accomplit vite, facilement, et sans
hémorrhagie véritable. Un fer incandescent ordinaire,
qu'il eût fallu souvent changer, eût été bien moins commode, et l'appareil galvano-caustique n'eût peut-être
pas été aisé à manier. On ne réussit pas toujours à le
faire convenablement fonctionner. Pendant toute la durée
de cette excision, nous avons pu modérer ou accélérer à
volonté l'action du couteau thermo-caustique, le maintenir à peu près constamment à la chaleur du rouge
sombre ; il ne s'est pas dérangé, et il a marché d'une
façon qui ne laissait absolument rien à désirer.

Pour les sections osseuses, après avoir entamé avec une petite scie à main l'apophyse malaire pour nous donner accès dans l'antre d'Highmore, nous avons essayé avec une pince de Liston de couper et la paroi antérieure de cette cavité et l'apophyse montante du maxillaire. Ce n'est qu'en présence de l'impuissance de notre sécateur à opérer cette section, que nous avons eu recours à la gouge et au maillet pour exécuter ce temps de la résection. Plus heureux nous avons été pourtant avec la même cisaille quand il s'est agi de disjoindre les deux maxillaires. Notre préférence pour cet instrument de division des parties osseuses n'est donc pas douteuse; nous avons rejeté de plein gré l'usage de la scie à chaîne pour la section de la voûte palatine. Le maniement de cet instrument n'est pas toujours facile, il casse très souvent, et son emploi prolonge la durée de l'opération.

D'ailleurs, pour la résection totale du maxillaire supérieur, quand il faut, au moyen d'une aiguille de Cooper, passer la scie articulée par la fente sphéno-maxillaire, on éprouve fréquemment des difficultés fort ennuyeuses. Aussi quelques chirurgiens se sont-ils appliqués à la construction d'aiguilles mieux accommodées au trajet qu'elles doivent parcourir. Ainsi, M. O. Heyfelder [1] a substitué aux aiguilles de Cooper d'autres aiguilles à courbure beaucoup plus prononcée, représentant les deux tiers d'un cercle de 14 à 16 millim. de diamètre, à talon quadrangulaire et à pointe courte et forte, pouvant

---

[1] O. Heyfelder : *Traité complet des résections*, trad. Bœckel, pag. 256.

être facilement conduites autour de l'articulation jugo-
maxillaire, soit avec la main, soit avec une pince à verrou,
M. le professeur Courty a également fait fabriquer, pour le
même usage, des aiguilles à long manche dont la courbure est aussi exactement calculée sur le trajet curviligne
qu'elles doivent suivre autour du pont osseux qu'il s'agit
d'embrasser (il y en a forcément deux, une pour le côté
droit et une pour le côté gauche). Et pourtant, même
avec ces aiguilles, il est des cas où la mise en place de
la scie de Jeffray autour de l'articulation jugo- maxillaire
ne se fait pas sans difficultés, lorsque par exemple, sous
l'influence d'une augmentation excessive de volume du
corps du maxillaire ou d'une distension considérable de
la cavité dont il est creusé, la fente sphéno-maxillaire se
trouve sensiblement rétrécie ou même déplacée.

C'est ce qui nous arriva sur un jeune Italien auquel,
à la même époque, nous crûmes devoir pratiquer l'ablation complète du maxillaire supérieur gauche pour une
énorme tumeur sarcomateuse développée dans cet os. Le
globe oculaire, bien que la vision fût encore conservée,
était chez ce sujet presque totalement chassé de la cavité
orbitaire. Dans l'impossibilité de placer la scie à chaîne
pour diviser le pont jugo-maxillaire, nous fûmes dans la
nécessité, faute de bonnes cisailles, de faire usage,
comme Gensoul, du ciseau et du maillet. — Tant de
courage de la part du patient méritait un meilleur sort !
La récidive fut immédiate, ou, pour mieux dire, le néoplasme continua plus activement son évolution, car nous
ne pûmes enlever tout le mal (nous nous étions trompé

sur ses limites), et le pauvre malheureux succomba deux mois après l'opération.

On a reproché avec raison au ciseau et au maillet de déterminer des ébranlements dangereux, de faire éclater les os et de laisser des esquilles dans la plaie ; aussi ne doivent-ils être que des instruments de nécessité toujours maniés avec prudence. Ainsi qu'à M. Dubrueil, le meilleur mode de section des parties osseuses nous paraît être celui qui consiste à employer de fortes cisailles, comme celles de Colombat, dont se servait Lisfranc, ou celles dont fait usage M. Maisonneuve, qui ont des mors assez longs pour couper net et d'un seul coup la voûte palatine dans toute son étendue. Celles de M. Péan, que possède aujourd'hui l'arsenal de la Faculté, sont, croyons-nous, de toutes, les plus commodes.

Le pansement après l'opération consiste à remplir la cavité béante résultant de l'ablation de l'os avec des tampons de charpie ou d'amadou, que l'on enlève un à un au bout de quelques jours. Mais ces tampons isolés et indépendants ne sont pas sans inconvénients : ils peuvent tomber dans les voies digestives ou respiratoires pendant le sommeil du malade, et leur extraction donner lieu ensuite à quelques embarras. Aussi M. Maisonneuve préfère-t-il n'appliquer qu'un seul gros tampon de charpie serré à l'aide d'un fil solide. Mais pour l'enlever on peut éprouver certaines petites difficultés, ou tout au moins exercer des tiraillements fâcheux sur les bords de la plaie extérieure affrontés par la suture.

Le mode de tamponnement que nous avons adopté, la queue de cerf-volant, ne présente, au contraire, que des avantages. Les divers bourdonnets de charpie sont assujettis entre eux par un lien unique, ils forment un véritable système dont toutes les pièces sont solidaires les unes des autres, si bien qu'en tirant sur l'extrémité libre de l'attache commune fixée au dehors de la cavité buccale, il est facile d'enlever ces divers tampons un à un, sans s'exposer à tourmenter le malade. Imbibés d'eau hémostatique de Léchelle et roulés dans la poudre de colophane, comme nous l'avons fait, ces tampons exercent une action anti-hémorrhagique d'une efficacité incontestable. De plus, cette dernière substance, à l'instar des balsamiques, favorise le bourgeonnement et la cicatrisation de la plaie. Les anciens lui avaient parfaitement reconnu cette propriété, et l'employaient pour exciter les plaies atoniques (onguents styrax, basilicum...), sans compter encore que les acides *pinique* et *sylvique* dont elle est formée lui donnent des propriétés antiseptiques indubitables.

Nous ne devons pas laisser ignorer maintenant à nos lecteurs que notre opéré est venu quinze mois après nous consulter pour une récidive de son épithéliome dans la région de l'apophyse ptérygoïde droite, mise à découvert par l'ablation du sus-maxillaire. — Du côté de la face, rien d'appréciable. Ce n'est qu'en lui faisant largement ouvrir la bouche qu'on aperçoit au fond de l'arrière-gorge, au point précité, une tumeur du volume d'une amande, de même aspect que celle que nous avons décrite. Le ganglion sous-maxillaire est dans le même état qu'au moment de la sortie de l'hôpital. — Nos exhortations ont été impuissantes pour ramener ce malade dans les salles de la Clinique chirurgicale.

Cette récidive peut-elle faire condamner l'opération que nous avons pratiquée ? Nullement. La résection totale du maxillaire supérieur n'est plus aujourd'hui une rareté chirurgicale. De l'aveu de tous les opérateurs, elle est d'une bénignité remarquable : Gensoul l'a faite huit fois sans perdre un seul de ses opérés, et sur 112 cas réunis par Heyfelder on ne compte que 26 revers. Les résections partielles, comme la nôtre, sont encore bien moins graves : sur 57 cas de résections plus ou moins étendues, Dieffenbach n'a pas relevé un seul cas de mort. A ce point de vue, notre conduite n'est pas plus blâmable que celle du chirurgien qui ampute un sein cancéreux et qui sait très bien que dans la très grande majorité des cas, pour ne pas dire toujours, la récidive est inévitable.

Quelque impuissants que soient le fer et le feu contre les affections cancéreuses, tous les jours les chirurgiens emploient ces moyens extrêmes contre ces redoutables lésions. Mais aussi que de fois, heureusement encore, la récidive est-elle tardive, et donne-t-elle au malade un certain répit qui prolonge ses jours et abrège ses souffrances !

Personnellement, nous connaissons plusieurs de ces

cas qu'on peut appeler exceptionnellement heureux. En 1873, nous avons opéré, avec le concours de notre ami le Dr Szafkowski à Millau (Aveyron), avec le constricteur de Maisonneuve, un gros épithéliome végétant du col utérin qui n'a récidivé que longtemps après, et qui a laissé vivre notre infortunée malade jusqu'aux premiers mois de l'année 1879.—En 1870, nous avons fait, pour un cancroïde, une génoplastie sur un vieillard (de Bouzigues) auquel le professeur Serre, *trente ans auparavant*, avait enlevé un cancroïde labial, et ce vieillard a vécu encore dix ans. — Deux sujets d'un autre village des environs de Montpellier, opérés par nous d'épithéliomes labiaux, ont longtemps conservé leur orifice buccal dans un état d'intégrité parfaite. — Il y a plus de trois ans, nous avons pratiqué l'ablation d'un cancer mammaire peu volumineux en sacrifiant tout le sein, et la récidive n'a pas encore eu lieu. L'examen de la tumeur au laboratoire d'histologie de la Faculté a nettement révélé cependant sa nature carcinomateuse. — Enfin, nous rencontrons quelquefois dans les rues de Montpellier un homme auquel M. le professeur Bouisson fit, pendant notre internat dans son service, en 1865, l'ablation d'un *cancer des fumeurs* qui n'a pas encore récidivé.

De tels faits, malheureusement trop rares, nous servent d'excuse légitime pour nos entreprises chirurgicales contre les lésions cancéreuses jugées accessibles de toute part à nos moyens de diérèse.

SARCOME

DE LA

CLOISON DES FOSSES NASALES

Récidivé trois fois après excision et cautérisations répétées. — Ablation de la tumeur avec la portion du cartilage qui la supporte. — Guérison.

L'étude des tumeurs des fosses nasales, de celles surtout qui naissent sur la cloison, est loin d'être complètement faite. « En dehors des polypes muqueux et fibreux, dit M. Duplay dans son *Traité de pathologie externe*, il est rare d'observer d'autres tumeurs dans l'intérieur des fosses nasales. Les auteurs classiques ne nous fournissent aucun renseignement à cet égard, et c'est à peine si l'on parvient à trouver dans les recueils périodiques quelques rares observations de tumeurs des fosses nasales d'autre nature que les myxomes et les fibromes [1]. »

De son côté, M. le Dr Casabianca dans sa Thèse, inspirée par les excellentes leçons cliniques de M. le professeur Verneuil, à la Pitié, s'exprime en ces termes : « Les maladies de la *cloison* des fosses nasales sont fort rares ;

---

[1] Follin et Duplay ; *Trait. élém. de pathol. externe*, tom. III (1868-69), pag. 845.

par suite, elles ont été peu étudiées. Les seules que nous trouvions décrites dans les ouvrages classiques sont les bosses sanguines et les abcès ; les autres sont complètement passées sous silence ou à peine mentionnées [1]. »

Et plus loin, quand il s'occupe des tumeurs de cette région des cavités olfactives, après avoir constaté leur extrême rareté, il ajoute : « Malgré de laborieuses recherches, nous n'avons pu en découvrir qu'un fort petit nombre de cas. Aussi n'est-ce pas, à proprement parler, une étude de ces productions pathologiques que nous allons faire ici. Nous nous bornerons à réunir dans cette partie de notre travail les rares observations que nous avons trouvées éparses dans les recueils périodiques ou dans des ouvrages spéciaux, en y ajoutant quelques cas nouveaux et encore inédits. »

Ayant eu l'occasion d'observer un cas de sarcome de la cloison nasale, nous avons également fait quelques recherches sur ces tumeurs, et nos recherches n'ont pas eu plus de succès. Nous avons donc pensé qu'il y aurait quelque intérêt à publier l'histoire de notre malade, bien qu'elle ne présente rien d'insolite au point de vue opératoire. La rareté du cas fait tout le mérite de cette observation. — Nous regrettons seulement de n'avoir pu consulter l'ouvrage de M. W. Spencer-Watson sur les *Maladies du nez et des cavités adjacentes* [2].

---

[1] Casabianca ; *Des affections de la cloison des fosses nasales.* Thèse de Paris, 1876, pag. 1 et 51.

[2] W. Spencer-Watson ; *Diseases of the nose....* London, 1875. Mentionné seulement dans la *Revue des Sciences médicales* de Hayem.

Mme X..., de Poussan, âgée de 26 ans, lympathique et nerveuse à la fois, d'une constitution médiocre, vient nous consulter le 20 mars 1876, pour une petite tumeur située sur la paroi interne de la cavité nasale droite.

Depuis six mois à peu près, nous dit-elle, elle est sujette à des saignements du nez assez abondants et assez répétés, qui se font toujours de ce même côté droit, et qui n'ont pas peu contribué, avec l'allaitement de son second enfant, qu'elle nourrit encore, à affaiblir sa constitution.

Après quelques-unes de ces hémorrhagies, elle est allée consulter M. le Dr Fabre (de Poussan), qui découvrit, implantée sur la cloison, non loin de l'ouverture de la narine correspondante, une sorte de production verruqueuse, du volume d'une grosse lentille, saignant au moindre contact.

Les saignements du nez, qui devenaient de plus en plus fréquents, avaient pour origine évidente cette espèce de verrue, et M. le Dr Fabre la toucha à diverses reprises avec certains caustiques ou cathérétiques que la malade ne peut nous indiquer.

Ces moyens restant insuffisants, Mme X... se décida à venir prendre nos conseils. Lorsque nous l'avons vue pour la première fois, sa tumeur avait le volume d'un gros pois. Elle se trouvait à un centimètre et demi du bord libre de la sous-cloison ; elle reposait donc sur le cartilage médian. Plutôt sessile que pédiculée, d'un aspect framboisé, rouge, molle, fongueuse, saignant au moindre attouchement, elle n'apportait aucune gêne notable à la circulation de l'air dans la cavité nasale, qu'elle occupait, et ne donnait lieu à aucune douleur, si ce n'est quelques picotements légers.

Comme Mme X..., bien qu'elle fût nourrice, était à la veille d'avoir ses règles, nous jugeâmes convenable de différer de quelques jours toute opération, voulant épargner à cette malade deux pertes de sang presque simultanées, alors qu'elle était déjà débilitée et en état de lactation. L'ablation de la tumeur fut fixée pour le 31 mars, plusieurs jours après la cessation de l'hémorrhagie cataméniale.

Jusqu'ici nous n'avons formulé aucune opinion sur la nature de cette tumeur. Nous devons donc, avant de parler de l'opération que nous avons pratiquée, et pour la justifier, rechercher et discuter sommairement, à cette place, quelle pouvait être la nature de cette production néoplasique. D'autres détails afférents à ce point de notre sujet viendront plus tard.

Dans l'espèce, nous n'avions point affaire à un polype mou, muqueux, dans l'acception générale de ces sortes de tumeurs, qui sont, au point de vue tissulaire, des myxomes. Implantées dans la très grande majorité des cas, sinon *toujours*, sur la paroi externe des fosses nasales et le plus souvent sur le cornet inférieur (Malgaigne), éminemment hygrométriques, d'une coloration grisâtre ou jaunâtre, et très peu vasculaires, ces productions myxomateuses diffèrent totalement de la tumeur que nous avions sous les yeux, avec sa teinte rouge, son aspect fongueux et ses tendances hémorrhagiques.

Il ne pouvait être non plus question, chez notre malade, d'un de ces polypes durs, fibreux, véritables fibromes qui naissent le plus souvent, pour ne pas dire toujours, dans la portion gutturale des fosses nasales, et qui se montrent de préférence chez les adolescents. La consistance seule de la tumeur plaidait contre cette supposition.

Nous étions donc en présence d'un épithéliome, d'un carcinome ou d'un sarcome, dans le sens que les auteurs modernes donnent à ce dernier mot. Résoudre cette question était difficile. Nous crûmes pourtant à l'existence d'un sarcome, en considération de la vascularisation excessive de la tumeur. Au reste, au point de vue pratique, c'est-à-dire de l'intervention chirurgicale à mettre en œuvre, cette distinction n'offrait pas une bien grande importance, l'une et l'autre de ces tumeurs étant des productions malignes, quoique à des degrés différents.

Au demeurant, voici la manière dont nous avons délivré notre malade de sa tumeur, dans une première opération que nous lui avons fait subir le 31 mars 1876.

Mme X.... assise dans un fauteuil, en face d'une croisée, la tête inclinée en arrière, la narine du côté maladé fut dilatée par l'application au-dessous de son cartilage latéral d'un élévateur plein d'une boîte d'oculistique confié à notre aide, M. Thau, élève en médecine. La tumeur, saisie par une pince à dents de souris (pince fixatrice de de Græfe), fut excisée aussi complètement que possible avec une paire de petits ciseaux courbes à strabisme. La surface de section, qui donnait beaucoup de sang, rapidement épongée, fut aussitôt recouverte d'une rondelle de sparadrap de Canquoin, de la dimension d'une pièce de 20 cent., préparée à l'avance, et assujettie en place par une pince à pression continue (pince dite hémostatique) embrassant la cloison nasale entre ses mors. Un petit tampon d'ouate remplissant la narine acheva le pansement.

Au dernier moment, soit par le fait de l'émotion dont elle ne put se défendre, soit à cause de la perte de sang qui avait eu lieu, Mme X... pâlit, se refroidit, se laissa aller sur son fauteuil et tomba en syncope. Quelques aspersions d'eau froide sur le visage, quelques inhalations de fort vinaigre par la narine restée libre, suffirent pour la ranimer.

La pince hémostatique et le tampon d'ouate furent laissés en place pendant une heure. Quand ce pansement fut enlevé, nous vîmes à la place naguère occupée par la tumeur une eschare grise, sans aucun suintement sanguin dans son voisinage. Quelques injections d'eau fraîche permirent d'enlever complètement les quelques caillots de sang qui s'étaient accumulés dans la cavité nasale.

La soirée se passa sans fièvre et l'opérée dîna de bon appétit. La nuit fut également très bonne.

Le lendemain, par précaution, comme un point de la surface de section paraissait avoir été respecté par le caustique, nouvelle application de sparadrap escharotique. Seulement cette fois point ne fut besoin de faire intervenir la pince à pression continue. Un simple tampon d'ouate suffit pour maintenir la rondelle de Canquoin en place pendant une demi-heure.

Dans l'après-midi, la malade put se mettre en route pour retourner chez elle. Recommandation expresse de revenir dans quelques jours.

Six jours après (6 avril), l'eschare était tombée en partie, les bords de la surface cautérisée semblaient marcher vers une cicatrisation régulière. Au centre était un point sec, grisâtre, de quelques millimètres de diamètre, formé peut-être par une minime portion du cartilage médian en état de nécrose. — Poudre errhine composée de parties égales de sous-nitrate de bismuth et de tannin, à employer après la chute complète de l'eschare.

Au bout de huit jours (13 avril), même état ; tendance à un bourgeonnemeut exubérant de la petite plaie. Une épistaxis assez abondante deux jours avant. Récidive déjà imminente. — Continuation de la poudre bismutho-tannique.

Le 20 avril, la tumeur est manifestement en voie de reproduction. Nouvelle application de pâte de Canquoin, laissée une heure en place; pas d'excision préalable pour éviter l'hémorrhagie. La néoformation était constituée par un tissu si jeune, si mou, si friable, que nous le crûmes directement attaquable par le chlorure de zinc. — Résultat immédiat aussi satisfaisant que la première fois.

Malheureusement cette cautérisation, pas plus qu'une troisième que nous dûmes pratiquer vers le milieu du mois de mai, pour cause encore de récidive sur place, ne devait pas être la dernière action chirurgicale que dût supporter notre malade.

Le 8 juin, en présence d'une troisième récidive de cette tumeur *vivace*, comme eût dit Levret, nous prîmes le parti d'agir plus radicalement et de faire subir une perte de substance à la cloison nasale, après en avoir averti le mari de notre cliente. La tumeur était alors un peu plus grosse que le jour de notre première opération.

Cette fois, pour emporter complètement la portion de cartilage sur laquelle reposait la tumeur, nous avons opéré de la manière suivante : Même attitude de la malade et de l'aide. Avec un ténotome aigu nous avons fait, un peu au-dessous du bord inférieur de la base d'implantation du néoplasme et parallèlement à ce bord, une incision intéressant toute l'épaisseur de la cloison nasale ; par cette sorte de boutonnière, nous avons introduit successivement une et puis l'autre branche d'une paire de petits ciseaux courbes à iridectomie, et, par deux incisions portant l'une en avant, l'autre en arrière de la tumeur et se réunissant un peu au-dessus de son bord supérieur, en la circonscrivant dans une espèce de triangle curviligne, nous avons emporté tous les tissus dégénérés avec la portion sous-jacente de cartilage médian. De plus, et pour nous mettre plus sûrement à l'abri d'une quatrième récidive, nous n'avons pas craint d'agrandir encore, avec des ciseaux courbes un peu plus forts, cette perte de substance, et de cautériser vigoureusement les bords de cette ouverture avec une rondelle de pâte au chlorure de zinc de dimensions un peu plus grandes qu'elle, et maintenue en bonne position par un fort tampon d'ouate appliqué dans chaque narine.

Ce pansement fut laissé deux heures en place, au bout desquelles nous avons fait un nettoyage complet de l'une et l'autre cavité nasale avec une curette de Daviel et quelques injections d'eau froide. Cette cautérisation, pénible, douloureuse, a été aussi efficace, nous pouvons le dire par anticipation.

Le lendemain, la malade était sur pied et se trouvait bien; elle avait un peu dormi dans la nuit. — Injections fréquentes de décoction de guimauve et de pavot.

Les jours suivants, au dire de l'opérée elle-même, qui n'est venue nous voir que deux mois après environ (cette dernière opération avait été faite à Poussan, au domicile de la malade), le nez s'est considérablement tuméfié, il est devenu le siège d'une douleur intense avec rougeur et chaleur locales vives, qui ont persisté une vingtaine de jours, sans donner lieu à aucun autre accident ; mais le jour de sa visite chez nous, cette jeune femme ne portait plus de traces de cette vive inflammation. Son nez avait repris ses contours réguliers et sa coloration normale. Il fallait y regarder dedans pour s'apercevoir du traumatisme, on peut dire violent, qu'il avait subi. La perforation de la cloison a environ l'étendue d'une pièce de 50 cent., et ses bords sont bien et solidement cicatrisés; la sous-cloison, intacte dans toute sa hauteur, dissimule très bien la perte de substance, et il faut que la tête soit dans l'extension forcée pour que la perforation soit visible. Au reste, l'état général ne laisse rien à désirer; il s'est notablement amélioré. Mme X... témoigne un grand contentement d'être débarrassée de sa tumeur, qui lui inspirait des craintes pour l'avenir.

Examen micrographique du produit morbide. — Il n'a porté que sur la première tumeur enlevée, et nous avons à tort négligé (nos regrets ne répareront jamais cette omission) l'examen de la dernière, qui nous eût peut-être permis de déterminer la part prise au travail néoplasique par le cartilage médian. La tumeur fut oubliée au domicile de la malade.

Quoi qu'il en soit, voici ce que nous avons pu constater le jour même de notre première opération sur un fragment de la tumeur excisée, mise en entier pendant quelques heures dans l'alcool pur : Tissu uniquement formé de cellules à l'instar du tissu de granulation ordinaire ; vaisseaux nombreux n'ayant pas de parois distinctes ; cellules pour la plupart fusiformes, généralement à un seul noyau ; d'autres, plus petites et arrondies, semblables à de gros noyaux, étaient dépourvues de toute enveloppe protoplasmatique. Sur les bords de la préparation, ces deux formes cellulaires étaient des plus nettes.

Nous avions donc là sous les yeux les deux éléments

histologiques depuis longtemps connus chez nous sous
les noms de *cellules fibro-plastiques* et de *noyaux* ou
corps embryo-plastiques. Le néoplasme en question ne
pouvait donc être, ainsi que nous l'avions pensé, qu'un
véritable sarcome tel que l'admettent les micrographes
modernes. D'une organisation tout à fait embryonnaire,
son tissu ne pouvait être confondu qu'avec le tissu de
granulation ordinaire (tissu inflammatoire) ; mais il en
différait beaucoup assurément, l'observation ultérieure de
la malade ne l'a que trop prouvé, par sa tendance incessante à se reproduire, à persister et à s'accroître, tendances qui sont, on le sait, la véritable caractéristique
des tumeurs, dans le sens histologique de ce mot. Au
reste, notre examen micrographique fut contrôlé quelques
jours après par M. le professeur Estor, qui estima que la
tumeur était un sarcome offrant une combinaison, un
mélange des types globo-cellulaire et fuso-cellulaire des
auteurs allemands.

Depuis que cette observation a été publiée dans le
Montpellier médical (octobre 1876), la littérature s'est
enrichie de quelques nouveaux faits de tumeurs sarcomateuses des fosses nasales. Nous citerons notamment les
cas de Gallozi [1] et de Bazy [2], celui du professeur Trélat [3],
qui a été l'objet d'une intéressante leçon clinique faite à
l'hôpital de Necker, publiée dans la *Gazette des Hôpitaux*,

---

[1] Gallozi ; *Il Morgagni*, juillet 1879.

[2] Bazy ; *Annales des mal. de l'oreille*, 1881, pag. 327.

[3] Trélat ; *Gazette des Hôpitaux*, 1883, pag. 210.

enfin l'observation de Delaux [1], qui a été le point de départ des recherches auxquelles s'est livré ce jeune confrère pour écrire dans une bonne Thèse une étude d'ensemble sur les sarcomes des fosses nasales. Mais, circonstance à noter, de tous ces faits, sauf celui de Delaux, aucun ne se rapporte à une tumeur du septum nasal. Quoi qu'il en soit, nous emprunterons à ces divers travaux les quelques données dont nous pourrons avoir besoin pour compléter les commentaires dont nous avons fait suivre l'observation de notre malade. — Après avoir dit, sans trop de modestie, dans l'Introduction de son *Traité des maladies des fosses nasales* : « Dans le chapitre qui traite des tumeurs on remarquera, sous le rapport tant du diagnostic que sous celui du traitement, un progrès si frappant que je pense pouvoir m'arroger le mérite d'avoir complètement remanié le sujet », Carl Michel [2] consacre à peine trois pages à l'étude « des tumeurs de mauvaise nature des fosses nasales » et trompe ainsi grandement l'attente du lecteur.

Pour tirer de notre observation tout l'enseignement qu'elle porte avec elle, nous devons l'envisager au triple point de vue du diagnostic, du pronostic et du traitement.

Jetons d'abord un rapide coup d'œil sur l'état de l'onkologie des fosses nasales avant l'époque contempo-

---

[1] Delaux ; *Contribution à l'étude des sarcomes des fosses nasales*. Thèse de Paris, 1883, n° 433.

[2] Carl Michel ; *Traité des maladies des fosses nasales...*, traduction rançaise de Capart. Bruxelles, 1879.

raine, et voyons dans quelle classe de tumeurs de cette région admises par les chirurgiens de la génération qui nous a précédé, pourrait trouver place celle que nous avons observée. Au point de vue clinique, ces considérations préliminaires ne seront pas absolument sans intérêt.

Le nom de sarcome appliqué à certaines tumeurs des fosses nasales est ancien dans la science. Il a même servi à désigner toute excroissance de chair survenue dans cette région [1] ; aussi peut-on affirmer que, jusqu'à ces dernières années, le mot de sarcome n'a pas eu de sens bien défini, et qu'il a été donné à toute tumeur d'aspect charnu profondément située, quel que fût le point du corps où elle eût pris naissance. On sait quelle extension donnait Abernethy au mot sarcome [2].

Boyer, dans son *Traité des maladies chirurgicales* [3], qui est resté à bon droit si longtemps classique, comprend sous le nom de polypes durs ou *sarcomateux*, et les fibromes naso-pharyngiens, et les vrais sarcomes des fosses nasales, et les véritables cancers de cette région. Il établit bien certaines distinctions cliniques très importantes dans cette grande classe de tumeurs, mais il fait usage du mot sarcome, ou, plus exactement, du qualificatif sarcomateux, sans préciser le sens qu'il donne à cette expression.

---

[1] Voy. l'historique de cette question d'anatomie pathologique dans la *Pathologie des tumeurs* de Virchow, tom. II, pag. 169 et suiv. (trad. franç.).

[2] Voy. S. Cooper ; *Dict. de Chir. prat.* (art. *Tumeur*) ; et mieux, *Mélanges de Chir. étrangère,* tom. II (pag. 411), où Ch.-G. Peschier a donné la traduction du mémoire d'Abernethy.

[3] Boyer ; *Trait. des mal. chirur.*, tom. VI, pag. 110, 4e édit.

Gerdy[1], qui a donné des productions polypeuses diverses
une classification si complète, trop complète même, généralement acceptée comme la meilleure à une époque
encore peu éloignée de la nôtre, a fait également usage
du qualificatif *sarcomateux*, sans jamais se préoccuper de
la signification exacte qu'il fallait donner à ce mot. Dans
sa *Chirurgie pratique*[2], écrite à une époque (1851-55) où
l'anatomie pathologique, grâce à l'intervention du microscope, était déjà entrée dans la voie des progrès qu'elle
poursuit avec tant de succès de nos jours, il parle des
polypes *sarcomateux* et les reconnaît formés de tissu *fibro-
plastique* ; mais il les sépare nettement d'autres polypes
qu'il appelle *fongueux*, également *fibro-plastiques* d'après
lui, et qui ne se distinguent du cancer qu'au microscope,
si même ils s'en distinguent. Cependant Breschet[3], dès
1842, avait réuni dans une même classe les polypes fongueux et les polypes sarcomateux. C'est que, il faut bien
l'avouer, la confusion régnait encore dans les esprits comme
dans le langage.

En présence d'un pareil état des choses, toute entente
paraissant impossible sur la signification à donner au
terme *sarcomateux*, certains chirurgiens, avant que le
microscope fût venu éclairer cette question litigieuse
d'anatomie pathologique, crurent devoir renoncer à un
mot si mal défini et devoir lui substituer, les uns un

---

[1] Gerdy ; *Des polypes et de leur traitement*. Thèse de concours. Paris,
833.

[2] Gerdy ; *Chir. prat.*, tom. II (1851-55), pag. 483.

[3] Breschet ; *Dict. en 30 vol.*, 2ᵉ édit., art. *Polype*.

autre mot aussi peu clair, et les autres une expression par trop significative. C'est ainsi que A. Bérard[1] admet dans les fosses nasales des polypes *muqueux*, des polypes *charnus*, comme si ce dernier mot voulait dire autre chose que *sarcomateux* ; tandis que Nélaton[2], plus explicite, nomme ces derniers polypes *cancéreux*, indiquant sans restriction par cette appellation leur caractère essentiellement malin.

Assurément nous préférerions désigner, avec A. Bérard, du nom de polype charnu la tumeur de notre malade, que de l'appeler, avec Nélaton, un polype cancéreux, et donner par cette qualification au pronostic un caractère plus grave que celui qu'il a en réalité. Sans doute, comme nous l'avons vu, cette espèce de polype a pu récidiver trois fois sur place dans un court espace de temps, mais incontestablement parce que nous n'avions pas emporté tout le mal par une simple excision suivie de cautérisations répétées. Quand l'ablation a été complète, la guérison s'est maintenue. — Il y a près de sept ans que nous avons pratiqué la dernière opération à notre malade, et elle jouit encore aujourd'hui de la santé la plus florissante. Elle a mis au monde un troisième enfant, et elle l'a allaité très vaillamment.

Les sarcomes, dans le sens moderne du mot, ne sont pas essentiellement malins; leur malignité n'est que relative, en rapport avec leur structure plus ou moins embryonnaire. D'autant plus graves certainement que

---

[1] A. Bérard : *Dict. en 30 vol.*, 2e édit., art. *Nez*.
[2] Nélaton ; *Élém. de pathol., chir.*, tom. II, pag. 672. 1re édit.

leur organisation est moins élevée, leur léthalité se mesure aussi au degré de perfection de l'intervention chirurgicale. Nous avons eu, pour notre part, l'occasion d'opérer quelques sarcomes sans que la récidive ait eu lieu, et pour l'un d'eux l'opération date de douze ans.

Ce dernier cas est celui d'un malade de Montbazin affecté d'un énorme sarcome (variété fibro-plastique) siégeant sur le bord postérieur de la région axillaire gauche. L'énucléation, nous ne saurions mieux dire, de cette tumeur, faite avec le concours de MM. les Drs Ginett (de Poussan) et Zochowski, et de mon excellent collègue et ami L. Dumas, encore étudiant en médecine à cette époque, a été suivie d'un succès durable.

Il y a quelque vingt-cinq ans, au début de nos études médicales, nous avons, avec le regretté Camille Bertrand, assisté notre maître, M. le professeur Dumas, dans l'ablation d'une grosse tumeur mammaire prise pour un cancer, et qui n'était qu'un sarcome, comme le reconnut Bertrand par l'examen micrographique qu'il fit du tissu morbide. Dans la suite, ayant eu l'occasion d'entrer en relations d'amitié avec la famille de cette opérée, nous l'avons revue, en 1869, tout à fait bien portante. Elle n'est morte que quelques années après, d'une lésion cardio-pulmonaire.

Nous même, en 1878, faisant le service de la clinique chirurgicale comme suppléant de M. le professeur Courty, nous avons pratiqué l'ablation des deux seins sur une demoiselle de Cette que M. le professeur Bouisson avait vue, et à qui il avait donné le conseil d'entrer comme payante à Saint-Éloi pour s'y faire opérer. A vrai dire,

nous crûmes bien d'abord être en présence de tumeurs
malignes. Mais l'état général relativement satisfaisant de
la malade, qui n'avait que 38 ans, la mobilité, le défaut
d'adhérence des tumeurs, l'absence de ganglions dans
les creux axillaires, nous décidèrent à intervenir, et
bien nous fîmes. Ces tumeurs n'étaient que des sarcomes
ou plutôt des fibro-sarcomes. Cette double amputation
mammaire, faite à un mois d'intervalle l'une de l'autre,
eut un plein succès ; et aujourd'hui encore, six ans après
cette opération, mademoiselle M... n'est plus que né-
vropathe comme par le passé.

L'exostose sous-unguéale, qui n'est en définitive qu'un
sarcome ostéo-périostique suivant MM. Cornil et Ranvier,
ne récidive plus quand son ablation a été complète. De
tous les modes de traitement, celui de Debrou (d'Or-
léans), recommandé, avec raison selon nous, par le professeur Dolbeau[1], est assurément le meilleur. Nous lui devons un succès complet sur une jeune fille de 17 ans,
que nous avons opérée en 1875 avec l'aide de M. Verdier
(de Milhau), alors interne des hôpitaux de Montpellier.

Sans doute, comme nous le dirons plus loin, il y a une
échelle de gravité dans la série des tumeurs sarcomateuses, et toutes ne sont pas d'aussi bonne composition que
celles dont nous venons de parler ; il n'en est pas moins
vrai cependant que certaines de ces tumeurs guérissent
définitivement par l'intervention de la chirurgie. « Main-

____

[1] Dolbeau ; *Leçons de clinique chirurgicale*, Paris, 1867, pag. 413.

tenant, dit M. Delaux[1], nombre de chirurgiens acceptent
que tout sarcome n'est pas forcément une tumeur maligne et qu'il existe des formes de sarcomes bénins. Ceux-
là, on les guérit parfaitement lorsque le chirurgien vient,
en temps opportun, enlever totalement la tumeur, qui
suivrait sans cela sa marche fatalement progressive.»

Revenons à notre revue des classiques de chirurgie.
Les auteurs du *Compendium de chirurgie pratique*, après
avoir longuement parlé des polypes muqueux et fibreux
des fosses nasales, décrivent, sous le titre de productions
polypeuses de nature diverse, des polypes *vasculaires*
qu'ils distinguent vaguement des polypes *charnus*, puis
des polypes *fongueux*, qu'ils veulent qu'on appelle *malins*
et qui ne sont, disent-ils, que des tumeurs cancéreuses
plus ou moins pédiculées. Quant aux polypes granuleux
de Breschet et de Gerdy, ils les mentionnent à peine, et
terminent leur article en résumant une observation de
M. Robin d'épithéliome glandulaire. Ils évitent de prononcer le mot de sarcome.

Roser (de Marbourg), dans sa *Pathologie chirurgicale*[2],
outre les polypes fibreux et muqueux, admet des polypes
verruqueux qui naissent, dit-il, d'ordinaire vers la partie
antérieure de la cloison, et qui ne sont qu'un amas de
végétations épithéliales. « Indépendamment de ces genres
d'excroissances, on peut rencontrer, ajoute-t-il, dans la

---

[1] Delaux ; Thèse citée, pag. 10.
[2] Roser ; *Élém. de pathol. chir. spéc.*, trad. Culmann et Seugel, 1870,
pag. 72.

cavité nasale, d'autres produits pathologiques, tels que
des tumeurs fongueuses, squirrheuses, lupeuses, mor-
veuses, angiectasiques, osseuses, mélanotiques, pouvant
affecter la forme d'un polype » ; mais pas de détails.

. Le seul livre didactique, à notre connaissance, qui traite
d'une manière un peu claire, en dehors des polypes muqueux et fibreux (myxomes et fibromes), des autres
tumeurs plus ou moins pédiculées qui peuvent se montrer dans les fosses nasales, est celui de Follin et Duplay.

M. Terrier, dans son *Manuel de pathologie externe*, ne consacre que quelques lignes aux sarcomes des fosses nasales,
et le diagnostic est complètement passé sous silence.

Dans l'ouvrage de Follin et Duplay, au contraire, on
trouve d'excellents renseignements sur les adénomes,
les sarcomes, les carcinomes et les épithéliomes du cavum
nasal. Les difficultés du diagnostic de ces tumeurs y sont
signalées, mais l'indication des moyens de les vaincre y
est, ce nous semble, un peu négligée. — Tâchons, s'il
est possible, de mettre en lumière les éléments de ce
diagnostic différentiel.

Chez notre malade, comme nous l'avons déjà dit dans
le récit que nous avons fait de son histoire pathologique,
et pour les raisons que nous avons aussi données, l'exis·
tence d'un polype muqueux (myxome) ou fibreux (fibrome)
ne pouvait être admise. Ajoutons seulement, à titre de
renseignement complémentaire sur la rareté des polypes
muqueux de la cloison, que, suivant M. Casabianca,
jamais ces néoplasmes ne se développent sur cette

région des fosses nasales. Des recherches sérieuses n'ont pu lui en faire découvrir « un seul cas authentique ». Ce fait bien établi, ajoute-t-il, est d'une extrême importance pour le diagnostic de la plupart des affections de la cloison, qui se trouve être ainsi considérablement simplifié.

Puisse cette assertion ne jamais être démentie ! Il est probable cependant que M. le Dr Leriche (de Mâcon) ne doit pas être tout à fait de l'avis de M. Casabianca. Ayant enlevé par mobilisation de la sous-cloison, procédé opératoire sur lequel nous aurons à revenir plus loin, une tumeur du septum médian occupant les deux cavités nasales, tumeur qu'il avait prise pour un sarcome, il la reconnut ensuite pour un myxome. « La tumeur, dit-il, de consistance molle, s'est écrasée sous la pince. Les débris sont trop petits pour qu'on puisse y pratiquer des coupes en vue d'un examen micrographique ; le suc visqueux qu'on en extrait par la pression donne les réactions chimiques de la mucine : c'était donc un myxome[1]. »

Il nous est difficile de trancher la question ; mais, à notre avis, cette conclusion est peu légitime, et M. Casabianca dirait avec nous que ce cas de myxome n'est pas bien authentique. On sait en effet combien est peu fixée l'opinion des chimistes les plus compétents sur les caractères de la mucine, et d'autre part combien est facile la transformation muqueuse de certains sarcomes (sarcomes muqueux ou myxomateux). De plus, suivant M. Duplay[2], les sarcomes de la cloison nasale se déve-

---

[1] Leriche ; *Gaz. des Hôp.*, 1874, pag. 579.

[2] Duplay ; *loc. cit.*, pag. 846.

loppent généralement à la fois des deux côtés de ce septum, en sorte que, dans leur accroissement rapide, ils ne tardent pas à remplir les deux cavités olfactives. Or tel était le cas observé par M. Leriche. Tout bien considéré, il n'a donc pas une valeur suffisante pour infirmer la proposition de M. Casabianca. Pourtant Carl Michel[1] dit avoir observé quelquefois de petits polypes muqueux sur la partie antérieure de la cloison.

Quoi qu'il en soit, chez notre malade, que nous ne devons pas perdre de vue, la question du diagnostic se posait entre l'épithéliome, le carcinome et le sarcome.

Nous n'avons pas songé à l'adénome, en considération de la rareté de l'adénome vrai, sans mélange d'épithéliome à cellules cylindriques.

Nous ne connaissons que deux observations d'adénomes publiées par les auteurs, et M. Casabianca n'en rapporte aucun nouveau cas. Il n'est cependant pas éloigné de croire, sans motiver toutefois cette manière de voir, qu'un certain nombre de prétendus polypes muqueux ne sont en réalité que des tumeurs glandulaires. M. Péan, dans son édition de la *Pathologie chirurgicale* de Nélaton, affirme l'origine glandulaire de la plupart des polypes muqueux des fosses nasales. — Nous ne savons franchement ce qu'il faut penser de cette opinion, que M. Duplay contredit formellement[2].

Toujours est-il que dans les deux cas d'adénomes nasaux

[1] Carl Michel ; *op. cit.*, pag. 82.

[2] Duplay ; *loc. cit.*, pag. 812 ; et Cornil et Ranvier ; *Manuel d'histologie pathologique*, pag. 147.

dont nous venons de parler, et qui sont dus, l'un à
M. Robin[1] et l'autre à M. Verneuil[2], le néoplasme avait
pour siège la paroi externe et supérieure de la cavité
olfactive, bien plus riche en glandes que la paroi interne
(Sappey) ; —que, dans le premier, la tumeur, après
quatre récidives, a occasionné la mort par méningite;—
et que, dans le second, outre l'hypertrophie glandulaire,
on a constaté une prolifération épithéliale suspecte. Néanmoins la guérison *semble* s'être maintenue.

Au point de vue clinique, d'ailleurs, nous dirons avec
Billroth : « Quoique le tissu glandulaire de nouvelle formation doive certainement être considéré souvent comme
la partie essentielle de la néoplasie, il est presque toujours enveloppé et réuni par un tissu qu'on est obligé de
comprendre parmi les sarcomes[3] ». Aussi n'avons-nous
aucune peine à comprendre que le Professeur de clinique
chirurgicale de Vienne, aussi bon chirurgien que micro-
graphe habile, ait rangé les sarcomes et les adénomes
dans une même classe de tumeurs.

De son côté, Rindfleisch traite de l'adénome comme
entrée en matière à l'étude du carcinome, et met parfaitement en lumière que l'hypertrophie des glandes s'accompagne le plus souvent d'altérations de leurs membranes

[1] Robin ; *Gaz. des Hôp.*, 1852, pag. 16.— C'est le cas mentionné dans
le *Compendium de Chir. prat.*

[2] Verneuil, *in* Puglièse ; *Essai sur les adénomes des fosses nasales.*
Thèse de Paris, 1862.

[3] Billroth ; *Élém. de pathol. chirurg. gén.* (trad. franç.). Paris, 1868,
pag. 731.

c onjonctives propres, d'où le sarcome glandulaire (adéno-
sarcome), et, dans certains cas (adénomes des glandes
muqueuses du rectum, par exemple), d'un développement
tel des cellules épithéliales « qu'il est difficile de trouver
les limites qui les distinguent du cancer épithélial cylindrique [1] ».

En présence d'une incertitude pareille, dans l'état ac-
tuel de la science, sur la question des tumeurs adénoïdes
autres que les hypertrophies des follicules lymphoïdes
isolés ou agminés qu'on rencontre en si grand nombre
dans la portion gutturale des fosses nasales, et de la rareté
excessive de ces néoplasies dans leur région antérieure,
nous pouvions bien ne pas trop compter avec elles dans
l'examen du cas clinique qui s'offrait à notre observation. Restaient donc l'épithéliome, le carcinome et le

---

[1] Rindfleisch ; *Traité d'histologie pathologique*, trad. franç. Paris, 1873,
pag. 161 et suivantes. — C'est surtout l'École française, on le sait, qui
s'est appliquée à l'étude des *tumeurs* dites *adénoïdes* et a cherché à en
établir les diverses espèces suivant leur degré de bénignité ou de malignité.
Les travaux de Robin, Laboulbène, Broca, Ordonez, etc., sont trop connus
pour que nous ayons à les rappeler ici. Le mot *adénome*, créé pour désigner une tumeur autre que la simple hypertrophie glandulaire, et autre
aussi que le cancer, ne peut convenir à tous les cas cliniques donnés comme
de véritables adénomes par les micrographes. Bon nombre de prétendues
tumeurs adénoïdes se comportant comme de vrais cancers, certains auteurs
n'ont pas hésité à rapprocher ces tumeurs, réputées bénignes par quelques
autres, des véritables carcinomes. La vérité est que les *hétéradénomes* de
Robin, les *polyadénomes* de Broca, ne sont autre chose que des variétés
de carcinome ou d'épithéliome (Voyez Cornil et Ranvier ; *loc. cit.*, pag.
276, 291 et suiv.). Comme le disent fort justement ces derniers auteurs,
ne peuvent être appelées *adénomes* que les hypertrophies glandulaires si
bien décrites par Lebert.

sarcome, qu'il nous fallait distinguer l'un de l'autre. La méthode par exclusion nous mena au but.

L'âge de la malade, le développement rapide de la tumeur, sa consistance molle, fongueuse, sa vascularisation excessive, «des vaisseaux sanguins existant toujours en grand nombre dans les sarcomes », nous firent croire à ce dernier genre de tumeur. Un épithéliome, maladie de l'âge mûr et surtout de la vieillesse, eût été plus dense, plus ferme et beaucoup moins vasculaire.

Sans doute, on peut rencontrer dans les fosses nasales un épithéliome à cellules cylindriques qui s'y développe primitivement, comme dans la cavité du col utérin [1], sous forme de tumeur pédiculée, molle, friable, plus ou moins vasculaire, et qui, sous les apparences d'un polype bénin, cache une malignité inexorable. Mais cette espèce d'épithéliome a son point de départ habituel dans les glandes de la région, à l'instar de quelques épithéliomes cutanés qui prennent naissance dans les glandes sudoripares, ainsi que l'a démontré M. Verneuil [2] un des premiers ; et comme la muqueuse de la cloison nasale est bien moins riche en glandes que celle qui tapisse les cornets et les méats, nous n'avons pas cru à l'existence d'une telle tumeur dans le cas clinique qui est l'objet de notre étude.

D'ailleurs ces épithéliomes se montrent plutôt avec les caractères extérieurs des polypes muqueux légitimes ou myxomes : même aspect, même coloration, quoique gé-

[1] Voy. Montfumat; *Polypes de l'utérus.* Thèse de Paris, 1867; et Courty; *Maladies de l'utérus,* 2e édit., pag. 962.

[2] Verneuil ; *Arch. gén. de Méd.,* 1854.

néralement plus vasculaires, même consistance. Mais l'engorgement des ganglions lymphatiques et l'infection générale, loin de faire défaut, ne se font pas attendre. Chez notre malade, aucun des ganglions sous-maxillaires auxquels se rend le riche réseau lymphatique de la partie antérieure de la cloison ne présentait de tuméfaction appréciable.

Certaines tumeurs pédiculées des fosses nasales ne sont autres que de véritables papillomes. Un polype de ce genre, opéré par M. Tillaux et examiné par MM. Cornil et Ranvier [1], n'a pas tardé à se reproduire.— Nous n'avons jamais observé de tumeur semblable, qu'il doit être facile de confondre avec un épithéliome naissant, non ulcéré.

Quant au carcinome primitif des fosses nasales, il est excessivement rare, de l'aveu de tout le monde. MM. Cornil et Ranvier [2] disent qu'ils n'en connaissent pas d'exemple authentique. Les tumeurs désignées autrefois sous le nom de polypes cancéreux n'étaient pour la plupart que des fibromes naso-pharyngiens dégénérés, ayant subi la transformation (*métaplasie* de Virchow) sarcomateuse.

De prime abord, avant les renseignements fournis par notre malade sur le mode de développement de sa tumeur, et avant tout examen attentif de cette dernière, nous eussions pu croire à une bosse sanguine d'origine traumatique ou spontanée [3]. Mais l'erreur ne pouvait être de

---

[1] Cornil et Ranvier ; *loc. cit.*, pag. 656.

[2] *Id.*, pag. 656.

[3] Si les hématomes d'origine traumatique de la cloison nasale ont été bien étudiés depuis que l'Irlandais Fleming a appelé sur eux l'attention

longue durée. L'absence de tout traumatisme violent
antérieur et de toute fluctuation, l'aspect grenu, irrégu-
lier de la tumeur, sa coloration nullement ecchymotique,
ne permettaient pas le change.

La méprise qui eut lieu sur un des malades dont parle
M. Duplay[1], et chez lequel un sarcome de la cloison,
occupant les deux côtés de ce septum, fut pris pour un
abcès, ne pouvait être commise dans le cas que nous
avons eu sous les yeux. D'abord la tumeur était unilatérale, et puis, quoique molle, elle n'était en aucune façon
fluctuante. Au reste, une ponction exploratrice eût levé
nos doutes à cet égard, s'ils eussent existé. Chez le sujet
de l'observation de M. Delaux, on crut d'abord à un épanchement sanguin ou à un foyer purulent. Mais une ponction faite avec un trocart de Récamier et l'examen microscopique d'une parcelle du tissu pathologique assurèrent le diagnostic.

Il est une affection singulière des fosses nasales, le
rhinosclérome d'Hébra, attribuée en France, soit à un
épaississement, à une sorte d'éléphantiasis de la pituitaire
d'origine scrofuleuse (Duplay), soit à une périchondrite
chronique (Verneuil), qui peut bien en imposer pour une
néoplasie sarcomateuse. Elle se présente à ses débuts

---

des chirurgiens en 1833, les hématomes spontanés, véritables kystes
sanguins de la cloison, sont encore peu connus. M. Péan, dans son édition de la *Pathol. chirurg.* de Nélaton, dit avoir observé dans son service, à l'hôpital Saint-Louis, un de ces kystes ayant au premier abord
l'aspect d'un polype muqueux.

[1] Duplay ; *loc. cit.*, pag. 788.

sous la forme d'une tumeur rougeâtre, dure, résistante, quelquefois fongueuse et papilliforme, d'un diagnostic toujours difficile.—Personnellement nous n'avons aucune donnée pour résoudre la question; nous dirons seulement que Kaposi fait de cette affection un glio-sarcome, et que M. Duret, dans un cas opéré par M. Trélat, a trouvé la néoplasie constituée, dans ses parties profondes, par une véritable *infiltration de tissu embryonnaire* [1].

En somme, le diagnostic différentiel des diverses tumeurs des fosses nasales, adénomes, papillomes, sarcomes, épithéliomes et carcinomes....., possible dans quelques cas, offre le plus souvent des difficultés insurmontables. Heureusement, il n'est pas d'une bien grande importance au point de vue pratique, au point de vue de l'intervention chirurgicale à mettre en œuvre, que le diagnostic ait cette précision que le microscope lui-même ne peut toujours donner.

« Toutes les fois, dirons-nous avec M. Casabianca [2], qu'on se trouvera en présence d'une production pathologique provenant de la cloison, ayant plus ou moins de ressemblance avec un polype muqueux, pédiculée ou non, de consistance autre que celle de l'os ou du cartilage, et qu'il sera établi que ce n'est ni un abcès ni un épaississement de la cloison, on devra la considérer comme une tumeur de nature maligne. Et alors, qu'il ait affaire à un sarcome, à un adénome, à un épithéliome ou à un

---

[1] Voy. G. Poinsot ; Art. *Nez* du *Nouv. Diction. de Méd. et de Chirur. pratiques*, tom. XXIV, 1877.

[2] Casabianca ; *Thèse citée*, pag. 71.

carcinome, le chirurgien doit toujours se hâter d'intervenir pour enlever le mal aussi complètement que possible. »

Nous n'avons aucune donnée certaine pour préciser le point de départ de la production néoplasique observée chez notre malade. Suivant M. Duplay[1], les sarcomes de la cloison nasale, qui souvent se confondent avec les enchondromes, ont pour origine, dans la plupart des cas, le squelette même, soit osseux, soit cartilagineux, de la région. Aussi voit-on généralement ces néoplasies se développer à la fois dans l'une et l'autre fosse nasale, qu'elles ne tardent pas à envahir en totalité. Dans le cas observé par M. Delaux, bien que la tumeur occupât surtout la cavité nasale gauche, dont la paroi antérieure était notablement soulevée à sa partie supérieure, la cavité nasale droite était aussi atteinte. Pourtant M. Siredey, qui a fait un examen micrographique très complet de ce sarcome, n'a trouvé nulle part dans sa trame ni éléments cartilagineux ni éléments osseux.

Chez notre malade, la lésion était unilatérale, mais elle ne datait que de quelques mois. Eût-elle bientôt gagné le côté opposé ? Nous ne saurions le dire. Le cartilage était-il primitivement malade ? La facile reproduction de la tumeur, après excision et applications caustiques réitérées, peut le donner à penser. En tout cas, notre examen micrographique de la tumeur primitive excisée aussi exactement que possible ne nous a révélé dans sa texture

---

[1] Duplay ; *loc. cit.*, pag. 846.

aucun élément cartilagineux. Aussi devons-nous vivement regretter, et nous avons déjà exprimé ce regret, de
n'avoir pas répété cet examen sur les tissus enlevés dans
notre dernière opération.

Au reste, les sarcomes développés dans d'autres points
des fosses nasales que la cloison prennent aussi bien
naissance dans l'épaisseur de la fibro-muqueuse elle-même
que dans le tissu osseux sous-jacent. M. Duplay [1] relate
un bel exemple de sarcome fibro-plastique qu'il a observé en 1868 à la Charité, et qui s'était manifestement
développé aux dépens de la membrane de Schneider en
rapport avec le plancher de la fosse nasale droite. Otto
Weber, cité par ce dernier auteur, rapporte également une
observation de glio-sarcome manifestement implanté sur
la fibro-muqueuse du cornet moyen du côté droit, bien
qu'occupant la totalité de la fosse nasale correspondante.

Il ne saurait être ici question des sarcomes nés primitivement dans les os ou les cavités osseuses qui avoisinent les fosses nasales, et propagés ultérieurement dans
ces cavités elles-mêmes.

Sous l'influence de quelle cause locale ou générale a pu
se développer la tumeur sarcomateuse dont était affectée
notre malade ? Nous sommes, il faut l'avouer, dans la
plus complète ignorance à cet égard. Chez elle, ne peut
être incriminée aucune action irritative locale appréciable,
ni aucune disposition héréditaire connue. Quelques auteurs, sans raisons suffisantes à notre avis, ont fait des

[1] Duplay ; *loc. cit.*, pag. 846 et 847.

polypes fongueux des fosses nasales une manifestation de
la syphilis. En tout cas, nous ne saurions, dans l'espèce,
accuser l'influence de cette diathèse. Pourrions-nous as-
signer à ce sarcome une origine scrofuleuse ? Nous ne le
pensons pas. Quoique d'un lymphatisme bien évident,
notre malade n'a jamais présenté de lésions scrofuleuses
tégumentaires ou autres. On sait d'ailleurs combien est
commune la scrofulose, et combien peu fréquentes relativement sont les néoplasies sarcomateuses. Tout ce que
nous pouvons dire, c'est que notre malade était à une
période de la vie favorable au développement d'un sarcome. Ces tumeurs en effet s'observent le plus souvent
chez les adolescents ou chez les personnes qui n'ont pas
encore atteint l'âge de 40 ans.

En thèse générale, on est en droit de soutenir que le
pronostic des sarcomes ne peut jamais être établi d'une
manière certaine. La marche de ces tumeurs est en effet
très variable, selon certaines conditions individuelles le
plus souvent inconnues, dans des cas même où la structure anatomique ne diffère pas. Il n'est pas moins vrai
cependant, ainsi que nous l'avons déjà dit, que les sarcomes sont d'autant plus graves que leur organisation
est plus embryonnaire ; tandis que, plus est accusée la
tendance de ces néoplasmes à se constituer en tissus plus
parfaits, plus élevés dans la série des tissus de substance
conjonctive, plus bénignes sont ces productions pathologiques. Si les sarcomes ossifiants, comme l'exostose
sous-unguéale, dont nous avons parlé précédemment,

récidivent rarement après leur ablation complète, c'est
que leur organisation se rapproche beaucoup de celle du
tissu osseux normal. Pour la même raison, les sarcomes
fuso-cellulaires (*tumeurs fibro-plastiques*), dont la structure se rapproche aussi de celle du tissu conjonctif adulte,
sont bien moins graves que les sarcomes à petites cellules
rondes, dits sarcomes myéloïdes, ressemblant beaucoup
à la moelle osseuse fœtale. Le fait est que le sarcome
fuso-cellulaire de la région axillaire, auquel nous avons
fait allusion plus haut, a été opéré avec un succès complet
qui ne s'est pas démenti depuis douze ans. Même résultat
pour les sarcomes mammaires que nous avons mentionnés.

Dans certains cas d'ailleurs, même de sarcomes en
apparence redoutables, les récidives cessent de se produire après deux ou trois opérations. Cette seule considération devait nous engager à poursuivre à main armée et à
outrance, si nous pouvons ainsi dire, la cure du sarcome
qui a été le motif ou le prétexte, comme on voudra, de
ce travail, d'autant plus que le mal restait toujours facilement accessible aux moyens chirurgicaux. Dans un cas
de sarcome de la cloison nasale bien plus grave que celui
que nous avons observé, un chirurgien anglais, M. Mason,
est arrivé, après plusieurs opérations, à un résultat qu'il
n'était pas en droit d'attendre. Qu'on nous permette de
reproduire ici cette intéressante observation.

« O. H..., âgé de 60 ans, fut reçu à l'hôpital d'Albert Wardon
le 15 septembre 1874. Le malade était un homme pâle, d'apparence maladive. Quoiqu'il n'ait jamais été bien fort, il s'est cependant, dit-il, bien porté jusqu'au mois d'avril dernier, époque à

laquelle il eut une abondante hémorrhagie par la narine gauche, qui fut arrêtée par le tamponnement. Il croit avoir perdu au moins une pinte et demie de sang dans cette occasion. Bientôt après apparut une tumeur dans la narine. Dans un hôpital métropolitain, on essaya de l'enlever avec la pince à polypes ordinaire; mais l'hémorrhagie fut si abondante que l'opération fut abandonnée.

»Quand **M**. Mason examina le malade, il trouva la narine gauche complètement bouchée par une masse noirâtre qui distendait considérablement l'aile du nez. La tumeur était fortement vasculaire, et tout effort du malade amenait une hémorrhagie qui durait plusieurs heures. Elle était évidemment attachée ou reliée à la cloison du nez, la paroi externe de la cavité nasale étant libre.

»19 septembre. M. Mason enleva (sans chloroforme) le plus possible de la tumeur à travers la narine, avec une pince à polypes, et la fosse nasale parut parfaitement libre après l'opération. — L'examen microscopique montra que la tumeur était un sarcome myéloïde. — Le malade se déclara beaucoup soulagé et alla bien jusqu'au 26 septembre, époque à laquelle la narine fut de nouveau obstruée. On l'observa pendant quelque temps, et, comme la tumeur paraissait s'étendre rapidement, M. Mason se décida à faire un autre essai pour l'enlever.

»Le 14 octobre, le malade fut soumis au chloroforme, et M. Mason fit une incision sur le côté de la narine et releva l'aile du nez. Un morceau de l'apophyse nasale du maxillaire fut enlevé avec une pince coupante, et on trouva la tumeur attachée à la cloison seulement. On l'enleva en disséquant le plus loin possible chaque partie. La surface saignante fut alors touchée avec une solution de chlorure de zinc et les bords de la plaie réunis au moyen de fils de soie. On n'appliqua aucun appareil.

» Le 16, on enleva les sutures ; la plaie était fermée par réunion immédiate. Le 23, le malade sortit très amélioré.

» Comme on s'y était attendu, il se présenta de nouveau le 22

décembre. La tumeur avait beaucoup augmenté de volume. Elle
était plus grosse qu'elle n'avait jamais été. Une nouvelle opération ne promettait rien de bon. Mais le malade était extrêmement anxieux d'être débarrassé de sa maladie, qui, disait-il, lui
rendait la vie misérable.

» En conséquence, le 6 janvier, M. Mason opéra de nouveau,
avec le chloroforme, en ouvrant la narine et portant le bistouri
dans la ligne cicatricielle laissée par l'opération précédente. La
tumeur, non seulement remplissait la cavité nasale, mais aussi
avait produit une infiltration des tissus durs et mous avoisinants.
Afin d'enlever tout le mal, le bistouri fut porté à travers la lèvre
supérieure sur la ligne médiane, et on disséqua en dehors la joue
et la narine. Il fut nécessaire d'exciser une partie de la surface
interne de la lèvre supérieure; car l'affection avait atteint cette
partie. L'opération fut terminée en rapprochant les deux portions
de la lèvre avec deux épingles à suture, et en réunissant les narines avec des fils de soie.

» Le malade se remit d'une façon remarquablement rapide, car
le 9 janvier les épingles et les sutures furent enlevées, et le 11 il
se trouva assez bien pour se lever. Le 14 janvier, il fut envoyé
dans un hôpital de convalescence. Le 12 avril, il vint à l'hôpital
pour se montrer à M. Mason, et il n'y avait alors aucun signe du
retour de l'affection. Il paraissait être plus gras et avoir beaucoup
gagné comme état général [1]. »

L'intervention chirurgicale est d'autant mieux indiquée en pareils cas, toutes les fois d'ailleurs que la tumeur peut être totalement enlevée, que les sarcomes
nasaux ont le triste privilège d'envahir rapidement les
parties supérieures des cavités olfactives et de gagner, à

---

[1] *The medical Times and Gazet.*, 1875, tom. I, pag. 552. Empruntée à la Thèse de Casabianca.

travers les lames papyracées de l'ethmoïde, l'intérieur
de l'orbite et de la boîte crânienne elle-même. — Inutile
d'insister sur la gravité de tels désordres. Dans l'observation de Paletta, relatée aussi dans la Thèse de Casabianca, il s'agissait bien, comme l'a justement fait remarquer ce dernier auteur, d'un sarcome de la cloison
nasale ayant pénétré dans la cavité crânienne à travers
la lame criblée de l'ethmoïde, et non d'un polype muqueux, comme l'a cru Gerdy.

Franchement, si on nous eût demandé, peu après la
dernière opération que nous avons pratiquée à notre
malade, notre opinion eu égard à la récidive possible
de son mal dans un avenir plus ou moins éloigné, nous
serions resté dans une sage réserve, en considération
de l'activité de prolifération de certains éléments cellulaires trouvés dans ce néoplasme. Nous avons dit en effet
avoir constaté dans ce produit pathologique la présence
d'un certain nombre de cellules rondes, embryoplasti-
ques, dont tout le monde connaît aujourd'hui la signification au point de vue du pronostic; et pourtant cette
tumeur ne s'est plus reproduite une fois qu'elle a été totalement enlevée. C'est que les sarcomes, même les sarcomes
myéloïdes, traités en temps opportun par l'ablation complète, guérissent quelquefois d'une manière définitive.

En présence d'un sarcome des fosses nasales et particulièrement de la cloison, quand la tumeur paraît pouvoir
être complètement circonscrite, il faut donc se hâter

d'agir avec la résolution prise d'enlever tout le mal. C'est pourquoi, après l'excision aussi complète que possible de la partie saillante du néoplasme, nous eûmes recours à une application de pâte de Canquoin.

Cette pâte escharotique, mélange de trois parties de farine pour une de chlorure de zinc, d'un usage si répandu, est le caustique qu'il faut toujours préférer en pareille occurrence, toutes les fois d'ailleurs qu'on se propose de détruire, de frapper de mort dans leur totalité les néoplasies malignes.

Tout énergique qu'il est, le chlorure de zinc ainsi préparé est certainement le caustique potentiel le plus commode à manier, et celui dont l'action peut être le plus facilement limitée. L'eschare qu'il détermine, sèche, dure, momifiée, ne dépasse jamais de beaucoup en surface l'étendue de la rondelle de pâte employée, n'atteint jamais en profondeur guère plus du double de son épaisseur, même après vingt-quatre heures d'application, et les parties recouvertes d'épiderme ou d'épithélium stratifié sont toujours respectées. Enfin, et ce sont ses plus grands avantages, le beurre de zinc est coagulant, hémostatique puissant, antiseptique au premier chef [1], et n'expose jamais à des accidents d'intoxication comme les caustiques mercuriels ou arsenicaux. Il n'en fallait pas

---

[1] Sa solution aqueuse, employée quelquefois dans les embaumements (Sucquet), pour l'injection et la conservation des cadavres, est usitée depuis longtemps en Angleterre comme désinfectant, sous le nom de *solution de Burnett*. Aujourd'hui, la chirurgie antiseptique en fait un usage fréquent et en retire les plus grands avantages.

tant pour légitimer la faveur dont jouit la pâte escharotique préparée avec ce sel.

Au demeurant, quels que soient les bons effets de ce caustique contre les productions pathologiques sarcomateuses dont nous nous occupons ici, ils ne sauraient le faire préférer dans tous les cas à l'instrument tranchant. A notre avis, il n'est de mise que comme moyen complémentaire de destruction des derniers vestiges du tissu morbide et lorsque son emploi peut apporter une simplification vraiment avantageuse dans l'acte opératoire. Nous n'avons pas eu d'autre intention quand nous nous sommes servi de cet escharotique après les diverses opérations sanglantes que nous avons pratiquées sur notre malade. On a vu d'ailleurs son insuffisance dans ce cas, tant que l'instrument tranchant a respecté les points mêmes d'origine du produit pathologique.

Il est bien évident que la pâte au chlorure de zinc ne peut convenir dans les cas où la tumeur est inaccessible à l'action des ciseaux ou du bistouri, par suite de sa situation profonde ou de ses rapports avec la partie supérieure des cavités nasales qui confine à la boîte crânienne. Selon nous, en pareille occurrence, le chirurgien ne peut assez sûrement surveiller ses effets, ni juger assez nettement de son efficacité, en admettant même que le but ne puisse être dépassé et que les organes importants circonvoisins ne puissent être lésés.

Nous pensons qu'avant d'intervenir activement dans les cas de ce genre, il est de toute nécessité d'établir un diagnostic aussi précis et surtout aussi complet que pos-

sible, eu égard à l'étendue des surfaces envahies par le
produit néoplasique, parce qu'il est des cas en présence
desquels le chirurgien doit savoir s'abstenir [1].

Il ne faut avoir recours aux opérations qu'avec des
chances suffisantes de succès, et ne les pratiquer qu'avec
la certitude de pouvoir enlever tout le mal : les tenter
comme ressource désespérée n'est pas d'une saine pratique chirurgicale. Si on craint de ne pouvoir agir au delà
des limites de la lésion, mieux vaut ne pas intervenir.

Pour les sarcomes de la partie inférieure de la cloison
nasale, suivant le volume de la tumeur, le chirurgien a le
choix entre le mode opératoire que nous avons suivi et
celui qu'a adopté M. Leriche (de Mâcon). Ce dernier consiste à mobiliser la sous-cloison pour agir plus à l'aise :
Deux incisions, partant l'une à droite, l'autre à gauche de
la sous-cloison, viennent converger un peu au-dessous du
point de jonction de cette sous-cloison avec la lèvre supérieure ; la pointe du V ainsi formée est détachée avec
des ciseaux courbes, qui du même coup incisent le bord
inférieur du cartilage médian jusqu'au niveau de la tu-

---

[1] Voyez une belle observation de sarcome de l'ethmoïde ayant envahi
les cavités orbitaire et crânienne, publiée par M. Bouilly dans les *Bull.
de la Soc. anat. de Paris*, 1874 (4ᵉ fascicule). M. Labbé d'abord, M. Verneuil ensuite, se contentèrent d'un traitement qui consista en injections
nasales et l'administration de l'iodure de potassium à l'intérieur. A l'autopsie, on constata la disparition de la lame criblée de l'ethmoïde et un
vaste abcès du cerveau occupant la corne frontale du lobe droit, et qui
venait, en suivant la paroi supérieure de l'orbite, se vider par l'échancrure sus-orbitaire dans l'épaisseur de la paupière supérieure, en fusant
vers la racine du nez.

meur. Un second coup de ciseaux parallèle au bord libre
de la sous-cloison elle-même la mobilise ensuite complètement, en la laissant adhérente par son extrémité
antérieure (base du V). Puis, saisissant avec des pinces
la partie de la cloison à enlever, on en fait l'ablation en
la circonscrivant par deux coups de ciseaux courbes [1].

Si la tumeur siège sur un point assez élevé de la
cloison, mieux vaut pourtant, ainsi que l'a fait M. Péan [2]
sur un malade atteint d'épithéliome de la cloison, pratiquer une incision médiane sur le dos du nez, écarter avec
des diducteurs les lèvres de cette incision, et enlever
ensuite largement la portion de cloison sur laquelle est
implanté le tissu morbide. L'ablation des os propres du
nez peut être nécessitée par l'extension du produit pathologique vers la région supérieure du cavum nasal. Ainsi
dut opérer M. Th. Anger sur la malade dont M. Delaux a
relaté l'observation.

Cette incision verticale unique a sans contredit le
mérite de la simplicité et ne peut donner lieu à aucune
déformation de l'auvent nasal, mais elle peut ne pas permettre d'atteindre facilement le point d'implantation du
néoplasme. Il faut alors recourir à l'incision en Y, que
M. Verneuil conseille dans tous les cas qui réclament
l'extirpation de la cloison. Cette opération, que l'éminent
chirurgien de la Pitié a pratiquée, non seulement pour
des cancroïdes de cette partie des fosses nasales, mais
aussi pour une tumeur érectile fort remarquable déve-

---

[1] Leriche ; *Gaz. des Hôpit.*, *loc. cit.*
[2] Casabianca ; *loc. cit.*, pag. 68.

loppée sur ce même point des cavités olfactives, et dont il a publié l'observation dans les *Annales des maladies de l'oreille et du larynx* [1], donne habituellement d'excellents résultats.

Avec un bistouri droit, on fait une incision sur le dos du nez, depuis sa racine jusqu'à un centimètre et demi du lobule ; de l'extrémité inférieure de cette incision, on en fait partir deux autres obliques, portant sur les parties latérales du nez, et figurant avec la première un Y renversé. Faisant alors écarter à droite et à gauche les lambeaux résultant de ces incisions, on découvre la cloison, sur laquelle on peut diriger les instruments avec sécurité et facilité. La tumeur enlevée, on rapproche les lambeaux, qu'on réunit par des sutures métalliques [2].

Nous préférons cette manière d'opérer à celle de M. Duplay [3], qui veut qu'on mette à découvert la partie de la cloison à enlever en détachant du squelette sous-jacent la portion cartilagineuse du nez et en relevant ainsi l'organe tout entier, pour ensuite, avec de forts ciseaux, attaquer la tumeur jusqu'au delà de ses limites.

Pourtant, s'il s'agissait d'un sarcome volumineux, s'étendant profondément, et si l'intervention chirurgicale était encore possible, nous n'hésiterions pas à pratiquer un des procédés d'ostéotomie nasale, aujourd'hui classiques, de Chassaignac ou d'Ollier.

Enfin, si la tumeur avait son origine sur quelque autre

---

[1] Verneuil ; *Ann. des mal. de l'oreille et du larynx,* 1875, pag. 169.
[2] Casabianca ; *loc. cit.*, pag. 67.
[3] Duplay ; *loc. cit.*, pag. 846.

point des cavités olfactives que le septum médian, un
des nombreux procédés de résection, soit partielle, soit
totale, du maxillaire supérieur pourrait trouver son indication. C'est ainsi que, sur sa malade, M. Trélat a dû
réséquer l'apophyse montante du maxillaire supérieur
gauche, l'os nasal correspondant et une petite portion de
l'ethmoïde [1]. — Nous ne saurions entrer ici dans plus de
détails à ce sujet.

[1] Trélat ; *Gaz. des Hôpit.*, 1883, pag. 210, 211.

ATROPHIE

SOUS L'INFLUENCE SEULE DES PROGRÈS DE L'AGE

CHEZ UN ADOLESCENT DEVENU JEUNE HOMME

D'UN

GROS POLYPE NASO-PHARYNGIEN

TRÈS INCOMPLÈTEMENT ENLEVÉ

En chirurgie comme en médecine, la thérapeutique a ses vicissitudes, et, dans l'une comme dans l'autre de ces deux branches de l'art de guérir, le traitement d'une maladie n'est bien établi que lorsque la marche régulière de cette maladie, son évolution et ses tendances naturelles sont bien connues. Jusqu'à Traube et Wunderlich notamment, qui ont mis en évidence la marche cyclique de la pneumonie, avec ses périodes d'augment, d'état et de déclin, le traitement de cette maladie fut des plus énergiques. Les saignées coup sur coup, le tartre stibié à doses rasoriennes, le sulfate de quinine à hautes doses, la vératrine, les bains froids (!), ont été successivement prônés. Il fallait triompher, disait-on, de la maladie en la jugulant, sans songer qu'on jugulait souvent le malade.

Aujourd'hui, grâce à un nombre suffisant d'observations

cliniques bien faites, d'une part, et aux renseignements
fournis par le thermomètre, de l'autre, la thérapeutique
de la pneumonie est devenue moins agressive, plus
rationnelle, et surtout plus conforme aux tendances naturelles du processus morbide qui caractérise cet état
pathologique des poumons. Bien que l'expectation, dont
Skoda en Allemagne, Bennett en Angleterre, et Laboulbène en France ont vanté les avantages, soit la conséquence
logique de l'étude de la marche cyclique de la pneumonie,
on ne saurait cependant s'en faire une règle de conduite
pour tous les cas : on oublierait par trop, au grand préjudice des malades, que la thérapeutique, suivant l'expression très juste de Barthez, est la science des indications.

Ces réflexions, que l'on pourrait faire à propos du traitement de tant d'autres maladies du domaine de la pathologie interne (fièvres éruptives, dothiénentérie...), sont
également applicables à un certain nombre de maladies
réputées chirurgicales, et particulièrement au traitement
des polypes naso-pharyngiens. Loin de nous la pensée,
bien entendu, de vouloir assimiler ces néoplasmes à une
maladie cyclique, comme la pneumonie, la fièvre typhoïde;
il n'en est pas moins vrai cependant, d'après quelques
observations publiées dans ces dernières années, que ces
fibromes, maladie de l'adolescence, comme les exostoses
épiphysaires, cessent de croître, restent stationnaires une
fois cette période de la vie passée, et que même, par le
fait de leur structure moins élevée dans la série des tissus
de substance conjonctive, ils peuvent subir une régression,
une sorte d'atrophie qui les rend plus tolérables, sinon

tout à fait inoffensifs, comme les fibro-myomes utérins
après la ménopause. L'observation personnelle que nous
relatons dans cette Note est en tous points confirmative
de cette doctrine, formulée pour la première fois, en 1865,
par M. Legouest devant la Société de Chirurgie.

Jusqu'en 1832, les chirurgiens n'attaquaient les polypes naso-pharyngiens que par les voies naturelles (bouche, fosses nasales), soit pour les arracher, les broyer,
les exciser, les entourer d'une ligature, ou y appliquer
quelque caustique plus ou moins puissant. En présence
d'une tumeur volumineuse, à large base d'implantation,
avec prolongements multiples dans les diverses cavités
de la face, alors précisément que l'indication d'en débarrasser le patient était pressante, ils restaient le plus souvent impuissants, et perdaient le malade faute de moyens
de pouvoir atteindre le mal. L'incision du nez déjà proposée par Hippocrate, et celle du voile du palais faite pour
la première fois, en 1717, par Manne (d'Avignon), étaient
presque totalement oubliées. Elles n'agrandissent pas
beaucoup d'ailleurs la voie qui conduit à l'insertion des
polypes. Aussi peut-on considérer comme une gloire de
la chirurgie moderne d'avoir créé de nouvelles routes
pour arriver jusqu'au point d'implantation de ces néoplasmes.

C'est à Syme (d'Édimbourg), on le sait, que revient
l'honneur d'avoir pratiqué le premier, en 1832, l'ablation
totale du maxillaire supérieur pour un polype naso-pharyngien. — Le malade mourut.

Huit ans après, en 1840, Flaubert fils (de Rouen) fit la
même opération, avec un succès complet, sur un malade
que son père n'avait pu délivrer d'un fibrome basilaire
par plusieurs tentatives d'excision et de ligature.

Depuis, cette résection totale du maxillaire supérieur a
été répétée un très grand nombre de fois pour la cure
des polypes naso-pharyngiens. Michaux (de Louvain),
Robert, Maisonneuve... en ont été les plus chauds partisans. Ce dernier a même fait une fois, paraît-il, la résection des deux maxillaires supérieurs. Récemment encore
M. Michaux[1], malgré la réaction qui se produit aujour-
d'hui contre ces opérations si étendues, se prononce en
faveur des larges sections osseuses.

Quels que soient les avantages que présentent ces graves mutilations de la face pour arriver au point d'insertion
des polypes naso-pharyngiens, elles n'en constituent pas
moins des opérations tellement violentes que le malade,
et souvent le chirurgien lui-même, reculent au moment
de l'exécution. Sans doute les statistiques ne sont pas très
effrayantes ; mais, comme le dit M. Gosselin, tous les
faits, surtout les faits malheureux, n'ont pas été publiés ;
et puis, « la statistique est une bonne fille qui se livre au
premier venu » (Forget). Cela est si vrai que l'on a cherché à atteindre le pédicule ou la base des tumeurs pharyn-
giennes en question par des sections osseuses moins étendues, par des résections partielles du maxillaire supérieur.

Certains opérateurs se sont frayé une voie par les

---

[1] Michaux ; *Bull. de l'Acad. de Belgique*, avril 1879.

fosses nasales en sectionnant les os propres du nez et la branche montante du maxillaire supérieur (Chassaignac, Langenbeck, Lawrence, Ollier...).

D'autres se sont fait un chemin par la voûte palatine (Nélaton, A. Guérin, Huguier, Verneuil...).

D'autres ont enlevé la paroi antérieure du sinus maxillaire (Vallet, Demarquay...).

D'autres enfin ont proposé de passer à travers l'os unguis ! (Palasciano, Rampolla.)

Nous n'avons pas à décrire ici ni à apprécier longuement ces diverses méthodes opératoires. Nous dirons seulement que la voie nasale, susceptible d'être agrandie au besoin par l'ablation de la paroi antérieure et de la paroi interne du sinus maxillaire (procédé suivi par Demarquay en 1862), nous paraît la meilleure route à suivre pour arriver au lieu d'implantation du polype. La voie palatine, bonne pour les cas de volume médiocre de la tumeur, est forcément trop étroite si le fibrome est un peu volumineux et se fixe par une large base. Elle ne donne d'ailleurs accès que sur la partie la plus saillante du néoplasme et nullement sur son pédicule. Enfin la méthode nasale se prête on ne peut mieux à la conservation des formes et de la solidité de la face, par la facilité avec laquelle on peut laisser les lambeaux doublés du périoste sous-jacent, quand les parties osseuses sectionnées ne peuvent elles-mêmes être simplement réclinées avec les parties molles qui les recouvrent (*résections temporaires*).

Ce simple déplacement des os et leur réintégration en leur place primitive après l'ablation du polype, méthode

toute française bien que réclamée par les Allemands,
témoigne des tendances de plus en plus conservatrices
de la chirurgie contemporaine en matière de traitement
des polypes naso-pharyngiens (Huguier, Bruns, Langenbeck, Bœckel, Denucé, Ollier...).

Mais on est allé bien plus loin encore, dans ces derniers
temps, dans le sens de la conservation du squelette de
la face. M. Legouest, le premier, s'est demandé si ces
grandes opérations préliminaires, dont la gravité ne saurait être méconnue, étaient toujours bien nécessaires pour
la cure des polypes fibreux des arrière-narines. « Je ne
puis me résoudre, dit-il, à considérer les opérations, ou,
pour mieux dire, les mutilations préliminaires qui ont
été conseillées et mises en pratique pour guérir cette
redoutable affection, comme le dernier mot de la chirurgie... Guidé par cette considération que les polypes naso-
pharyngiens sont des maladies du jeune âge, j'ai pensé
qu'il serait peut-être possible d'éviter les infirmités considérables et souvent irrémédiables que laissent après elles
l'ablation du maxillaire supérieur et la destruction de la
voûte palatine, en ayant recours à des procédés opératoires qui, tout en respectant la face et les organes qu'elle
renferme, permissent de répéter l'extirpation des tumeurs
aussi souvent que cela serait nécessaire, et jusqu'au moment où les sujets arrivent à l'âge où l'on n'observe plus
de polypes naso-pharyngiens [1]. »

Cette idée de M. Legouest a fait son chemin, et depuis

[1] Legouest; *Bull. de la Société de Chirurgie*, novembre 1865.

1865, plusieurs faits sont venus corroborer l'opinion si nettement formulée par cet éminent chirurgien. Après lui, nul n'a plus insisté que M. Gosselin sur cette marche rétrograde que suivent généralement, une fois la période de l'adolescence terminée, les fibromes naso-pharyngiens tout entiers, ou les portions restantes de ces tumeurs, après une ou plusieurs opérations partielles.

En 1878, M. Samondès[1], dans une bonne thèse inspirée par M. Verneuil, a rapporté quinze observations à l'appui de la nouvelle doctrine. Les plus remarquables sont celle de M. Gosselin, relatée dans le premier volume de ses *Leçons de clinique chirurgicale*, et celle de M. Lafont (de Bayonne), insérée dans la *Gazette hebdomadaire de Médecine et de Chirurgie*, de 1875. Le fait que nous avons nous-mêmes observé, et que nous raconterons bientôt dans ses principaux détails, avec quelques commentaires à la suite, est tout aussi démonstratif.

L'observation de M. Gosselin, que tous nos lecteurs connaissent sans doute, peut être résumée de la façon suivante : Jeune homme de 22 ans, porteur d'un énorme polype naso-pharyngien, menacé d'une mort prochaine, soit par asphyxie, soit par hémorrhagies. Une opération radicale à la faveur de larges sections osseuses paraît contre-indiquée par l'état général du sujet. Excision partielle de la tumeur après résection limitée de la voûte palatine (procédé de Nélaton). Impossibilité d'en faire

---

[1] Samondès ; *Du temps d'arrêt dans la marche des polypes naso-pharyngiens*. Thèse de Paris, 1878.

l'ablation complète. Emploi de caustiques variés (électrolyse, acide azotique monohydraté, chlorure de zinc). — Ce traitement, suivi pendant cinq mois, a arraché d'abord le malade à la mort, et puis a rendu la respiration à peu près libre. — Quelque temps après, nouveaux dangers : la tumeur a pris un énorme développement et exerce une compression manifeste sur le cerveau. Tout espoir paraît perdu, le malade est abandonné à son malheureux sort. — O surprise! un an après (le malade avait alors 24 ans et demi), la tumeur avait à peu près complètement disparu, non par élimination, mais bien par résorption. « Une réparation dont nous ne connaissons pas exactement les moyens, dit M. Gosselin, se fait du côté de la paroi orbitaire et de la paroi naso-crânienne. Les symptômes de compression du côté de l'œil et du côté du cerveau disparaissent, et, bref, le malade paraît guéri. »

Dans l'observation du Dr Lafont, il s'agit d'un jeune homme de 24 ans, affecté depuis plusieurs années d'un fibrome occupant la région nasale gauche du pharynx, ayant complètement envahi la narine de ce côté, ayant déterminé une augmentation de volume notable de la moitié correspondante de la face, avec exophtalmie légère, et qui, livré aux seules ressources de la nature par le chirurgien de Bayonne, plein de confiance pour l'enseignement de MM. Legouest et Gosselin, s'est à peu près totalement résorbé au bout de quelques mois. « Le côté gauche de la face ne faisait plus de saillie sensible,

l'exophtalmie avait disparu, la peau de la paupière inférieure et celle qui recouvre le sac lacrymal avaient repris leur coloration normale, le voile du palais n'était
plus projeté en avant, les hémorrhagies n'avaient plus
rien d'inquiétant. » M. Lafont n'a plus eu de nouvelles de
son malade, qui, paraît-il, a émigré en Amérique, comme
le font un grand nombre de Basques ; mais il pense que
la petite saillie rougeâtre qui existait encore dans la narine gauche quand il revit son malade quatre mois après
son départ de l'hôpital, a dû se résorber comme le reste
de la tumeur. « En tout cas, dit M. Lafont[1], ce jeune homme
doit évidemment son maxillaire et peut-être la vie à l'éminent clinicien de la Charité, car il est probable que si
nous n'avions pas eu connaissance des idées si nettement exprimées, et avec tant de compétence, dans son
ouvrage, nous n'aurions peut-être pas eu la force de résister aux sollicitations de notre malade. »

Le fait que nous avons nous-même observé est peut-
être plus probant encore, d'autant que, nous en conve-
nons aujourd'hui, nous étions quelque peu incrédule à
l'endroit de la guérison spontanée, possible avec les progrès de l'âge, des fibromes naso-pharyngiens.

Voici cette observation dans ses principaux détails, et
l'état dans lequel nous avons retrouvé notre malade sept
ans après l'avoir perdu de vue, alors que nous pouvions
le croire passé dans un monde meilleur.

Assurément, si ce jeune homme n'était pas venu s'offrir

---

[1] Lafont ; *Gaz. hebdom. de Méd. et de Chirurg.*, 1875, pag. 87.

de nouveau à notre examen, pour obtenir un certificat à
l'occasion de son tirage au sort (comme si pareil certificat pouvait quelque chose !!), nous n'aurions jamais songé
à publier cette observation.

A la fin du mois de mars 1875, en prenant le service de la
clinique chirurgicale après la mort du professeur Moutet, nous
trouvons dans la salle des payants un grand garçon de 14 ans, le
nommé Nicolas C..., de Rivesaltes (Pyrénées-Orientales), entré
depuis le 11 février pour se faire opérer d'un polype naso-pharyngien. — M. le professeur Courty, en nous remettant le service,
nous recommande spécialement ce jeune malade, si digne d'intérêt à tous égards. Il était orphelin et fils unique d'une famille naguère nombreuse.

Malgré le volume de la tumeur, qui refoule en bas le voile du
palais et qui obstrue complètement les arrière-narines, au point
que la respiration ne peut s'effectuer que par la bouche tenue
sans cesse béante ; malgré les hémorrhagies fréquentes et quelquefois abondantes auxquelles donne lieu ce néoplasme et qui
épuisent ce malheureux enfant, dont la santé devient tous les
jours plus chancelante, M. le professeur Courty avait hésité devant une opération majeure sacrifiant le squelette de la face. Il
s'était proposé de détruire l'insertion de ce polype par la rugination exécutée avec l'ongle d'acier de Bonnes (de Nimes). Quelques
tentatives faites dans ce sens ont réussi à entamer superficielle-
ment la face postérieure de la tumeur dans un point encore assez
éloigné, il est vrai, de l'apophyse basilaire. Il n'est pas du tout
commode, en effet, de porter le doigt indicateur assez haut en
arrière du polype pour arriver à son insertion occipitale. — Ces
manœuvres, que nous répétons à plusieurs reprises, n'aboutissent
pas davantage : c'est que, il faut bien le dire, le tissu de ce fibrome
est d'une dureté peu commune.

L'insuccès de ce mode d'intervention et l'impossibilité absolue d'atteindre, par les voies naturelles complètement obstruées, soit avec une rugine à manche, soit avec des ciseaux, soit avec une anse constrictive quelconque, la base d'implantation de ce polype qui paraît s'étendre jusqu'aux apophyses ptérygoïdes, surtout à droite, nous forcent à songer à nous créer un chemin pour arriver sur cette base d'implantation. D'ailleurs le malade s'affaiblit tous les jours de plus en plus par les pertes de sang qu'il subit, son sommeil est troublé par la gêne de la respiration et l'alimentation ne peut se faire qu'avec une extrême difficulté. Mais, nous aussi, nous hésitons devant une résection totale du maxillaire supérieur : on parlait autour de nous d'un cas pareil, encore assez récent, qui s'était terminé malheureusement. Sans doute cette opération est indiquée ; mais comme elle paraît devoir donner lieu à une hémorrhagie considérable et que le malade est déjà fortement anémié ; considérant, d'autre part, la faveur dont jouissent les résections partielles, nous prenons le parti d'attaquer ce polype par la voie nasale, sans faire éprouver au squelette de la face de trop grands sacrifices.

Le procédé d'ablation de l'apophyse montante du maxillaire supérieur, avec section plus ou moins étendue de la paroi antérieure de l'antre d'Hygmore et de la paroi externe de la fosse nasale correspondante, procédé suivi par Demàrquay en 1862 et recommandé à nouveau avec insistance par M. le Dr Mathias Duval [1] dans son excellente Thèse inaugurale, d'après l'enseignement du professeur Michel, nous paraît le meilleur à suivre dans l'espèce. Exécutée sur le côté droit de la face, cette section osseuse doit, ce nous semble, nous conduire tout naturellement sur le point d'implantation du polype. Le procédé d'Ollier nous paraît exiger des incisions trop étendues, et la voie palatine nous paraît insuffisante.

---

1 Mathias Duval ; *Étude sur la valeur relative des procédés de section du maxillaire supérieur applicables à l'extraction des polypes nasaux et naso-pharyngiens.* Strasbourg, 1869.

En conséquence, le lundi 12 avril 1875, sans chloroformisation préalable, le malade étant assis sur une chaise un peu élevée et ayant la tête fixée par un aide placé derrière lui, avec mission de comprimer les faciales, nous pratiquons une première incision partant de l'angle interne de l'œil droit, suivant le sillon naso-génien correspondant et s'arrêtant au bas de la narine. Puis, de l'extrémité inférieure de cette incision, nous en faisons partir une deuxième moins étendue, transversalement dirigée, atteignant presque le bord antérieur du masséter. Cela fait, nous disséquons les deux lambeaux résultant de ces incisions (lambeau génien et lambeau nasal), en ayant soin de conserver le plus de périoste possible. Nous enlevons ensuite avec une pince de Liston, nous aidant aussi de la gouge et du maillet, l'apophyse montante du maxillaire supérieur, ainsi qu'une bonne portion de la paroi antérieure de l'antre d'Hygmore, en conservant le rebord orbitaire. — Le nez étant fortement porté en dedans, nous essayons de faire passer autour de la tumeur, qui remplissait en totalité la partie postérieure de la narine, l'anse métallique d'un constricteur (moyen modèle) de Maisonneuve. Mais l'obstruction était telle que nous ne pouvons porter l'anse constrictive aussi profondément que nous l'aurions voulu. Nous ne faisons qu'ébarber le polype. — Pas d'hémorrhagie notable. — Nous tentons alors de saisir solidement la tumeur entre les deux mors de la pince à écrasement de M. Legouest. Peine perdue. — Notre jeune malade se trouvant très fatigué (on le serait à moins) et surtout très anémié, nous n'osons pas faire usage de l'instrument tranchant (bistouri ou ciseaux) pour sectionner son polype. Nous le renvoyons donc à son lit, après avoir maintenu béante par un gros tampon de charpie glycérinée la plaie faciale qui devait nous servir à de nouvelles tentatives d'extraction.

Quelques jours après, nous appliquons de nouveau, non sans difficultés, le constricteur de Maisonneuve, qui cette fois ne put encore qu'embrasser une partie de la tumeur. — Même pansement. — Le malade supporte assez bien ces manœuvres pénibles et fatigantes. Il dort et s'alimente suffisamment.

En somme, nous renouvelons une dizaine de fois au moins les
sections partielles de ce polype avec l'instrument de Maisonneuve,
sans jamais pouvoir arriver à étreindre sa large base d'implantation dans l'anse constrictive de ce serre-nœud. Chaque fois, ou
à peu près, nous enlevons un fragment plus ou moins considérable de la tumeur, mais nous ne pouvons jamais en faire l'ablation
totale.

Un moyen que nous avions vu mettre en pratique douze ans
au moins auparavant par le professeur Alquié, et dont la pince
de M. Legouest n'est qu'une heureuse modification, nous revient
alors en mémoire. Nous saisissons donc solidement entre les mors
d'une bonne pince à polypes tout ce que nous pouvons de la tumeur,
et nous assurons la constriction, tout en la rendant durable et
efficace, en liant exactement ensemble les deux branches de
l'instrument avec un tube à drainage assez fort, passant plusieurs
fois, toujours avec traction, à travers leurs anneaux terminaux.
—Alquié s'était servi, pour exercer cette constriction, d'un gros fil
ciré ordinaire ; un lien élastique nous paraît préférable pour rendre cette constriction permanente, quelque réduction qu'éprouvât
par la compression la partie de la tumeur comprise entre les mors
de la pince.—Le seul inconvénient de ce mode d'intervention est la
nécessité de laisser l'appareil en place, assujetti au bonnet du
malade, jusqu'à ce qu'il tombe spontanément ou tout au moins jusqu'à ce que sa mobilité soit telle que son action constrictive devienne
nulle. Aussi, pour éviter la résorption des produits septiques
résultant de la gangrène par compression que subit le tissu pathologique, avons-nous toujours fait pratiquer de fréquentes irrigations
naso-pharyngiennes avec de l'eau phéniquée ou du coaltar saponiné
de Lebeuf suffisamment dilué. — La pince de M. Legouest a l'immense avantage de pouvoir agir extemporanément ; mais, ainsi
que nous l'avons déjà dit, nous n'avons jamais pu l'appliquer convenablement. Ses branches sont trop courtes par rapport au volume
de la tumeur, et elles ne peuvent pas non plus saisir exactement
sa large base d'implantation. Elles glissent chaque fois.

En dépit de tous nos efforts, le fibrome résiste, il ne cède que par fragments. Franchement, nous sommes ennuyé, et notre malade plus encore, cela se comprend. De guerre lasse, vers la mi-juin, il nous prie de vouloir bien restaurer sa joue, déclarant qu'il se trouve mieux, qu'il respire plus librement (ce qui est vrai), et qu'il désire rentrer chez lui. — Nous mentirions si nous disions que cette détermination nous contraria, nous n'en étions pas fâché. Mais nous comptions bien voir revenir avant peu ce malade à l'hôpital, pour redemander la guérison définitive de son polype. Il n'en a rien été cependant, comme on va le voir.

Bref, après avivement de ses bords, nous fermons la plaie faciale, déjà notablement rétrécie par un travail de cicatrisation naturelle, par un point de suture entortillée et quelques points de suture entrecoupée, qui assurèrent la réunion complète des lambeaux ; et le jeune Nicolas peut quitter l'hôpital, le 6 juillet, dans un état sensiblement meilleur que celui dans lequel il se trouvait lors de son arrivée à Montpellier. Assurément il n'est pas guéri : son polype avait bien encore le volume d'une très grosse noix ; mais les hémorrhagies ont cessé, le voile du palais a repris sa position à peu près normale, et l'air peut circuler à travers les fosses nasales, sinon en toute liberté, au moins d'une manière relativement satisfaisante. — Exéat le 6 juillet 1875.

N'ayant plus eu de nouvelles de ce malade, qui, contre notre attente, n'est pas revenu à Montpellier pour se faire opérer à nouveau de sa tumeur dont la repullulation, ou plus exactement l'augmentation de volume, avec toutes ses conséquences, nous paraissait inévitable, nous ne le croyions plus de ce monde, ainsi que nous l'avons déjà dit. Nous nous trompions.

Au mois de janvier 1882, par conséquent environ sept ans après la ou les opérations incomplètes que nous lui avons fait subir, nous avons reçu la visite de cet enfant devenu jeune homme, pour le motif que l'on sait. Il avait 21 ans. Il est grand et gros, et se porte à merveille. Nous ne l'avons point reconnu tout d'abord : les traces des incisions faites sur la joue droite sont à peine visibles. La branche montante du maxillaire s'est en partie reformée. L'air passe librement par les fosses nasales, la voix est à peine nasonnée. Le polype existe encore, mais il est tout petit et reste confiné dans la région de l'apophyse ptérygoïde droite. Avec le doigt indicateur introduit dans l'arrière-bouche et replié en crochet, sa présence est facile à constater ; il a le volume d'une aveline et paraît ossifié. Une sonde de femme introduite dans la fosse nasale droite et poussée jusque dans le pharynx, le frôle en passant. Mais, encore une fois, la circulation de l'air est parfaitement libre, et le malade, plein de connaissance, se considère aujourd'hui, à bon droit, comme complètement guéri.

Ces trois observations, la dernière plus particulièrement, démontrent jusqu'à l'évidence, ce nous semble, que les fibromes naso-pharyngiens peuvent rétrograder après l'adolescence, lorsque les malades arrivent à l'âge adulte. Du reste, les faits de cet ordre ne sont pas aussi rares qu'on pourrait le croire tout d'abord, si l'on veut y regarder un peu de près. M. Samondès, nous l'avons déjà dit, en a consigné quinze dans sa Thèse inaugurale. Fréquemment, en effet, on n'a pas observé de récidive après l'ablation incomplète des polypes naso-pharyngiens, lorsque cette opération avait été faite à la fin de l'adolescence.

Déjà Velpeau, à la Société de Chirurgie, pour appuyer l'opinion émise par M. Legouest, cita deux cas dans lesquels l'arrachement simple, méthode d'ablation toujours incomplète quand elle n'est pas suivie d'une rugination ou d'une cautérisation du point d'insertion du polype, avait donné lieu à une guérison définitive, par la seule raison sans doute que cette opération avait été faite aux limites de l'adolescence et de l'âge adulte. — De ces deux cas, l'un lui était personnel, et son malade, opéré depuis neuf ans, n'avait conservé de sa tumeur qu'un tubercule gros comme un marron, qui ne l'incommodait en aucune façon ; l'autre était emprunté à la pratique de Robert, et il ne restait sur l'apophyse basilaire de ce malade, comme vestige de son fibrome, qu'un petit coussin fibreux qui depuis vingt ans n'avait pas augmenté de volume et n'occasionnait aucune gêne à la circulation de l'air dans les cavités nasales. — C'est alors aussi que l'illustre chirurgien de la Charité établit avec beaucoup de raison un certain rapprochement entre l'évolution des fibromes pharyngiens et l'évolution des fibromes utérins. De même, disait-il, que ces derniers, après la cessation des règles, quand tout l'appareil génital de la femme rentre dans le repos, diminuent et disparaissent quelquefois ; pareillement, les premiers peuvent suivre une marche rétrograde quand l'adolescence est passée, quand l'ossification de la boîte crânienne est complètement terminée.

Les fait relatés par MM. F. Guyon et Labbé[1] prouvent aussi que, chez les sujets arrivés à l'âge adulte, les polypes fibreux du pharynx peuvent s'arrêter dans leur marche, bien qu'ils n'aient pas été totalement enlevés.

Dans l'observation qui a été le point de départ des recherches de M. Samondès, il s'agit d'un jeune homme de 18 ans opéré à Lariboisière en 1871, par M. Verneuil, d'un fibrome pharyngien, suivant la méthode de Manne, et qui en 1877 revenait à la Pitié pour se faire guérir de la division de son voile du palais. Son polype n'avait pas repoussé. A cette occasion, M. Verneuil fit une intéressante leçon clinique sur le temps d'arrêt, voire même la rétrogression que subissent parfois ces sortes de tumeurs quand le malade a la chance d'atteindre l'âge adulte ; et c'est cette clinique qui a inspiré la thèse de M. Samondès.

Dans un autre ordre d'idées, nous ferons remarquer combien il est rare de voir les polypes fibreux des fosses nasales se transformer en tumeurs malignes, même après avoir été l'objet de plusieurs tentatives infructueuses et incomplètes d'extirpation. O. Weber[2] assure pourtant avoir observé plus d'une fois dans de pareilles conditions la transformation sarcomateuse des polypes en question. Mais il est fort possible, suivant M. Spillmann[3], que dans les faits de M. O. Weber les tumeurs n'aient pas été ex-

[1] *Bull. de la Société de Chirurgie*, 1873, pag. 355 et suiv.

[2] O. Weber, in Pitha et Billroth ; *Handbuch der Allgem. und special. Chirurg.*, Band. iii, pag. 207.

[3] Spillmann ; *Dict. encyclop. des Sc. méd.*, art. *Nez*.

clusivement fibromateuses et aient renfermé, à côté de masses considérables de tissu fibreux véritable, des éléments embryo-plastiques plus ou moins abondants, véritablement sarcomateux, comme les tumeurs naso-pharyngiennes dont a entretenu la Société de Chirurgie M. Lannelongue [1], dans la séance du 25 juin 1873.

Quelle peut être la cause du temps d'arrêt dans la marche et même de la régression des fibromes naso-pharyngiens chez les adolescents devenus adultes ? — Elle réside probablement, sans qu'on puisse l'affirmer, dans la diminution du mouvement nutritif qui s'opère dans la région de la base du crâne, où se fixent ces néoplasmes, après l'ossification du cartilage qui unit l'apophyse basilaire de l'occipital au corps du sphénoïde ; et l'on sait que c'est vers l'âge de 18 ou 20 ans que se fait cette soudure osseuse.

L'activité de la nutrition dont cette région est le siège pendant l'adolescence, pendant la période d'accroissement du squelette, est aussi probablement la cause du développement de ces tumeurs à cet âge de la vie d'une manière on peut dire à peu près exclusive. Ces fibromes, en effet, personne ne le conteste aujourd'hui, sont bien une maladie des adolescents, et leur plus grande fréquence, toutes les statistiques le prouvent, est de 15 à 20 ans. Nélaton mettait en doute le diagnostic fibrome si le sujet avait plus de 30 ans.

Il est aussi non moins bien prouvé que ces tumeurs

[1] Lannelongue ; *Bull. de la Soc. de Chirurg.*, 25 juin 1873.

sont l'apanage à peu près exclusif du sexe masculin. « Je n'ai vu, dit M. Gosselin [1], les fibromes naso-pharyngiens que sur des adolescents et sur des garçons. J'ai lu quelques observations dans lesquelles il était question de filles ; mais je ne suis pas sûr que le diagnostic ait été bien porté. »

Le fait que nous avons observé rentre donc dans la loi générale. Nous ferons remarquer seulement que, chez notre malade, l'adolescence a commencé et s'est terminée bien avant l'époque fixée par la majorité des auteurs. Dès l'âge de 12 ou 13 ans se développait chez lui son polype naso-pharyngien, et à 21 ans, après une ablation fort incomplète, cette tumeur, qui avait acquis un volume très considérable, se trouve réduite aux dimensions d'une grosse aveline. Pour se rendre compte de cette précocité dans l'évolution des âges de notre malade et dans l'évotion de son produit pathologique, il suffit, croyons-nous, de considérer que ce sujet vit à la campagne, sous le soleil vivifiant du Roussillon, qui rappelle celui de la chaude Espagne.

Une particularité que nous tenons à rappeler aussi maintenant, c'est que l'insertion de ce fibrome se faisait surtout latéralement, du côté de la base de l'apophyse ptérygoïde droite, ce qui nous avait fait choisir la voie nasale de ce côté pour notre opération. Le siège occupé par le dernier vestige de cette tumeur démontre nettement

---

[1] Gosselin ; *Clinique chirurg. de la Charité*, tom. I, pag. 95, 1re édit.

aujourd'hui ce point d'insertion du néoplasme à la base de l'apophyse ptérygoïde droite.

Nous avons dit que le tubercule restant de la tumeur primitive paraissait ossifié; nous ne saurions évidemment garantir l'exactitude de ce fait. Nous n'avons jugé de la chose que par le toucher, et l'ossification des tumeurs fibreuses est excessivement rare ; Lebert[1] n'a rencontré que deux fois du tissu osseux dans les fibromes. Les incrustations calcaires sont plus fréquentes.

Enfin, pour excuser, si besoin était, la conduite que nous avons tenue au point de vue thérapeutique chez notre malade, nous dirons que M. Denucé, en 1867, dans un cas pareil au nôtre, ouvrit le nez sur un côté, le renversa sur la joue opposée, et laissa béante cette ouverture préliminaire tout le temps nécessaire à la destruction du polype par la cautérisation lente à l'aide de flèches de pâte de Canquoin[2].

[1] Lebert ; *Physiologie pathologique*, tom. II, pag. 165.

[2] Baudrimont ; *De la méthode nasale dans le traitement des polypes naso-pharyngiens*. Thèse de Paris, 1869.

DES POLYPES DE L'OREILLE

Nous n'avons pas l'intention d'écrire ici un chapitre de pathologie externe sur les polypes de l'oreille. Cette question se trouve aujourd'hui fort bien traitée dans nos classiques, et surtout dans le livre de M. S. Duplay. L'ouvrage récent de V. Urbantschitsch [1] (de Vienne) ne contient rien de plus sur ce sujet que le livre du Professeur de Paris. Nous ne voulons dire que ce que nous avons vu et ce que nous avons fait ; nous ne voulons pas surtout donner à un sujet si minime plus d'importance qu'il ne mérite. Pourtant nous serons utile, croyons-nous, à nos lecteurs en leur indiquant un moyen très simple d'ablation de ces produits néoplasiques, qui ne sont pas excessivement rares, à l'aide d'une sorte de polypotome que chacun peut construire sur l'heure. Cette opération n'exige pas d'ailleurs des connaissances bien spéciales en otologie. Mais avant d'aller plus loin, nous avons à cœur de protester contre la tare de *pruritus inveniendi* dont

[1] Urbantschitsch ; *Traité des maladies de l'oreille*, trad. Calmettes. Paris, 1881.

on pourrait nous croire affecté. Nous laissons ce *cacoethes*
aux spécialistes, qui n'inventent souvent des instruments
soi-disant nouveaux, quand ils sont renouvelés des vieux,
que pour se faire remarquer parmi leurs compétiteurs.
L'appareil instrumental (si nous pouvons employer cette
expression d'un ton un peu prétentieux) dont nous nous
sommes servi trois fois est composé d'objets que tout
médecin a toujours sous la main, dans sa trousse ordinaire. Il nous a été inspiré, comme on le verra, par la
nécessité. Comme les organes, suivant la théorie de
Lamarck et de Darwin, les instruments naissent du besoin.

Le terme polype se démode tous les jours. Il est peu
scientifique et ne donne aucune indication sur la compo
sition tissulaire d'une tumeur. Il est pourtant excellent,
en chirurgie clinique. Il fait naître tout de suite dans
l'esprit l'idée d'un mode spécial d'intervention, la ligature. A ce titre, il mérite d'être conservé, sans préjudice
toutefois d'une épithète explicative. Aussi, pour nous,
nous ne voyons pas le besoin de distinguer des polypes
vrais et des polypes *faux* ou *productions polypoïdes* de
quelques auteurs. La tumeur est plus ou moins bien
pédiculée, ou elle ne l'est pas du tout. Dans le premier
cas, elle est justiciable des moyens particulièrement de
mise dans le traitement des polypes ; dans le second, elle
réclame une autre mode opératoire. Peu importe, au
point de vue thérapeutique, que le néoplasme soit du tissu
de granulation, un papillome, un adénome kystique ou
un fibrome.

D'après V. Lange [1] (de Copenhague), cette distinction n'a pas plus sa raison d'être au point de vue purement anatomique qu'au point de vue clinique. Les caractères histologiques de ces deux espèces de productions morbides sont presque identiques : ce sont des tumeurs conjonctives bénignes. De plus, leur aspect, leur consistance, leur volume, ne présentent pas de différences bien caractéristiques. « Mieux vaudrait, dit-il, les désigner toutes par le nom générique de *végétations*, qui ne préjuge rien sur leur nature. Mais ce que l'on n'a pas dit assez peut-être jusqu'ici, c'est qu'elles résultent souvent d'une lésion osseuse. »

Si nous jugeons bien, il y a une exagération dans cette manière de comprendre la pathogénie des tumeurs polypeuses de l'oreille. Steudener, dont l'opinion est acceptée par S. Duplay et Urbantschitsch, nous paraît plus dans le vrai. Le dernier polype auriculaire que nous avons opéré, et qui a été examiné au laboratoire d'histologie de la Faculté, sous la direction de M. le professeur Estor, était un *fibrome* d'origine périostale probablement; l'os sous-jacent était parfaitement sain. Nous reviendrons plus loin sur ce fait.

Dans tous les cas, ce qui est incontestable, c'est qu'il faut ranger dans une classe à part, comme des *noli me tangere*, dans toute la rigueur de cette acception, les carcinomes et les différentes formes de sarcome qui peuvent se montrer au fond du conduit auditif externe ou dans

[1] Lange; *Nord. med. Arkik.*, Bd. X, n° 11, in *Revue de Hayem*, 1879, tom. XIV, pag. 307.

la caisse du tympan. Leurs limites, dans ces régions profondes, restent toujours beaucoup trop ignorées, quoi
qu'on fasse pour les déterminer avec exactitude. Ces
néoplasmes malins, nés, eux, dans la substance osseuse
environnante, sont heureusement fort rares. Ils se distinguent d'ailleurs, au lit du malade, des tumeurs pédiculées bénignes par la violence des douleurs qu'ils déter-
minent et par l'état sanieux et putride de l'écoulement
otorrhéique.

Cela dit, nous estimons, avec la plupart des médecins
auristes, que le premier soin du chirurgien qui se trouve
en présence d'un polype de l'oreille dont il a à faire
l'ablation est d'en rechercher, dans les limites du possible, le point exact d'implantation, à l'aide d'un petit stylet
boutonné glissé avec douceur autour de la tumeur. Mais,
de l'aveu même des hommes de l'art les plus expéri-
mentés en cette matière, cette exploration est loin d'être
toujours facile et de donner tous les résultats désirables.
« Je ne crains pas d'avancer, s'écrie M. Duplay, que,
sauf de très rares exceptions, on doit rester dans le doute
à ce sujet. » Heureusement, l'anse constrictive qui doit
en opérer la section, portée avec précaution autour de la
tumeur et poussée aussi en avant que faire se peut, vient
d'elle-même, et automatiquement pour ainsi dire, en
saisir le pédicule. Il faut se rappeler seulement que ces
productions néoplasiques viennent, dans la très grande
majorité des cas, des parties profondes de l'oreille, de
l'intérieur même de la caisse tympanique. Si elles végé-

tent sur la paroi du conduit auditif externe, c'est au moins
très près de la membrane du tympan, et le plus souvent
alors sur quelque lambeau de cette membrane déjà rompue, ou sur sa face externe atteinte de myringite chronique granuleuse. D'après son expérience personnelle,
Trœltsch [1], avec Triquet, affirme que le conduit auditif externe est le lieu où les polypes naissent le plus rarement.
Quand ils y apparaissent, dit-il, c'est le plus souvent au
pourtour de la myringe, où on en voit un certain nombre
ayant chacun son pédicule propre. M. Ladreit de Lacharrière [2] et V. Lange [3] (de Copenhague) sont du même
avis. Huit fois sur dix, suivant le premier de ces deux
auteurs, c'est le tambour qui est le point de départ des
polypes de l'oreille.

La statistique de Ménière père [4], signalant cent vingt
polypes appartenant tous au conduit auditif externe, est
généralement considérée aujourd'hui comme erronée.
Cependant M. Bonnafont [5] soutient encore de nos jours
que, sur dix productions polypeuses de l'oreille, huit au
moins prennent leur insertion près de la membrane du
tympan ou sur cette membrane elle-même ; et plus loin

[1] Trœltsch ; *Traité prat. des mal. de l'oreille*, trad. A. Kuhn et
Levi. Paris, 1870, pag. 461.

[2] Ladreit de Lacharrière ; *Considérat. prat. sur les polypes de l'oreille*,
in *Annal. des mal. de l'oreille*, 1876, tom. II, pag. 208.

[3] Lange ; *eod. loc.* 1877, tom. III, pag. 285.

[4] Ménière ; *Traité prat. des mal. de l'oreille* de Kramer. Paris, 1848,
pag. 143 (Notes).

[5] Bonnafont ; *Traité théor. et prat. des mal. de l'oreille*, 2e édit.
Paris, 1873, pag. 216.

(pag. 223) : « Je persiste, dit-il, dans cette opinion que les polypes de la caisse sont bien plus rares que ceux de la membrane du tympan, et ceux-ci encore bien plus rares que ceux du conduit auditif ». Toynbee [1] n'est pas moins explicite : « En thèse générale, les polypes naissent de la couche dermoïde du méat. » J. Hinton, au contraire, dans le supplément annexé à l'ouvrage de ce dernier (pag. 436), croit, de par sa propre expérience, que le plus souvent les polypes tirent leur origine de la caisse tympanique.

Pour expliquer cette divergence d'opinions, qui laisse Urbantschitsch indécis sur le point d'insertion ordinaire des polypes de l'oreille, faut-il admettre que les différents observateurs sus-nommés sont tombés sur des séries particulières, ou bien incriminer la difficulté du diagnostic, sur le vivant, du point d'implantation exact de la production polypeuse ? Cette dernière raison nous paraît la meilleure.

Pour nous, sauf chez notre dernier opéré de polype de l'oreille, auquel nous avons déjà fait allusion, et chez lequel le volume de la tumeur obturait tellement le fond du conduit auditif externe que le passage de la colonne d'air expiré était impossible, l'expérience de Valsalva nous a toujours démontré sur nos deux autres malades la disparition plus ou moins complète de la membrane du tympan. D'autre part, pour atteindre le pédicule des polypes de ces deux derniers malades, nous avons dû

---

[1] Toynbee ; *Mal. de l'oreille,* trad. de Darin. Paris, 1874, pag. 395.

porter très loin et non sans précaution (à l'aveugle, c'est vrai, parce que nous ne pouvions voir derrière la tumeur) l'anse constrictive de notre polypotome. Par conséquent, nous nous croyons autorisé à penser que ces polypes venaient de la caisse. Toujours est-il que nous avons vu assez nettement la cavité du tambour après l'ablation du néoplasme, malgré les quelques gouttes de sang qui l'encombraient et que les injections n'enlevaient qu'incomplètement. Bien entendu que nous avons constaté également dans ces deux cas la rupture de la chaîne des osselets. — Chez notre dernier malade, quand il a été opéré, nous avons observé de même l'absence du diaphragme auriculaire et de la chaîne des osselets. Pourtant l'air expiré, dans l'expérience de Valsalva, ne sortait pas davantage qu'avant l'opération par le conduit auditif externe. Mais cela n'étonnera personne quand nous aurons dit que la muqueuse de la caisse était notablement hypertrophiée dans sa couche dermo-périostale et comme cutanisée à sa surface. L'insertion du pédicule du fibrome paraissait se faire à la partie postérieure de la paroi interne ou labyrinthique de la caisse, au voisinage de la pyramide.

La rareté des polypes fibreux de l'oreille, telle que Steudener, cité par M. Duplay, n'en décrit que cinq cas sur trente-trois polypes qu'il a pu étudier, donne, ce nous semble, un certain intérêt à cette dernière observation. Elle confirme, si nous n'avons pas fait erreur, l'origine périostale de ces productions néoplasiques, admise par l'auteur allemand que nous venons de nommer.

Arrivons enfin au traitement de ces productions morbides, et particulièrement à la description de notre
polypotome d'occasion.

Les petites végétations, les simples fongosités, peuvent être avantageusement traitées par les styptiques,
les cathérétiques, employés à l'état pulvérulent ou en
solution plus ou moins concentrée. Il n'en est pas qui
n'aient été essayés et recommandés. Gruber se loue
beaucoup d'un mélange par parties égales d'alun et de
sulfate de zinc. Trœltsch préfère le crayon de nitrate
d'argent. Une forte solution de sulfate de cuivre nous a
réussi dans un cas de fongosités de l'oreille moyenne sur
une enfant scrofuleuse affectée d'otorrhée depuis plusieurs années. Il va sans dire que par un traitement
général approprié, et surtout par l'usage des bains de
mer pris trois ans de suite, nous nous sommes efforcé de
modifier l'état constitutionnel de la malade. Cette enfant
est aujourd'hui une grande et belle jeune fille, mais elle
n'entend que du côté gauche.

Nous n'aurions pas parlé de ces moyens, que nous
considérons comme tout à fait insuffisants dès qu'il y a
un véritable polype, dès qu'une tumeur vient se montrer au fond du conduit auditif, si quelques spécialistes
ne les avaient pris sous leur haut patronage.

Dans ces dernières années, Politzer [1] a préconisé les
injections d'alcool « dans les cas où la cure chirurgicale
est mécaniquement impossible », et, à titre d'essai, sur les

[1] Politzer ; *Wien. med. Woch.*, n° 31, 1880, in *Revue de Hayem*,
15 juillet 1881.

sujets pusillanimes ou bien les enfants qu'on ne veut pas chloroformiser.

Tout récemment, Mac Bride [1] a vanté à nouveau les bons effets de ces injections.

D'après Urbantschitsch [2], la galvanocaustie, employée d'abord par Voltolini, Jacoby et Schwartz, jouit aujourd'hui d'une certaine faveur en Allemagne. Suivant les cas, on fait usage d'un petit cautère à boule ou de l'anse coupante. La douleur ressentie par le malade n'est que passagère ; néanmoins, ajoute le privat-docent de Vienne, il faut agir avec prudence pour ne pas brûler les parties saines voisines. — Les appareils galvano-caustiques sont trop peu répandus (et il en sera long-temps encore ainsi) en dehors de la pratique des princes de la chirurgie, pour que les malades aient beaucoup à compter avec cet accident. *Non licet omnibus adire...... magistros.*

Pour nous, nous sommes absolument de l'avis de M. S. Duplay, et après lui nous répétons : « Quoique la *cautérisation* semble avoir donné de bons résultats entre les mains de quelques spécialistes, même alors qu'il s'agissait de polypes très volumineux, c'est un procédé douloureux, lent dans son action, et qui ne laisse pas de présenter des inconvénients et même des dangers. Je le repousse donc comme premier et unique moyen de traitement des polypes volumineux, le réservant pour achever plus tard la guérison. »

[1] Mac Bride ; *Edinb. med. Journ.,* avril 1881, pag. 900.

[2] Urbantschitsch ; *op. cit.,* pag. 323.

L'ablation de la tumeur est certainement le meilleur mode de traitement que l'on puisse employer.

L'*arrachement*, toujours douloureux, peut devenir dangereux si le polype est profond, comme c'est la règle. On manœuvre à l'aveugle, et on peut aisément produire de graves désordres dans l'oreille.

L'*excision* à l'aide de petits ciseaux et de petits bistouris appropriés, recommandée par M. Bonnafont, est toujours difficile et reste le plus souvent inachevée.

Le nouvel instrument de G. Sapolini [1], pour cette opération, est d'un maniement tout aussi peu commode. C'est une sorte de pince à dissection, dont une des branches porte une rainure dans laquelle glisse, sous l'action d'un bouton extérieur, une petite lame tranchante destinée à sectionner le pédicule de la tumeur. La mise en place de cet instrument, la prise exacte du pied du polype, ne doivent pas se faire sans quelques difficultés. De plus, la section nette du tissu pathologique peut donner lieu à un certain écoulement de sang, toujours ennuyeux. Mieux vaudrait peut-être, à vouloir faire l'excision, se servir, à l'exemple de Ménière père, d'une petite curette *ad hoc* comme d'un cueille-fruits. Mais encore, si la section est manquée du premier coup, on peut être gêné par l'hémorrhagie.

La *ligature lente*, par les procédés de Fabrizj ou de Bonnafont, est un mode opératoire assez compliqué.

---

[1] Sapolini; *Annal. des mal. de l'oreille.* 1878, tom. IV, pag. 359.

La *ligature extemporanée* est sans contredit, de l'aveu
de tout le monde aujourd'hui, la méthode de traitement
qui convient le mieux à la cure des polypes de l'oreille.
Aucune autre ne peut lui être comparée pour l'innocuité,
la simplicité et la facilité d'exécution. Ainsi que nous
l'avons déjà dit, l'anse métallique du constricteur, à
cause de sa rigidité, peut être portée très loin et sans
difficultés autour du pédicule de la tumeur. Une faible
traction exercée sur cette dernière avec une petite érigne
(une épingle recourbée en crochet à sa pointe et fixée sur
un manche quelconque peut rendre le même service)
favorise beaucoup la manœuvre. Le ligateur automatique
de Cintrat ne fonctionne peut-être pas mieux.

La pince ou polypotome de Wilde, quand on peut
l'avoir à sa disposition, est l'instrument qu'il faut préférer pour cette opération. Trœltsch, Duplay, Urban-
schitsch, le recommandent à l'exclusion de tout autre.
Cette faveur est bien méritée. Impossible d'avoir un
instrument plus simple et plus commode. Il est tellement
connu aujourd'hui que nous n'en donnerons pas ici la
description. Nous dirons seulement que, eu égard à son
mode de fonctionnement, il agit plutôt par section vive,
nette, comme l'anneau tranchant d'un amygdalotome,
que par section mousse, comme le font les instruments
de M. Maisonneuve.

L'instrument imaginé par M. Ladreit de Lacharrière [1]
en 1867 agit de la même façon. La traction brusque

---

[1] Ladreit de Lacharrière : *Bullet. de Thérapeut.*, 1867, tom. LXXIII,
pag. 527.

exercée sur l'anse métallique se fait par la mise en mouvement d'un levier coudé fixé sur le manche de la pince, et sur la courte branche duquel viennent s'attacher les chefs de cette anse. Comme simplicité, je préfère, sans restriction, le polypotome de Wilde. Ce n'était pas la peine assurément de changer... ainsi l'instrument.

Dans le but de transformer le polypotome de Wilde en véritable serre-nœud, M. Garrigou-Desarènes[1] a eu l'idée de faire construire sur le modèle des constricteurs de M. Maisonneuve un tout petit instrument coudé, parfaitement approprié à sa destination, et qu'il a appelé écraseur linéaire pour les polypes de l'oreille.

Nous trouvons ce polypotribe très bon, mais nous le trouvons mal dénommé. Nous sommes d'avis, en effet, qu'il ne faut pas assimiler l'action des liens métalliques des divers constricteurs de M. Maisonneuve à celle de la chaîne de l'instrument de Chassaignac. Cette dernière mâche autrement les tissus que ne le font les fils ou les cordes métalliques. Inutile d'insister davantage.

Donc, le polypotome de Wilde et le polypotribe (nous préférons l'appeler ainsi) de M. Garrigou-Desarènes sont deux excellents instruments, mais encore faut-il les avoir sous la main ; et nous ne serons contredit par personne en affirmant qu'ils sont rares les praticiens les ayant en leur possession. Il faut donc, le cas échéant, avec le modeste arsenal de la chirurgie journalière de tout médecin,

---

[1] Garrigou-Desarènes ; *Gazet. des Hôpit.*, 1866, pag. 578.

savoir construire un instrument qui se rapproche de l'idéal. Nous nous sommes trouvé dans cette situation, et le besoin nous a donné une idée.

C'était au printemps de 1871 que se présentait à nous le premier polype de l'oreille que nous ayons vu. Le malade était un adolescent de 16 ou 17 ans, de Montbazin, opéré pour la même maladie, deux ans avant, par M. le professeur Bouisson, qui siégeait à l'Assemblée nationale de Bordeaux lorsque ce jeune homme nous fut conduit par sa mère. Le malade désirait être débarrassé au plus tôt de son polype. Ce dernier, rouge, granuleux, occupait tout le fond de l'oreille droite. Son volume était celui d'un gros haricot, il paraissait venir de la caisse. L'expérience de Valsalva dénotait l'absence ou tout au moins une déchirure étendue de la membrane du tympan. L'ouïe était à peu près complètement perdue de ce côté. L'écoulement otorrhéique était assez abondant ; l'état général ne laissait pas trop à désirer.

Nous n'avions pas d'instrument spécial pour faire l'opération. La pince de Wilde ne se trouvait ni dans l'arsenal de la clinique chirurgicale, ni au Conservatoire de la Faculté ; nos marchands d'instruments en étaient également dépourvus. Et Paris ne communiquait pas encore avec la province, l'armée française en faisait le siège ! ! ! et le malade voulait être opéré sans retard, bien qu'il n'y eût certainement pas urgence.

Nous hésitions à arracher purement et simplement ce polype. Nous ne redoutions pas précisément la douleur,

mais nous craignions d'arracher trop ou pas assez. —
L'excision avec les ciseaux nous paraissait difficile, et
nous n'étions pas sûr de la mener à bonne fin.— Nous
voulions faire la ligature extemporanée, nous rappelant
la prééminence que Trœltsch donnait à ce mode opératoire pratiqué avec le polypotome de Wilde.

A défaut de cet instrument, nous allons chez M. Darette,
le successeur de Bourdeaux, et nous lui faisons perforer
le cul-de-sac terminal d'une sonde cannelée en argent. —
Le premier coutelier venu, un horloger, un serrurier
même, eût pu en faire autant. Lequel, d'ailleurs, de nos
lecteurs, muni d'un simple poinçon, d'une tige d'acier
quelconque affilée à la meule, déclinerait sa compétence
pour l'exécution de ce minime travail?—Au surplus, pareille sonde cannelée existe ou a existé au nombre des
instruments proposés pour la ligature des artères.

Bref, avec une sonde cannelée ainsi percée d'un chas
près de son bec, il nous fut extrêmement facile de construire un serre-nœud imité de celui de M. Garrigou-
Desarènes. Il n'y eut qu'à passer dans cette ouverture
un fil d'argent double, de façon à former au delà du chas,
du côté de la connexité de la tige de l'instrument, une
anse disposée pour serrer la tumeur, et à conduire les
deux chefs libres du fil dans la rainure de cette tige et
puis, à travers la fente dont elle se trouve pourvue, au-
dessous de la plaque digitale de la sonde. Saisissant alors
entre les deux mors d'une pince à verrou (une pince à
dissection ordinaire eût pu suffire à la rigueur) les fils
métalliques et les enroulant, par un mouvement de rota-

tion imprimé à cette pince, autour de ses deux branches, nous eûmes un véritable serre-nœud entre les mains. Les bords de la fente de la plaque de la sonde, par la résistance qu'ils opposaient à la pince placée en dessous dans une direction transversale, servaient pour ainsi dire de montants fixateurs à l'espèce de treuil ainsi improvisé. —Pour avoir un instrument rappelant la direction générale de ceux de Wilde ou de M. Garrigou-Desarènes, il nous fallut tout d'abord incurver la sonde sur le côté convexe de la tige. Cette incurvation devait nous faciliter la manœuvre opératoire au fond du conduit auditif externe.—Et effectivement nous fûmes très satisfait du fonctionnement de ce polypotome d'occasion. Le malade, sans exagération, fut instantanément débarrassé de son polype et sans la moindre souffrance. La mise en place de l'anse constrictive fut tout aussi aisée qu'avec un des instruments perfectionnés que nous ne regrettions plus alors de ne pas posséder.—Pourquoi en eût-il été autrement ?— C'est là pourtant le temps difficile de l'opération.

Après avoir enlevé par quelques injections d'eau fraî-che le peu de sang qui baignait le fond de l'oreille et avoir essuyé cette cavité avec un petit tampon de coton, nous mîmes à découvert avec le spéculum de M. Bonnafont et le miroir ophtalmoscopique le point d'insertion du polype dans la caisse tympanique même, et nous tou-châmes vivement la surface saignante avec un crayon de nitrate d'argent, pour détruire en entier les restes du pédicule de la tumeur. Ensuite, nouvelles injections d'eau pour enlever l'excès du caustique ; et finalement

petit tampon glycériné à l'entrée du méat. Nous pres-
crivîmes en outre, pour le lendemain et les jours suivants,
plusieurs lavages quotidiens avec de l'eau tiède légèrement coaltarée (coaltar saponiné de Lebeuf).

Dans la huitaine, l'opéré revint nous voir. Il ne lui restait plus que son otite granuleuse de la caisse, avec persistance de l'otorrhée, qui pourtant avait diminué. —
Injections deux fois par jour avec une solution du sulfate de cuivre à 1/50 ; sirop d'iodure de fer et huile de
foie de morue. — Depuis, nous n'avons plus revu ce malade d'aucune manière.

Au mois de mai 1878, pendant que nous suppléions
M. le professeur Courty, une fillette d'une douzaine d'années, de Mèze, fut conduite par sa mère dans les salles
de la clinique chirurgicale pour y être délivrée d'une
carnosité (traduction du patois, du roman, si l'on préfère, *carnissou*) de l'oreille gauche. — Enfant pâle, ané-
mique ; ganglions cervicaux engorgés ; antécédents scrofuleux. Otorrhée ancienne, perforation de la membrane
du tympan mise en évidence par l'expérience de Valsalva. Otite moyenne avec altération probable des parois
osseuses de la caisse.

Pour montrer aux élèves qui suivaient le service de la
clinique chirurgicale le polypotome dont nous avions fait
usage dans le cas précédent, que nous venions de leur
décrire et dont ils pourraient user eux-mêmes à l'occasion, nous fîmes, séance tenante, l'ablation du polype de
notre nouvelle malade avec la sonde cannelée de notre

trousse, et, cette fois encore, le fonctionnement de l'instrument, construit comme on sait, ne laissa rien à désirer. — Immédiatement après, lotions d'eau phéniquée à répéter plusieurs fois dans la journée.

Le lendemain, après examen avec l'otoscope de Brunton, qui fit voir toute la caisse remplie de granulations fongueuses, nous portâmes dans cette cavité, imbibé d'une solution au tiers de chlorure de zinc, un petit pinceau d'aquarelle dont nous avions coupé au préalable les poils un peu court pour ne pas répandre une trop grande quantité du liquide caustique. — Douleur modérée. — La mère de la jeune malade, que des occupations pressantes, disait-elle, appelaient chez elle, demanda à emmener son enfant, promettant de nous la reconduire au bout de quelques jours. Un traitement général antiscrofuleux, quelques lavages de l'oreille avec la décoction de feuilles de noyer, furent prescrits, et la sortie de la petite malade, opérée de la veille, fût autorisée. Il n'y avait à cela aucun inconvénient, au contraire. Une salle de blessés n'est pas un milieu précisément très hygiénique.

La promesse fut tenue. Huit jours après, nous avions la visite de notre jeune malade. Elle allait bien mieux, l'otorrhée avait notablement diminué, les granulations étaient sensiblement affaissées et moins fongueuses. — Nouvelle application de chlorure de zinc, même traitement général.

Après trois cautérisations pareilles, faites dans la quinzaine, lorsque nous revîmes cette fillette un mois plus tard, la guérison était complète : plus d'otorrhée ; cavité

afin d'obturer l'ouverture qui a livré passage à la hernie. Elle mesure treize centimètres d'avant en arrière, dix centimètres de haut en bas à sa grosse extrémité antérieure, et six centimètres seulement à sa petite extrémité postérieure.

Muni de ce bandage, Dufayet sort de l'hôpital le 4 décembre 1865, complètement guéri de ses contusions, et avec une amélioration sensible de son catarrhe bronchique.

Il fut admis plus tard à l'Hôpital-Général, où nous comptions pouvoir l'observer et compléter un jour son histoire pathologique par la nécropsie ; mais, quand il est mort, nous n'avons pas été prévenu, et l'examen anatomique de sa hernie n'a pas été fait. — Inutile de dire ici pourquoi il en a été ainsi.

Si, comme l'a démontré M. Larrey, la première observation de hernie lombaire est due à Garengeot, J.-L. Petit, le premier, a donné une description exacte de cette espèce de hernie et précisé le point des parois abdominales où elle se forme. Aussi la hernie lombaire est-elle généralement connue sous le nom de *hernie de J.-L. Petit*.

Son observation mérite d'être reproduite.

«A la suite des grossesses qui ont dilaté considérablement les muscles du ventre, on a vu, dit-il [1], des hernies se former en d'autres endroits que l'ombilic et la ligne blanche. J'en ai vu une de la grosseur de la tête d'un enfant, placée entre les fausses côtes et la partie postérieure de la crête de l'os des îles, du côté gauche. Elle disparaissait très souvent, lorsque la malade était couchée ; d'autres fois on était obligé de la presser pour la faire rentrer. Mais un jour que ni la pression ni la situation n'avaient pu réussir, la malade tomba dans les accidents de l'étranglement et me fit appeler à son secours. Je trouvai la tumeur beaucoup plus grosse qu'elle

[1] J.-L. Petit; *Traité des maladies chir.*, tom. II, pag. 257. Paris, 1783.

ne l'avait jamais été (du moins selon le rapport que l'on me fit).
Personne ne soupçonnait que ce fût une hernie: les uns regardaient
cette tumeur comme un dépôt laiteux, d'autres la regardaient
comme venteuse. Il est vrai que jusqu'alors elle n'avait été accompagnée d'aucun des accidents de la hernie, et que d'ailleurs le lieu
où elle était placée n'est pas un lieu ordinaire aux hernies. Mais,
malgré tout cela, et quoique je n'en eusse jamais vu de cette espèce,
les nausées, les défaillances et les vomissements des matières
stercorales ne me permirent pas de douter que ce ne fût une vraie
hernie qui s'était faite à travers les fibres aponévrotiques du transversal, entre le muscle triangulaire et l'endroit où finissent les
obliques.—Les particularités dont cette maladie était accompagnée
méritent bien que j'en donne un détail plus circonstancié ; mais,
comme je ne pourrais le faire ici sans m'écarter de mon sujet, je
me réserve d'en parler ailleurs.»

La cause, le siège de cette hernie, se trouvent parfaitement indiqués dans cette observation. Nous y voyons
aussi l'erreur de diagnostic à laquelle cette tumeur lombaire avait donné lieu, et enfin un cas d'étranglement,
complication tout à fait exceptionnelle de cette espèce de
hernie ventrale.

Lassus [1], dans le cas dont il nous a laissé l'histoire,
est beaucoup moins explicite. Il n'est même pas bien sûr
qu'il ait eu affaire à une hernie lombaire. Voici, du reste,
un résumé de son observation : Dans une foule, un
homme reçoit un coup de timon de carrosse dans le flanc
droit. Il est pris de fièvre, et une tension douloureuse
se manifeste « dans la partie latérale droite de l'abdomen ».

[1] Lassus ; *Pathol. chirurg.*, tom. II, pag. 80. Paris, 1806.

— Saignée, diète, fomentations émollientes, cataplasmes *loco dolenti*. — Trente jours environ après l'accident, le point sur lequel avait porté le coup devient le siége d'une tumeur large, peu élevée, molle, douloureuse, qui est prise pour un abcès tout d'abord, et sur laquelle l'application de cataplasmes émollients est conseillée. Ce n'est que plus tard que l'erreur est reconnue, car la tumeur « disparaissait complètement par la plus légère pression de la main ».

Aussi peu probante de l'existence d'une hernie lombaire est l'observation de Pelletan[1]. Elle a pour titre : *Écartements et hernies multipliées à la circonférence du ventre, par suite de plusieurs accouchements.* Il y est question d'une malade chez laquelle, « après sept accouchements, les hernies étaient extrêmement multipliées. La femme éprouvait des coliques habituelles et souvent très douloureuses. même accompagnées de vomissements. Alors elle se couchait, comprimait son ventre en différents sens et parvenait à se soulager... »

Comme on le voit, il est difficile de trouver dans cette narration un fait de hernie lombaire. Du reste, ce manque de précision se rencontre dans presque toutes les observations du prédécesseur de Dupuytren à l'Hôtel-Dieu.

Les mêmes doutes ne sauraient être élevés au sujet du cas suivant, relaté par J. Cloquet dans sa Thèse de

[1] Pelletan ; *Clinique chirurg.*, tom. III, pag. 6. Paris, 1810.

concours pour la place de chef des travaux anatomiques.
Il s'agit bien, dans ce cas, d'une véritable hernie lombaire. — Voici cette intéressante observation résumée.

Jean-Nicolas Damours, âgé de 75 ans, ancien domestique, doué d'une bonne constitution, pensionnaire de la maison de retraite de Montrouge, est sujet depuis vingt ans à des aigreurs d'estomac et à de fréquents vomissements.

Le 10 mars 1812, en soulevant un matelas fort pesant, il éprouve dans la région lombaire une vive douleur accompagnée d'un sentiment de déchirement. Sous l'influence de frictions sèches, amendement, puis disparition des douleurs au bout de six semaines.

Le 14 mai suivant, en se levant du lit, Damours ressent au même endroit les mêmes douleurs. A la visite du lendemain : agitation extrême, coliques violentes, nausées, vomissements, constipation. Il y a, dans la région lombaire droite, une tumeur arrondie, peu saillante, sans changement de couleur à la peau, distante de un pouce et demi de la dernière côte et de cinq travers de doigt des apophyses épineuses lombaires. Peu douloureuse, rénitente, marronnée, séparée de la peau par une couche épaisse de graisse, cette tumeur adhère par un pédicule fort large aux parties profondes ; elle augmente de volume et communique à la main de fortes impulsions par la contraction des muscles abdominaux (toux, éternuement, miction). Une douleur profonde, vive, continue, existe sur le trajet du cœcum et du côlon ascendant. Elle augmente par la station debout. Quand le malade est couché, la tumeur rentre facilement par la pression, sans bruit, et à sa place on trouve un enfoncement facile à constater. Alors les douleurs se calment. — Repos, potion opiacée. — Sommeil, diminution des vomissements.

Au bout de huit jours, l'état du malade est satisfaisant, mais de temps en temps surviennent encore des coliques et des nausées. Damours est transporté à l'hôpital Cochin ; là, on lui fait prendre

des bains, quelques calmants, quelques antispasmodiques, mais
sans beaucoup de succès. — Trois semaines après, Damours revient à la maison de Montrouge dans le même état qu'il en était
sorti. Réduire et maintenir réduite la hernie était la seule indication à remplir. Avec le consentement de Cayol, médecin en chef
de l'hospice, J. Cloquet fait donner à son malade une ceinture
élastique bouclée, munie d'une pelote arrondie. Les bons effets de
ce bandage ne se font pas attendre, Damours se regarde comme
guéri[1].

Cette observation est, sans contredit, une des plus
complètes que possède la science, sur la hernie de J.-L.
Petit.

Vingt ans après que J. Cloquet eut fait connaître ce fait,
MM. Decaisne et Van Varenberg publièrent, dans la
Gazette médicale de Paris, un cas de hernie lombaire
survenue chez un enfant de six ans, après une chute de
30 pieds de hauteur, sur des palissades. Cet enfant,
Guil. P..., outre trois contusions, dont une avait pour
siège l'œil droit, l'autre la poitrine vers le milieu du
sternum, la troisième la région du flanc droit, portait
dans le flanc gauche une tumeur facilement réductible,
du volume d'un œuf de poule, augmentant par les cris
et les efforts du vomissement. Elle fut maintenue par des
compresses graduées trempées dans de l'eau froide, sou-
tenues par un simple bandage de corps. Le deuxième
jour de l'accident, des symptômes de méningite se ma-

---

[1] J. Cloquet ; *Recherches sur les causes et l'anatomie des hernies
abdominales.* Thèse de Concours pour la place de chef des travaux anatomiques, pag. 4, 5, 6. Paris, 1819.

nifestèrent, et l'enfant mourut [1].— L'autopsie n'a pas été faite, que nous sachions.

William Colles, dans *The Dublin quarterly Journal* (mai 1857), parle d'une petite fille de trois ans qui avait dans le flanc gauche une hernie facilement réductible, du volume d'une montre conique. Cette hernie lombaire était congénitale [2].

En 1861, le Dr Chapplain (de Marseille) a publié un autre cas de hernie de J.-L. Petit :

G..., âgé de 60 ans, journalier, a le corps pris entre un mur et un bras de charrette. Il ne survient aucun accident immédiat, seulement une douleur constante se fait sentir dans le flanc droit. Un mois après, le 11 juillet, G... est admis dans le service d'hôpital confié aux soins de M. le docteur Chapplain, pour une tumeur occupant la partie latérale droite du ventre. Le malade étant couché, on trouve dans le flanc droit, au-dessus de la crête iliaque, au-dessous de la dernière côte, un sillon longitudinal de la peau, qui est adossée à elle-même par la face épidermique. Là, la main du chirurgien constate sans peine un enfoncement, et au-dessus une mobilité anormale de la dernière fausse côte. Quand le malade est debout, à la place du sillon apparaît une tumeur ovalaire à grand diamètre horizontal, mesurant 7 ou 8 centimètres, à petit diamètre vertical de 5 ou 6 centimètres. Elle est fluctuante comme un abcès froid, elle se réduit avec facilité en faisant entendre un gargouillement caractéristique [3]. (Résumée.)

M. le Dr Marmisse, vérificateur des décès à Bordeaux,

[1] *Gazette médicale de Paris*, 1839, pag. 223.
[2] *Gazette médicale de Paris*, 1858, pag. 663.
[3] *Gazette des Hôpitaux* du 31 août 1861.

a trouvé, sur le cadavre d'une vieille femme, une hernie lombaire gauche aussi grosse qu'une tête de fœtus à terme. Après informations prises, il nous dit que cette femme, âgée de 62 ans, portait depuis vingt ans sa hernie, sans la contenir d'aucune manière et sans en éprouver la moindre incommodité [1].

En 1864, M. le Dr Basset (de Toulouse) a publié dans l'*Union médicale* l'observation suivante de hernie lombaire, que nous reproduisons ici en substance.

Jeune homme de 18 ans, grand, fort, robuste. Il se présenta au Dr Basset, dans le mois de février 1864, pour être opéré d'une tumeur de la région postérieure du flanc gauche, qu'un autre médecin avait prise pour un simple lipome, et dont il avait conseillé l'ablation. — Cette tumeur, que le malade avait vue se développer vers l'âge de 7 à 8 ans, avait alors le volume d'une pomme ordinaire. Le Dr Basset allait inciser les téguments, quand le souvenir du fait de J.-L. Petit lui vint à l'esprit. Il examina alors plus attentivement la tumeur, et il ne tarda pas à se convaincre qu'il avait affaire à une véritable hernie. Il se contenta donc de prescrire à son malade l'usage habituel d'une simple ceinture de gymnase [2].

Tels sont les cas de hernie lombaire que nous avons relatés dans notre Mémoire de 1866. Nous aurions pu certainement en augmenter le nombre aujourd'hui, en puisant aux nouvelles sources bibliographiques que nous avons indiquées ; mais nous avons préféré ne reproduire ici que le résultat de nos recherches personnelles. Il est

---

[1] *Gazette des Hôpitaux*, 1862, pag. 170.
[2] *Union médicale*, 1864, tom. II, pag. 575.

pourtant quelques observations, offrant certaines particularités peu communes, qu'il nous faudra mentionner
et même analyser dans le courant de ce travail.

A cette place, nous signalerons le fait que M. Hardy
a communiqué en 1869 à l'Académie de Médecine et
qui a suscité les travaux entrepris depuis sur ce point de
pathologie externe.

J. B..., 30 ans, modiste, habituellement bien portante, admise
à l'hôpital Saint-Louis en janvier 1869 pour une paraplégie syphilitique. — Elle était à l'hôpital depuis quelque temps lorsqu'un
jour, en faisant de violents efforts de défécation, elle éprouva dans
le flanc gauche une douleur vive avec sensation de craquement.
En y portant la main, elle y trouva une tumeur que M. Hardy reconnut être une hernie. Cette hernie siégeait au-dessus de la crête
iliaque, à trois travers de doigt de l'épine iliaque antéro-supérieure. A large base, de forme hémisphérique, du volume du poing
environ, cette tumeur était sans changement de couleur à la peau,
indolente, molle, dépressible, sonore à la percussion et facilement
réductible, avec gargouillement caractéristique ; mais elle reparais-
sait non moins facilement sous l'influence du plus petit effort.

Chose remarquable, après la réduction, on percevait nettement
sur le rebord de la crête iliaque, dans le point correspondant à la
tumeur, une échancrure, peut-être congénitale, peut-être acquise
(d'origine syphilitique), qui n'avait par peu contribué sans doute
à la production de la hernie. (Résumée.)

Suivant M. Huguier, c'est plutôt par cette échancrure
que par le triangle anatomique signalé par J.-L. Petit que
la hernie s'était faite. D'ailleurs, à son avis, le nom de
hernie lombaire est tout à fait impropre, car il ne peut se
faire de hernie intestinale dans la région des lombes proprement dite.

De ce fait, il faut rapprocher celui qu'a publié récemment Julius Wolff[1].

Un individu, qui avait été atteint d'ostéomyélite infectieuse de l'os coxal, présentait au-dessus de la crête iliaque, entre les deux épines supérieures de ce nom, une tumeur de la grosseur d'un œuf d'oie, réductible, avec gargouillements, reparaissant sous l'influence du moindre effort, offrant en un mot tous les caractères d'une hernie. Et, dans ce cas encore, la hernie réduite, on sentait l'anneau, ayant les dimensions d'une pièce de un mark, à travers lequel pouvaient passer deux doigts pénétrant presque dans la fosse iliaque interne, limité en bas par une échancrure taillée sur le bord supérieur de l'ilium, produite sans doute par les lésions antérieures de cet os. Du reste, cette hernie, à en juger par sa situation, avait certainement eu lieu par le triangle de J.-L. Petit.

En dehors de ces cas tout à fait exceptionnels de lésions osseuses favorisant la production d'une hernie lombaire, le petit nombre d'observations de cette variété de hernie consignées dans les auteurs et dans les feuilles périodiques prouve assez que le développement de ces ectopies viscérales a besoin, pour se faire, de certaines conditions anatomiques sur lesquelles nous devons maintenant fixer notre attention.

Rappelons d'abord le point des parois abdominales où se montre la hernie qui fait l'objet de ce mémoire. Il a été

[1] Julius Wolff ; *Archiv. f. klin. Chir.*, 1880. Bd. XXV, Heft. 4.

parfaitement indiqué par J.-L. Petit lui-même : c'est entre le bord externe du muscle grand dorsal, des muscles de la masse commune et du carré des lombes, d'une part, et le bord postérieur des muscles grand et petit obliques de l'abdomen, d'autre part; au-dessus de la crête iliaque et au-dessous de la dernière fausse côte.

Quels sont les divers plans anatomiques qui entrent dans la composition de cette région des parois abdominales ; quel est leur mode de superposition ; quel trajet, quelle direction y affectent les vaisseaux et les nerfs ? Cette étude nous éclairera sur le mode de formation de la hernie dont elle peut être le siège.

La peau de cette région n'offre aucune particularité digne d'être signalée.

Le tissu cellulaire sous-cutané, épais, abondant, peut être facilement séparé en deux couches bien distinctes : une première , immédiatement sous-dermique , plutôt aréolaire que lamellaire, faisant suite à la couche celluleuse sous cutanée des régions voisines, contenant dans ses vacuoles un grand nombre de petits pelotons adipeux rougeâtres ; une seconde, manifestement disposée en membrane, confondue en haut avec le tissu cellulaire sous-cutané de la poitrine et de la région abdominale antérieure et supérieure, venant s'insérer en bas sur la crête iliaque et se continuant, en avant, dans la région ilio-inguinale, où elle se fixe sur le ligament de Fallope.

De ces deux couches sous-cutanées, la première constitue la lame superficielle et la deuxième la lame profonde du *fascia superficialis*.

Après avoir enlevé ces deux couches celluleuses, on arrive sur l'aponévrose d'enveloppe du muscle grand oblique de l'abdomen, membrane cellulo-fibreuse assez résistante, mais assez difficile à enlever sous forme de lame continue, à cause de son adhérence au muscle par de nombreux prolongements qu'elle envoie entre ses faisceaux. En arrière, elle se continue avec la gaîne cellulo-fibreuse du muscle grand dorsal, dont le bord externe recouvre et croise généralement le bord postérieur du muscle grand oblique.

Au-dessous de cette aponévrose d'enveloppe du grand oblique on trouve les fibres postérieures de ce muscle dirigées en bas et en avant, d'autant plus obliques qu'elles sont plus inférieures. Insérées en haut par trois ou quatre digitations entre-croisées avec celles du grand dorsal, qui les recouvrent, à la face externe des dernières côtes, suivant une ligne qui se porte en bas et en arrière, ces fibres postérieures du grand oblique, les seules qui doivent nous occuper, viennent se fixer à la moitié antérieure de la lèvre externe de la crête iliaque. Le plus souvent ce bord postérieur du grand oblique est entièrement recouvert par le bord externe du muscle grand dorsal, dont les fibres affectent une direction tout à fait opposée.

Le faisceau iliaque de ce muscle grand dorsal, le seul qui nous intéresse ici, fixé au tiers postérieur de la crête de l'os de ce nom, se porte en effet en avant et en haut, et recouvre complètement le bord postérieur du muscle grand oblique. Dans bon nombre de cas cependant, la superposition du grand dorsal au grand oblique ne se

fait qu'à une certaine hauteur, variable du reste, au-
dessus de la crête iliaque, et il reste au-dessous de l'en-
tre-croisement de ces deux muscles, dont les fibres suivent
une direction contraire, un espace triangulaire plus ou
moins étendu, qui laisse voir les fibres du petit oblique
situé au-dessous (*triangle de J.-L. Petit*). Ce défaut de
superposition du grand dorsal au grand oblique dispose
dans une certaine mesure à la formation de la hernie
lombaire. Suivant H. Braun, il résulterait des recherches
de Lesshaft, faites sur 108 cadavres d'adultes et 35 cadavres de nouveau-nés, que le triangle de J.-L. Petit existe
sur la plupart des adultes. Chez l'homme, il ne manque
qu'une fois sur 4 ou 5 sujets, et plus rarement encore
chez la femme ; chez les nouveau-nés, au contraire, ce
triangle ne se rencontre qu'une fois sur 4 sujets environ.

Quand on a divisé le muscle grand oblique par une
section perpendiculaire à la direction de ses fibres, et
qu'on a rabattu les deux lambeaux, on a sous les yeux
le muscle petit oblique ou oblique interne, séparé du
précédent par une lame celluleuse qui constitue le feuillet
postérieur de l'aponévrose d'enveloppe de ce dernier
muscle. Insérées à l'apophyse épineuse de la dernière
vertèbre lombaire et à la partie postérieure de la crête
iliaque, par des fibres aponévrotiques qui concourent à
former l'aponévrose abdominale postérieure, les fibres
charnues postérieures du petit oblique, les seules dont
les rapports nous intéressent, se portent en haut et un
peu en avant, pour venir se fixer par de courtes fibres

aponévrotiques au bord inférieur et au sommet de la dernière côte.

Quant aux fibres qui naissent de l'interstice de la crête iliaque, d'autant plus obliques en haut et en avant qu'elles sont plus postérieures, elles se terminent : les supérieures, au bord inférieur des cartilages des neuvième, dixième et onzième côtes, en s'unissant aux muscles intercostaux internes ; les autres à l'aponévrose abdominale antérieure. Mais nous n'avons pas à suivre ici toutes ces fibres.

Ce qu'il nous importe de savoir, c'est que l'aponévrose postérieure du petit oblique n'occupe pas toute la hauteur de la région lombaire ; qu'il y a *entre cette aponévrose et le bord externe du muscle carré des lombes un triangle dont le troisième côté est formé par le bord inférieur de la dernière côte*, et dont l'aire est occupée par l'aponévrose postérieure du muscle transverse de l'abdomen, sur laquelle nous reviendrons dans un instant. On sait, en effet, que le carré des lombes, né par des digitations du bord inférieur de la douzième côte et des apophyses transverses des quatre premières vertèbres lombaires, vient s'insérer au ligament ilio-lombaire et à la partie postérieure de la crête iliaque. De sorte que, s'il existe déjà un peu d'écartement des bords contigus des muscles grand dorsal et grand oblique, la production de la hernie lombaire se trouve facilitée, surtout si, comme l'a vu plusieurs fois M. Cruveilhier [1], l'insertion du petit

---

[1] Cruveilhier ; *Anat. descriptive*, tom. I, pag. 522, 6ᵉ édit. Paris, 1862.

oblique à la douzième côte vient à manquer, et si, par ce seul fait, l'aire du triangle *lombo-costo-abdominal* ci-dessus indiqué se trouve augmentée.

Après nous, Lesshaft en Allemagne, suivant H. Braun, a fixé son attention sur ce point faible de la paroi abdominale postérieure, qu'il a appelé *triangle lombaire supérieur*, par opposition à la dénomination de *triangle lombaire inférieur* donnée au triangle de J.-L. Petit[1].

Comme on le voit, il faut, pour que la hernie lombaire puisse se produire, la réunion de plusieurs conditions dont l'existence est loin d'être fréquente, d'où la rareté de ce genre de hernie.

Mais revenons à la description de la région lombo-abdominale. — Au-dessous du muscle petit oblique, on trouve le muscle transverse, dont le nom rappelle la direction des fibres. Les insertions postérieures, les seules qui appartiennent à la région, se font, en haut, à la face interne des six dernières côtes, par des digitations qui s'entre-croisent avec celle du diaphragme ; en bas, aux trois quarts antérieurs de la lèvre interne de la crête iliaque, par des fibres très courtes ; et entre ces deux points à une aponévrose trifoliée qui se fixe au sommet des apophyses épineuses, au sommet et à la base des apophyses transverses lombaires.

Cette aponévrose, qui occupe précisément la région dont nous faisons l'étude, et qu'on aperçoit dans l'aire du triangle formé par le bord postérieur du petit oblique, la

---

[1] H. Braun, *loc. cit.*, pag. 24 du tirage à part.

dernière côte et le bord externe du carré des lombes, est constituée par des fibres à direction antéro-postérieure, assez peu résistantes, se laissant facilement érailler, au-dessous desquelles on voit très bien se dessiner les anses intestinales, et entre lesquelles passent de petits faisceaux vasculoso-nerveux sur lesquels nous reviendrons tout à l'heure.

Des trois feuillets de terminaisons de cette aponévrose, le superficiel passe entre le grand dorsal et les muscles spinaux de la masse commune, se confond avec l'aponévrose du premier et se fixe aux apophyses épineuses des vertèbres lombaires ; le moyen sépare les derniers de ces muscles du carré des lombes et s'insère au sommet des apophyses transverses des mêmes vertèbres ; le profond, enfin, passe au-devant du carré des lombes et va s'attacher à la base de ces mêmes apophyses transverses.

Au-dessous du muscle transverse apparaît le tissu cellulaire sous-péritonéal, tassé chez quelques sujets en véritable membrane cellulo-fibreuse que l'on a appelée *fascia propria.*

Enfin, au-dessous de cette couche celluleuse, on rencontre le péritoine et la masse intestinale.

Les vaisseaux de cette région, les artères surtout, méritent de fixer un instant notre attention.

Les principales sont : la dernière intercostale aortique, qui suit le bord inférieur de la dernière côte ; les quatre artères lombaires, la branche ascendante de l'ilio-lombaire et la branche horizontale de la circonflexe iliaque.

La première de ces artères est considérée par quelques

anatomistes comme appartenant à la série des artères lombaires [1]. Mais, à l'exemple de tous les auteurs classiques, nous la mettons au nombre des intercostales aortiques. Il suffit de s'entendre.

Cette intercostale aortique inférieure, la plus grosse de toutes ses homonymes, naît entre la douzième vertèbre dorsale et la première vertèbre lombaire, en arrière des piliers du diaphragme, passe sous le muscle psoas et se divise en deux branches : l'une postérieure ou dorso-spinale, l'autre antérieure ou abdominale, la seule dont les rapports aient pour nous quelque intérêt.

Placée quelquefois en arrière, mais plus souvent en avant de l'attache supérieure du muscle carré des lombes, auquel elle fournit quelques rameaux, cette branche artérielle se porte en dehors et en bas et perfore l'aponévrose postérieure du muscle transverse au niveau du bord externe du carré des lombes, tantôt au-dessus, tantôt au-dessous du bord postérieur du muscle petit oblique. Elle chemine alors, suivant le cas, soit au-dessus, soit au-dessous de ce dernier muscle, qu'elle traverse bientôt, quand elle ne contourne pas son bord postérieur, se place entre lui et le grand oblique et descend jusqu'à la partie moyenne de la crête iliaque, où elle s'anastomose avec l'artère circonflexe iliaque.

L'orifice aponévrotique du transverse, qui livre passage à cette branche artérielle, offre une disposition qu'il nous faut spécialement noter. Les fibres aponévrotiques

---

[1] Voy. Theile ; *Encyclopédie anat.*, tom. III, pag. 525.

s'écartent, laissent entre elles un léger intervalle limité
de chaque côté par deux petits faisceaux entre lesquels
passe l'artère en question, comme le cordon spermati-
que entre les deux piliers de l'anneau inguinal externe. Il
y a donc là un point de l'aponévrose du transverse naturellement disposé à s'érailler et à laisser sortir l'intestin
de la cavité abdominale. Or, si le bord postérieur de
l'oblique interne présente une inclinaison antérieure
plus marquée que de coutume, et si, comme nous l'avons
vu deux fois sur sept sujets que nous avons disséqués
à cette intention, la dernière artère intercostale perfore
l'aponévrose du transverse au-dessus de ce bord, c'est-
à-dire si le point d'émergence de cette artère se trouve
dans l'aire du *triangle lombo-costo-abdominal*, toutes
les conditions favorables à la production. de la hernie
lombaire se trouvent réalisées.

L'artère que nous venons de décrire est sans contredit
la plus importante de la région lombo-abdominale; nous
ne devons pas cependant passer complètement sous
silence les artères lombaires.

Des quatre artères lombaires aortiques, la première
n'est pas constante, elle est souvent fournie par la dernière intercostale. Sa branche antérieure, qui passe en
arrière du muscle carré des lombes, entre ce muscle et
le feuillet moyen de l'aponévrose du transverse, suit
d'abord de près le bord inférieur de la douzième côte,
puis s'infléchit bientôt en bas, et, descendant presque
verticalement le long du bord externe du carré des lombes, va se terminer dans la partie la plus reculée du

muscle transverse. Elle est toujours d'un très petit calibre.

La seconde artère lombaire, née entre la deuxième et la troisième vertèbre de ce nom, est aussi peu importante. Sa branche antérieure, très courte, se perd dans le muscle carré des lombes, derrière lequel elle est située.

La troisième artère lombaire, au contraire, qui naît de l'aorte entre la troisième et la quatrième vertèbre des lombes, a une branche antérieure qui mérite une mention spéciale, à cause même du volume relativement considérable qu'elle présente. Placée à son origine entre les muscles grand psoas et carré des lombes, auxquels elle fournit plusieurs anneaux, cette branche artérielle passe ensuite, comme les précédentes, en avant du feuillet moyen de l'aponévrose du transverse, derrière le carré des lombes, et, après avoir dépassé le bord externe de ce dernier muscle, se porte vers la partie antérieure de la crête iliaque, où elle s'épuise dans les muscles de la fesse. Appliquée, à sa sortie de la gaîne du carré des lombes, contre la face profonde de l'aponévrose postérieure du transverse, elle la perfore plus loin, en dessous et en avant du point d'émergence de la dernière intercostale, se place entre le transverse et le petit oblique, puis bientôt entre ce dernier et l'oblique externe, qu'elle traverse aussi immédiatement pour aller se perdre dans les muscles de la région fessière.

La branche antérieure de la quatrième artère lombaire, bien que restant en avant du carré des lombes, se comporte, en définitive, à peu près de la même manière. Elle est seulement plus rapprochée de la crête iliaque et donne plusieurs rameaux au muscle de ce nom. Elle est souvent fournie par l'artère sacrée moyenne.

La branche ascendante de l'artère ilio-lombaire ne présente pour nous qu'un intérêt très secondaire, puisqu'elle remonte, cachée par le muscle psoas, le long des vertèbres lombaires, pour se distribuer au psoas lui-même et au carré des lombes. Ajoutons seulement qu'elle s'anastomose avec la dernière lombaire, dont elle tient la place dans quelques cas.

La branche horizontale de l'artère circonflexe iliaque ne mérite pas non plus de nous arrêter longtemps. Elle suit la direction de la crête iliaque, marche d'avant en arrière, entre le bord périphérique du muscle iliaque et le bord inférieur du transverse, et se termine en s'anastomosant avec la quatrième lombaire.

Quant aux veines de cette région, elles suivent le trajet des artères.

Les nerfs viennent de la branche antérieure de la douzième paire dorsale, que quelques anatomistes, Haller entre autres, rangent parmi les nerfs du plexus lombaire, et de la branche antérieure de la première paire lombaire divisée elle-même en deux branches : la grande et la petite abdomino-génitales.

Au point de vue chirurgical, pour le cas où la hernie lombaire viendrait à s'étrangler, la connaissance du trajet de ces nerfs est bien moins importante que celle du trajet des artères ; aussi dirons-nous seulement que la branche antérieure de la douzième paire dorsale, jusque vers le milieu de sa course, est le nerf satellite de l'artère intercostale aortique correspondante, et que la grande abdomino-génitale, au moment où elle perfore le transverse, s'accole à la branche antérieure de la troisième artère lombaire qui accompagne sa branche cutanée fessière.

Sur le malade de Braun, l'autopsie a démontré que l'orifice herniaire, situé en dehors du triangle de J.-L. Petit, correspondait au point d'émergence cutanée du dernier nerf intercostal. Dans ce cas, on peut supposer, avec Braun, que le siège de l'ouverture herniaire tenait à la marche suivie par l'abcès ossifluent des vertèbres lombaires qui avait ouvert la voie aux viscères abdominaux. Il n'est pas rare, en effet, de voir les suppurations osseuses du rachis effectuer leur migration le long des branches nerveuses.

Les vaisseaux lymphatiques de la région lombo-abdominale nous intéressent trop peu, en cette occurrence, pour que nous ayons à les décrire. D'ailleurs, nous ne les avons jamais injectés.

D'après ces données d'anatomie normale, nous pouvons juger quelles doivent être les enveloppes de la hernie lombaire. De la peau aux viscères, on trouve successivement : la peau elle-même, les deux couches du *fascia superficialis* et le péritoine, doublé de son *fascia propria*, formant le sac. Le grand oblique et le grand dorsal, repoussés par la tumeur, l'un en avant, l'autre en arrière, recouvrent son pédicule sur une étendue plus ou moins considérable.

Inutile de revenir sur la disposition de ces divers
plans anatomiques; l'enveloppe péritonéale seule fixera
un instant notre attention. D'ailleurs, il est évident, si la
hernie est de date un peu ancienne et si elle n'a pas été
maintenue réduite, que la séparation des diverses couches celluleuses environnantes doit être difficile.

Eu égard au sac de la hernie lombaire, nous pouvons
d'abord nous demander s'il est constant, s'il n'est pas de
ces hernies qui en soient dépourvues. — La réponse
à cette question est peu aisée, vu que la science ne
possède qu'un bien petit nombre d'observations de ce
genre de hernie avec examen anatomique de la tumeur.
Nous ignorons quelle était la disposition du collet du
sac de la hernie lombaire étranglée dont parle J.-L.
Petit, et qu'il a probablement opérée. Il a laissé son
observation inachevée, promettant d'y revenir ultérieurement, et il ne l'a pas fait. C'est en vain, effectivement,
que nous avons cherché dans plusieurs endroits de son
Traité des maladies chirurgicales la suite de cette observation. A la vérité, nous ne connaissons pas dans tous leurs
détails les œuvres de J.-L. Petit; mais Boyer [1], qui mérite bien d'être cru, affirme que Petit n'a pas tenu sa
promesse.

Ravaton, dans l'opération de la kélotomie lombaire qu'il
a pratiquée, trouva un sac contenant une portion de l'épiploon suppurée et trois petites circonvolutions de l'intestin grêle. — Sur le malade observé par M. Larrey et

[1] Boyer ; *Traité des Maladies chirurgicales.* Paris, 1822, tom. VIII,
pag. 327.

dont la nécropsie fut faite plus tard à Cayenne par M. J. Mayer, médecin de la marine, une portion de l'épiploon formait aussi la hernie et se trouvait sans nul doute aussi entourée d'un sac, bien qu'il n'en soit pas question dans la relation de cette autopsie. — M. Braun a également rencontré un sac sur son malade dont il a pu faire l'examen *post mortem*. Dans ce cas particulier, la hernie ne correspondait pas exactement, ainsi que nous l'avons déjà dit, au triangle de J.-L. Petit; elle s'était produite, selon toute probabilité, par l'orifice d'émergence superficielle de la branche cutanée fessière de la dernière paire nerveuse intercostale, qu'avait suivie un abcès par congestion lombaire ayant ouvert la voie aux viscères abdominaux herniés. — Cette autopsie étant la seule un peu complète consignée dans la littérature, nous en donnerons ici la traduction textuelle. Disons tout d'abord que, quinze jours avant la mort du malade, la hernie avait complètement disparu par suite du décubitus prolongé.

« Les organes internes furent trouvés normaux. Dans la région lombaire gauche, là où la tumeur avait été observée pendant la vie, la peau était normale, se déplaçait facilement. Après l'avoir enlevée, on voyait de ce même côté, à dix centimètres des apophyses épineuses des vertèbres lombaires, et couvert par une mince couche de tissu cellulaire, *l'orifice du sac herniaire entouré en avant, en haut et en arrière par les fibres tendineuses rigides du muscle très large du dos, limi en bas par la crête iliaque. Il était incliné d'avant en arrière et de bas en haut, et mesurait vingt-huit millimètres sur le diamètre horizontal et six centimètres en diamètre vertical.* L'ouverture, qui se continuait dans la cavité abdominale à travers les muscles oblique interne et transverse, conduisait directement sur le tissu cellulaire lâche placé derrière et autour du côlon descendant. *De ce côté, il n'y avait pas de triangle de Petit ; les fibres du muscle oblique externe allaient directement jusque vers celles du muscle très large du dos.* Qu'avait contenu la hernie au moment de son existence ? C'est ce qu'on ne peut déterminer avec exactitude; au moment de l'autopsie, il n'y avait pas de viscère dans l'orifice, et l'on ne put rien faire sortir en appuyant sur le cadavre; peut-être était-ce le côlon descendant qui se trouvait tout contre l'orifice du sac herniaire.

»A l'examen de la région lombaire droite, on trouva une ouverture plus petite, placée tout à fait symétriquement, mais un peu plus parallèle à la crête de l'os iliaque, qui mesurait dix-huit millimètres en diamètre horizontal et cinq centimètres en diamètre vertical, et à travers laquelle jamais aucun viscère n'était sorti pendant la vie du sujet. »

D'après ces quelques faits connus, il est donc permis de croire que l'absence de sac dans les hernies lombaires doit être une rare exception. La hernie du cœcum ou du côlon ascendant, à droite, celle du côlon descendant, à gauche, pourraient seules, à la rigueur, manquer d'enveloppe péritonéale; mais si l'on considère que l'existence des méso-côlons lombaires se rencontre encore assez souvent, bien qu'elle ne soit pas la règle, on peut admettre facilement que, dans la très grande majorité des cas, la hernie lombaire est pourvue d'un sac. D'ailleurs, les portions verticales du gros intestin doivent avoir d'autant plus de tendance à sortir de la cavité abdominale qu'elles sont plus mobiles, c'est-à-dire qu'elles sont précisément munies d'un méso; mais alors l'existence d'un sac est forcée, sauf, bien entendu, pour les hernies qui se montrent immédiatement après une rupture des muscles de la région, avec déchirure du péritoine pariétal.

A proprement parler, ce sac ne doit pas avoir habituellement de collet, puisque d'ordinaire son orifice de communication avec la cavité péritonéale est très large, à en juger par les faits connus. Dans tous ceux, en effet, qui ont été publiés avec quelques détails, il est question d'une tumeur à large base, facilement réductible, laissant à sa place, une fois réduite, une ouverture pouvant admettre plusieurs doigts.

C'est cette absence de collet qui donne au sac une forme à peu près toujours la même, celle d'un segment de sphère plus ou moins considérable, en rapport avec les dimensions de l'ouverture qui a livré passage aux viscères abdominaux.

Il n'est pas impossible d'ailleurs qu'un véritable collet se constitue, si l'ouverture par laquelle s'est faite la hernie est étroite, et si, par la sortie d'une grosse masse intestinale, le fond du sac acquiert des proportions inaccoutumées.

Ce collet doit aussi, à la longue, se fixer au pourtour de l'anneau fibreux qui l'entoure, et des adhérences plus ou moins solides de la face externe du sac avec les fascias qui l'enveloppent, doivent également se produire si la hernie est ancienne et non maintenue. Ne peut-on pas attribuer à des adhérences de la face externe du sac avec le tissu cellulaire sous-cutané ce sillon antéro-postérieur de la peau occupant, chez le malade de M. Chapplain, la place de la hernie, quand celle-ci était réduite et que le sac lui-même tendait à rentrer dans la cavité abdominale ?

Mais finissons là ces considérations sur l'anatomie pathologique des hernies lombaires; seules pourront un jour éclairer ces points encore ignorés de l'histoire de ces hernies les recherches cadavériques ultérieures. Pour le moment, celles dont nous sommes en possession sont tout à fait insuffisantes.

Les dispositions anatomiques favorisant la formation de ces hernies étant connues, étudions maintenant les causes de leur production. Ces causes, comme pour toutes les hernies, sont prédisposantes ou déterminantes.

Parmi les premières, il faut compter toutes celles qui peuvent affaiblir, en la distendant outre mesure, l'aponévrose postérieure du transverse, qui peuvent dilater les ouvertures vasculaires dont elle est perforée et érailler ses fibres. Par conséquent, les grossesses répétées, les grossesses composées auxquelles certaines femmes sont très disposées, la grossesse simple avec hydraminos, l'ascite, l'accumulation d'une grande quantité de graisse dans le tissu cellulaire sous-péritonéal, dans l'épiploon, dans le mésentère, qui donne aux viscères abdominaux un volume disproportionné à la capacité du ventre, peuvent être considérées comme des causes prédisposantes de ces hernies. — C'est pendant le cours d'une grossesse que se forma la hernie lombaire dont J.-L. Petit nous a laissé l'histoire. — C'est aussi après plusieurs grossesses que, chez la femme dont parle Pelletan, des hernies multiples s'étaient produites à la circonférence du ventre. Il est vrai, comme nous l'avons déjà fait remarquer, que l'existence d'une hernie lombaire ne se trouve pas explicitement indiquée dans cette observation, mais le fait de Petit reste, ainsi que celui du Ravaton dont nous reparlerons plus loin. ——·Sur une vieille femme atteinte de hernie lombaire gauche, présentée, en 1869, par M. Marquez[1] à la Société médicale de Haut-Rhin, la tumeur s'était manifestée à la suite de plusieurs couches laborieuses. —— C'est à l'extrême obésité du sujet que M. Marmisse a attribué la formation de la hernie lombaire qu'il a rencontrée dans l'exercice de ses fonctions de médecin vérificateur des décès. Quelque peloton adipeux, développé dans le tissu cellulaire sous-péritonéal, serait venu, d'après cet auteur, s'engager dans une des ouvertures vasculaires de l'aponévrose du transverse et, en agrandissant cette ouverture, aurait créé un passage aux viscères abdominaux.——Suivant M. Gosselin[2], son malade de la Charité présentait aussi un cas « de lipome herniaire » formé probablement par la sortie de pelotons adipeux de l'atmosphère graisseuse du rein ayant entraîné un peu de péritoine, et, dans ce sac, était venue se loger une portion d'intestin.

L'hérédité, qui, en transmettant certaines dispositions

---

[1] Marquez ; *Gaz. médic. de Strasbourg*, 1869, n° 23, pag. 274.— Le même numéro de ce journal mentionne deux autres observations de hernie lombaire : l'une de M. Lévy, l'autre de M. Triponel.

[2] Gosselin ; *Gaz. médic. de Paris*, mars 1881. Leçon clinique publiée par M. Assaky.

anatomiques des parois de l'abdomen et de leurs ouvertures, a une influence incontestable sur la production des hernies inguinales, est la seule cause invoquée par M. Basset pour le cas de hernie lombaire qu'il a eu occasion d'observer. Le grand-père, le père et autres ascendants de son malade étaient hernieux. On comprend, en effet, qu'il ait pu y avoir chez ce sujet une faiblesse originelle et héréditaire de l'aponévrose du transverse, et un développement peu considérable des muscles qui la recouvrent ; d'où, migration facile hors de la cavité abdominale des viscères, sous l'influence d'un effort. — Chez la petite fille de trois ans affectée de hernie lombaire congénitale dont parle William Colles et dont nous avons déjà signalé le cas précédemment, l'hérédité était-elle pour quelque chose dans la genèse de l'ectopie viscérale, ou bien y avait-il quelque vice de conformation de la paroi abdominale ? On ne sait. — Dans le fait remarquable de A. Monro [1], double hernie lombaire congénitale formée par les deux reins : Enfant de six mois chez qui ces deux organes étaient sortis de l'abdomen par de si larges ouvertures à travers les muscles des lombes, qu'ils n'étaient recouverts que par les membranes communes, rentraient avec la plus grande facilité et ne pouvaient être que difficilement contenus, on ne peut invoquer qu'un arrêt de développement.

Au nombre des causes déterminantes nous devons placer en première ligne les coups violents portés sur la

---

[1] A. Monro, cité par H. Braun, *loc. cit.*, pag. 8 et 9 du tirage à part.

région lombo-abdominale. Chez le malade dont nous
avons raconté l'histoire, un violent coup de poing asséné
dans le flanc gauche a été la cause du développement de
la hernie. Le malade de Lassus avait reçu un coup de
timon de carrosse dans le côté droit du ventre. Un accident analogue a produit la hernie du malade dont
M. Chapplain a rapporté l'observation : cet homme avait
eu le corps pris entre un mur et le bras d'une charrette.
Un maçon, dont Schraube[1] a décrit avec soin la hernie
lombaire, s'était heurté à une pierrre. Un malade, dont
parle Verdier[2], avait fait une chute sur la région lombaire droite. La hernie lombaire du jeune malade de
MM. Decaisne et Van Varenberg était survenue après une
chute de trente pieds de hauteur sur des palissades.

Dans ce dernier cas, ainsi que chez le malade de
Schraube, la tumeur s'est produite au moment même de
l'accident. Il n'est pas douteux, par conséquent, qu'il n'y
ait eu dans la région du triangle de J.-L. Petit, et sans
altération notable de la peau, division, déchirure des
tissus fibreux profonds qui constituent la paroi abdominale en ce point, et que les viscères ne soient sortis immédiatement par cette déchirure, pour venir former tumeur
sous la peau. La grande élasticité dont jouissent les téguments de l'abdomen permet de comprendre leur intégrité complète dans ces circonstances. On trouve dans le

---

[1] Schraube ; *Preussische medicinal Zeitung*, 1863, n° 34 ; d'après
Braun, *loc. cit.*, pag. 17 du tirage à part.

[2] Verdier ; *Traité pratique des hernies*, 1840, Obs. LV.

Journal de Desault[1] l'observation d'un enfant de 9 ans qui mourut promptement des suites d'une chute qu'il fit d'un premier étage sur le pavé, et qui présentait sans lésion de la peau, à la partie externe de la région ombilicale, une tumeur ovalaire facilement réductible, formée par les intestins sortis à travers une large déchirure du péritoine et des muscles. D.-J. Larrey[2] a vu une balle morte frapper le ventre, rompre un des muscles droits et les tissus fibreux sous-jacents, et produire instantanément la saillie des viscères au dehors, tandis que la peau était restée intacte. M. Legouest a observé de son côté plusieurs faits de ce genre. Les cas de hernie lombaire relatés par MM. Decaisne et Van Varenberg, par Schraube, sont donc des *hernies traumatiques immédiates* à travers des déchirures instantanées des plans musculo-fibreux de la région, en tout comparables aux autres hernies ventrales traumatiques immédiates dont nous venons de citer quelques exemples. Il est bien dit, dans l'observation de MM. Decaisne et Van Varenberg, que la contusion du ventre siégeait à droite, tandis que la hernie était à gauche ; mais ce dernier côté n'avait-il pas été contusionné dans la chute ? Quels témoins de l'accident ? Comment comprendre autrement la production de la hernie ?

Au reste, les choses ne se passent pas habituellement de cette façon, dans les cas de hernie lombaire survenue après des contusions plus ou moins violentes de la région lombo-abdominale. La tumeur ne se montre qu'un temps

---

[1] *Journal de Desault*, tom. I, pag. 377.

[2] D.-J. Larrey ; *Mémoires de Chirurg. milit.*, tom. II, pag. 332.

plus ou moins long après le trauma. Ainsi, chez notre malade, la hernie n'a paru que quelques mois après le coup de poing reçu dans le flanc. De même, les malades de Lassus et de M. Chapplain n'ont vu leur hernie se développer que trente jours après l'accident. Un matelot observé par A. Monro le jeune [1], en soulevant une barrique de sucre, reçut un coup violent dans le dos, et six mois plus tard seulement présenta une hernie lombaire de la grosseur d'une orange.

Dans tous ces cas, l'agent contondant, trop faible pour diviser complètement les plans musculo-fibreux profonds de la paroi abdominale, produit, au point sur lequel il agit, une telle diminution de la résistance de ces parties fibro-charnues, qu'elles cèdent, dans la suite, à la pression intérieure des viscères, et que, sous l'influence même d'un léger effort, ces viscères viennent un jour faire hernie sous la peau. Du reste, cet affaiblissement, ce défaut de résistance des muscles et des aponévroses du ventre après les contusions, se rencontre ailleurs que dans la région lombaire. Boyer[2], pour ne citer qu'un exemple, a vu une hernie se développer sur un homme qui avait reçu un coup de pied de cheval sur la partie moyenne latérale droite de l'abdomen. Si, dans la région lombaire, ces effets paraissent plus souvent se produire, c'est que là existent des dispositions anatomiques toutes

---

[1] A. Monro Jun. ; *The morbid anatomy of the human gullet, stomach and intestines.* Edinburgh, 1811, pag. 374, d'après Braun, *loc. cit*, pag. 15 du tirage à part.

[2] Boyer; *loc. cit.*, pag. 325.

particulières, des interstices musculaires sur lesquels nous avons suffisamment appelé l'attention de nos lecteurs.

Comme on le voit, la manière dont agissent les contusions pour donner lieu à une *hernie lombaire traumatique consécutive* se rapproche beaucoup plus du mode d'action des causes prédisposantes que des causes déterminantes. Il en est de même des abcès.

Les collections purulentes formées dans l'épaisseur des muscles de la région lombo-abdominale, en détruisant les plus charnus, ont plus d'une fois a été la cause première de la manifestation d'une hernie lombaire. Le plus bel exemple en ce genre que nous puissions citer est l'observation communiquée par M. H. Larrey à l'Académie de Médecine. Nous la résumerons de la façon suivante.

M. B..., officier d'infanterie de marine, avait reçu le 21 juillet 1849, au Sénégal, un coup de feu presque à bout portant. La balle avait atteint la région épigastrique, sur le côté gauche, et avait gagné la région lombo-abdominale correspondante, à la hauteur de la deuxième vertèbre lombaire. Au bout d'un mois environ, cette balle avait pu être extraite. — Tandis que l'ouverture d'entrée du projectile se cicatrisait, l'ouverture de sortie, dès le troisième jour de l'extraction, suppurait abondamment. Longtemps après encore, il sortait par cette ouverture des fragments de linge, mais jamais de fragments osseux. Le malade se rétablit.

Tout à coup, en mars 1850, en faisant un effort, il éprouva une sensation étrange un peu en avant et au-dessus de la cicatrice, et s'aperçut qu'il y avait encore là une tumeur de la grosseur d'un petit œuf de poule. Elle était molle, dépressible, facilement réductible, et les efforts d'expulsion lui donnaient un accroissement sensible de volume. Le malade entra alors à l'hôpital de Saint-Louis, où sa tumeur fut d'abord prise pour un abcès. On parlait déjà de

l'ouvrir, quand le diagnostic de hernie fut enfin établi. Des médecins réunis en consultation, l'un pensait à une hernie du poumon,
un autre à une entérocèle, un troisième à une épiplocèle. En fin de
compte, on appliqua sur cette hernie un bandage fait avec une
pelote de charpie et une large bande en coutil. Le malade ne put le
supporter, il déterminait des vomissements. Il fallut le supprimer.
Vingt jours se passèrent ainsi, pendant lesquels la tumeur, sans
grossir beaucoup, devenait plus saillante momentanément, sous
l'influence de la toux, de la défécation et d'autres efforts. M. B...
quitta ensuite l'hôpital et maintint sa hernie avec un bandage ordinaire de hernie abdominale.

En 1851, cet officier, rappelé en France, fut visité à Metz par
MM. Henot et Scoutetten, et le 1er octobre entra au Val-de-Grâce
dans le service de M. H. Larrey.

Au-dessus de la cicatrice qui existe vers le côté externe de la
région lombaire gauche, au niveau du bord inférieur de la dernière côte, surgit une tumeur de forme ovalaire, du volume d'un
petit œuf de poule, sans modification aucune de la peau, susceptible d'accroissement par les efforts d'expulsion. Molle, dépressible à la palpation, elle est complètement réductible sous une
pression plus forte et susceptible d'être facilement contenue. Les
doigts, dans cette exploration, ont la sensation très nette de l'existence d'une ouverture profonde, irrégulièrement arrondie, formée
par un anneau fibreux au-devant duquel se trouve une petite
masse globuleuse qui se pelotonne, s'affaisse et finit par franchir
l'orifice. Cette masse n'a pas la consistance pâteuse d'une épiplocèle ni la consistance élastique d'une anse intestinale. La tumeur
est mate à la percussion et disparaît dans le décubitus latéral droit.
Pas de troubles fonctionnels gastro-intestinaux.

Le malade, après avoir été visité par Sedillot, Vidal (de Cassis)
et Demarquay, quitta le Val-de-Grâce muni d'un bandage,

Plus tard se manifesta une autre hernie dans la région épigastrique.

Enfin M. B... mourut en 1859, à Cayenne, emporté par une

fièvre pernicieuse algide, et l'autopsie démontra que sa hernie lombaire était formée par une portion d'épiploon. En examinant le trajet de l'ancienne blessure, on trouva que la paroi abdominale seule avait été traversée par le projectile, sans lésion d'aucun organe.

Chez le malade de M. Sistach, la hernie se montra à la place qu'avait occupée un abcès consécutif à un extravasat sanguin produit par un éboulement de terre.

Les abcès venant de l'intérieur du ventre, les abcès péri-néphriques, par exemple, lorsqu'ils tendent à s'ouvrir au dehors, les abcès par congestion provenant de la suppuration des vertèbres lombaires lorsqu'ils viennent à proéminer dans la région du triangle de J.-L. Petit, peuvent créér aux viscères une voie de sortie de la cavité abdominale. — Chez un enfant observé par Campbell [1], une hernie lombaire a paru à la suite d'un abcès ossifluent de la colonne vertébrale qui s'était manifesté entre la crête iliaque et la dernière côte. — Nous avons déjà parlé du cas à peu près semblable offert par le sujet de l'observation de Braun.

La destruction de la crête iliaque par la suppuration, dans le point où elle fait partie du triangle de Petit, ouvre une issue facile *in loco* aux viscères abdominaux (cas de Hardy, de Julius Wolff).

Heureusement, dans la plupart des cas dont il vient d'être question, il se fait un épaississement du péritoine

---

[1] Campbell Wellington ; *New case of lumbar hernia.* (*The New-York med. Journ.*, 1874, vol. XIX, pag. 184, d'après Braun) ; et *Gazette médicale de Paris*, 1874, pag. 305.

pariétal, une péritonite plastique protectrice qui, lorsque la suppuration est tarie, fait obstacle à la sortie des viscères.

Enfin, une contraction énergique des muscles abdominaux, un effort, en produisant la rupture de quelques fibres aponévrotiques du transverse, en éraillant une des ouvertures vasculaires de son aponévrose, peut déterminer la formation d'une hernie lombaire.— C'est à la suite d'un faux pas que se produisit la hernie lombaire étranglée dont Garengeot[1] nous a laissé l'histoire, et qu'il n'a constatée qu'après décès, puisque, à son arrivée, il trouva la malade morte. La tumeur, grosse comme une noix, avait son siège entre la crête iliaque et les dernières côtes droites. Au moment de sa réduction sur le cadavre, elle donna lieu à « un bruit assez clair ».

Chez le malade de J. Cloquet, la production de la hernie ne suivit pas immédiatement l'effort auquel il s'était livré. Damours, en effet, on se le rappelle, en soulevant un matelas fort pesant, éprouva dans la région des lombes une vive douleur accompagnée d'une sensation de déchirement, mais sa hernie ne parut que deux mois après. Il est probable pourtant que, si l'effort eût continué, la hernie eût pu se faire immédiatement. D'ailleurs, les douleurs lombaires que ressentit le malade pendant plus d'un mois après l'accident, tenaient peut-être à la présence, dans l'ouverture de l'aponévrose du transverse, d'une

---

[1] Garengeot ; *Traité des opérations de chir.*, 1731, tom. I, pag. 369. Obs. XXIII.

petite anse intestinale encore trop profondément cachée par les muscles pour être reconnue.

Dans deux cas de hernie lombaire droite observés par M. Coze[1], sur deux artilleurs montés, c'est aux grands efforts répétés, à l'entretien de gros chevaux, aux courses à cheval, au maniement des lourdes voitures du train, qu'est attribuée la production de ces hernies, qui avaient bien pour siège le triangle de J.-L. Petit.

Remarquons que ces deux hernies, ainsi que celles de Damours et de la malade de Garengeot, survenues à la suite d'efforts, se sont faites du côté droit, comme toutes les hernies ayant cette origine. On sait en effet que la plus grande fréquence à droite des *hernies de force* est un fait nettement mis en évidence par Malgaigne, et dont il a trouvé l'explication dans l'énergie plus grande et plus souvent mise à contribution des muscles du côté droit.

En terminant ces considérations sur l'étiologie de la hernie lombaire, nous noterons que, d'après les chiffres connus, le sexe est sans influence sur la fréquence de ces hernies. Braun [2], dans sa statistique, a trouvé dix femmes, neuf hommes et un enfant dont le sexe n'est pas indiqué. Si nous ajoutons à ces chiffres les deux cas de Rigodin (un homme et une femme), dont Braun n'a fait aucune mention, les cas de Gosselin et de Julius Wolff, postérieurs au travail de Braun et se rapportant tous deux

---

[1] Coze; *Contribution à l'étude de la hernie lombaire.* (*Revue médicale de l'Est,* 1874, tom. I, pag. 407.)

[2] Braun ; *loc. cit.*, pag. 26.

à des hommes, nous aurons un total de 11 femmes, 12 hommes et 1 enfant de sexe inconnu.

Quelques mots maintenant sur la symptomatologie de la hernie lombaire, avant de parler du diagnostic différentiel des tumeurs de la région.

Cette hernie, située entre les fausses côtes et la partie postérieure de la crête iliaque, entre le bord externe du muscle grand dorsal et le bord postérieur du muscle grand oblique de l'abdomen, se présente sous la forme d'une tumeur arrondie, plus ou moins volumineuse, ordinairement ovalaire, à grand diamètre antéro-postérieur (voir les Observations), sans changement de couleur à la peau.

Elle adhère par une large base aux parties profondes et n'est séparée que par le *fascia superficialis* et le *fascia propria* des téguments, qui, chez la femme observée par M. Marmisse, avaient subi, par le fait de la distension excessive dont ils étaient l'objet, un amincissement tel qu'on les eût dits sur le point de se rompre et les intestins de faire saillie au dehors.

Dépressible, quasi fluctuante, sonore à la percussion, si elle est formée par une anse intestinale contenant des gaz, la hernie de Petit, au contraire, donne un son mat à la percussion, est rénitente, marronnée (cas de J. Cloquet), si elle contient des matières fécales endurcies. Si elle est épiploïque, quoique mate à la percussion et inégale au toucher, elle est molle, pâteuse et surtout indolente à la pression, sauf accidents (irréductibilité, induration, inflammation).

Habituellement peu sensible à la pression, à moins de complications, la hernie lombaire, quand on la comprime d'une manière convenable, rentre facilement, avec ou sans gargouillements, suivant qu'elle est intestinale ou épiploïque, et suivant que l'intestin, quand c'est lui qui forme la tumeur, contient ou non des gaz mêlés à des liquides. Une fois réduite, et elle rentre même d'ordinaire spontanément quand le malade est couché, elle laisse à sa place une ouverture plus ou moins large, que la main perçoit avec la plus grande facilité. (Voir les Observations de J. Cloquet, de M. Chapplain, et la nôtre.....) Les dimensions de cette ouverture varient évidemment suivant le volume de la tumeur que la station debout fait reparaître, et dont plus le petit effort produit une augmentation notable de volume. Enfin, cette tumeur communique à la main qui la touche une impulsion manifeste, lorsque la contraction des muscles abdominaux et du diaphragme se trouve mise en jeu, lorsque le malade tousse, éternue ou se livre à l'acte de la défécation ou de la miction.

La hernie lombaire ne donne que rarement lieu à ces troubles de l'appareil digestif, à ces coliques sourdes, à ces digestions pénibles, à ces éructations fréquentes... que les sujets affectés de hernie crurale ou inguinale éprouvent assez habituellement. Jusqu'au moment où J.-L. Petit fut appelé auprès de sa malade, aucun des accidents des hernies ne s'était produit ; personne même ne soupçonnait que la tumeur fût une hernie. La femme qu'a vue M. Marmisse, âgée de 62 ans, portait depuis vingt ans sa hernie sans en éprouver la moindre incommodité, et cependant elle ne la contenait d'aucune manière. La santé du jeune homme dont parle M. Basset était tout aussi peu troublée. Dufayet n'a jamais souffert de sa hernie ; jamais elle ne lui a causé d'incommodité, si ce n'est quelques coliques légères, d'assez courte durée généralement, et ne paraissant qu'à des intervalles plus ou moins éloignés, lorsque le cours des matières fécales n'avait pas sa liberté habituelle. Il se trouva mieux, cependant, dès qu'il porta son bandage. Le malade de J. Cloquet, au contraire, était sujet à des coliques violentes, à des nausées, tant que sa hernie n'était pas contenue. De même le malade du Dr Marquez. Quant aux coliques habituelles, souvent très douloureuses, accompagnées même de vomissements, qu'éprouvait la femme dont Pelletan nous a laissé l'histoire très peu précise, elles ne pouvaient guère manquer, puisque «les hernies étaient extrêmement multipliées et que le ventre en était généralement bosselé». Pareillement chez ce perruquier dont l'observation est consignée dans les Thèses de Haller.

Comme on le voit, la hernie lombaire ne présente, absolument parlant, aucune gravité. Les troubles légers de l'appareil digestif qu'elle occasionne quelquefois, cessent bien vite par la réduction et l'application d'un bandage contentif. Le malade de J. Cloquet, qui était sujet, avons-nous dit, à de violentes coliques et à des nausées, tant que sa hernie n'était pas réduite, se regarda comme guéri dès qu'il porta une ceinture élastique bouclée, avec pelote. On ne saurait donc négliger de prescrire aux sujets affectés de hernie lombaire, quelque peu grave qu'elle soit, l'usage d'un bandage approprié, afin de leur éviter les accidents toujours sérieux qui viennent trop souvent compliquer les autres hernies. Sans doute la science ne possède que de très rares cas d'étranglement de la hernie lombaire (Garengeot, Ravaton, J.-L. Petit) ; mais ce n'est pas une raison pour exposer les malades qui ont une de ces hernies à ces redoutables accidents.

A la vérité, cette hernie se trouve dans des conditions à ne pouvoir s'étrangler que très difficilement. Quoique volumineuse, elle est toujours aisément réductible ; le sac n'a, pour ainsi dire, pas de collet ; l'ouverture de l'aponévrose du transverse offre d'ordinaire des dimensions considérables. Aussi n'insisterons-nous pas davantage sur l'étranglement de la hernie lombaire. Les agents de constriction autres que le collet du sac et l'anneau fibreux du transverse, les perforations du mésentère ou de l'épiploon, l'enroulement d'une anse intestinale sur elle-même, les brides dans l'intérieur du sac..., existent trop rarement, même pour les autres hernies, pour que nous puissions les faire entrer ici en ligne de compte; d'ailleurs, l'étranglement d'une hernie lombaire se produirait-il, qu'on observerait avec tous leurs degrés, si on n'intervenait pas, tous les symptômes qui caractérisent l'étranglement d'une hernie ordinaire. C'est ainsi, du reste, que les choses se sont passées chez les malades observées par Garengeot, Ravaton et J.-L. Petit.

Une autre raison pour laquelle il ne faut pas négliger

de contenir une hernie lombaire, c'est le volume habituellement considérable de la tumeur, qui l'expose, quoique réductible, à l'action de violences extérieures capables de produire une déchirure de l'intestin lui-même. D'ailleurs, en général, les hernies volumineuses non contenues, dépourvues de collet, sont celles qui sont le plus susceptibles de s'enflammer.

Enfin, si la hernie lombaire n'est pas contenue, le sujet qui en est affecté ne peut se livrer à aucun travail nécessitant quelque déploiement de force, le diaphragme ne pouvant trouver sur la masse intestinale un appui suffisant et nécessaire à la production de tout effort.

Pour en finir avec les complications possibles de la hernie lombaire, nous dirons que l'accumulation et la stase des matières stercorales ou alimentaires peut très bien se faire dans une entérocèle volumineuse de cette région, quand elle n'est pas maintenue ; d'où tous les accidents de l'engouement, que l'application continue d'un bandage peut seule prévenir.

A cause même de sa rareté, la hernie lombaire a été souvent méconnue au premier abord, et prise, soit pour une collection purulente, soit pour une hernie musculaire, soit pour une production néoplasique. La cause des accidents auxquels succomba la femme dont Garengeot ne put constater que le décès fut ignorée jusqu'au moment où ce chirurgien découvrit sur le cadavre de cette femme une hernie grosse comme une noix, siégeant entre l'os iliaque et les cartilages costaux inférieurs. — Chez la malade dont parle J.-L. Petit, personne ne soupçonnait que la tumeur fût une hernie; les uns la considéraient comme un dépôt laiteux, les autres comme venteuse.— La hernie lombaire observée par Lassus fut prise aussi un moment pour un abcès.— Sans indiquer précisément le siège de cette hernie ventrale, Heister [1] assure avoir connu un chirurgien qui, s'il ne l'eût empêché, aurait coupé hardiment les téguments de l'abdomen formant tumeur et les intestins sous-jacents. — La hernie lombaire d'un malade que vit Nélaton (observation communiquée à M. Larrey [2]) avait donné lieu aussi à des erreurs de diagnostic telles que collection sanguine, dépôt purulent, hernie musculaire. — Pour l'officier de marine qui fait l'objet de l'observation de M. Larrey, on parlait déjà à l'hôpital de Saint-Louis (Sénégal) d'inciser la tumeur.— M. Coze, chez son premier malade, avait admis tout d'abord une hernie musculaire, et, chez le second, il constata une incision heureusement superficielle faite par un confrère qui avait cru à l'existence d'un abcès froid. — Le professeur Dolbeau a dit à M. Larrey avoir observé chez une femme une hernie lombaire intestinale qui, prise pour un abcès, avait été ouverte avec le bistouri et avait donné issue à des matières fécales. Heureusement cet anus artificiel guérit dans la suite [3]. — Le malade de

---

[1] Heister; *Institutiones Chirurgiæ*, 1750, pag. 479 : « Novi enim. ego, chirurgum aliquem, qui, nisi ego ipsum dehortatus fuissem, intentam abdominis cutem, unà cum subjectis intestinis, pro abcessu audacter concidisset.»

[2] Larrey ; *loc. cit.*, pag. 18 du tirage à part.

[3] Larrey ; *eod. loc.*, pag. 84.

M. Basset avait été considéré comme porteur d'un lipome
par un premier médecin qui en avait conseillé l'ablation.
M. Basset allait inciser les téguments quand le souvenir
du fait de J.-L. Petit lui vint à l'esprit et lui fit éviter
une erreur capable de compromettre la vie de son client.
— Il est donc important que nous nous arrêtions un
instant sur le diagnostic différentiel de cette hernie des
autres tumeurs siégeant dans la même région.

Le professeur Trousseau [1], dans ses *Leçons de clinique
médicale*, à la fin du chapitre du diagnostic de la périné-
phrite, recommande bien de ne pas oublier, toutes les fois
que l'on constate une tumeur de la région lombaire, que,
vers le point même où l'abcès lombaire profond vient
faire saillie sous la peau, on peut rencontrer la hernie de
Petit. « Dernièrement encore, dit-il, le bistouri aurait pu
inciser l'intestin, si le chirurgien, avant de procéder à
l'ouverture de l'abcès que l'on croyait exister en cette
région, n'eût pas eu le soin de s'assurer de la réduction
possible de la tumeur.» Nous ne savons pas à quel cas de
hernie lombaire fait allusion, dans ce passage, le professeur Trousseau : c'est probablement un fait observé
dans les hôpitaux de Paris, et qui n'a pas été publié. Il
n'est pas le seul d'ailleurs à n'avoir pas eu les honneurs
de la presse. Les cas de hernies lombaires observés par
Nélaton, Auzias Turenne et Dolbeau, cités par M. Larrey,
sont restés inédits. Personnellement, nous en connaissons

---

[1] Trousseau ; *Clinique médicale de l'Hôtel-Dieu de Paris : Abcès péri-
néphriques*, tom. III, pag. 740, 2ᵉ édit. Paris, 1865.

deux autres. M. le Dr Bonnafous (de Rodez) nous disait, à l'époque où Dufayet se trouvait dans le service de M. le professeur Bouisson, qu'il avait vu une hernie lombaire pendant son internat dans les hôpitaux de Lyon ; et feu le Dr Bronicki, au début de sa carrière médicale, en a rencontré une sur un de ses clients des environs de Béziers.

C'est toujours la réductibilité de la tumeur qui a permis d'en reconnaître la nature ; aussi ne saurait-on jamais avoir trop présente à l'esprit la recommandation de Trousseau. D'ailleurs, à cette réductibilité s'ajoutent d'ordinaire d'autres signes aussi peu équivoques des hernies : sonorité de la tumeur à la percussion, bruit de gargouillement au moment de la réduction, reproduction facile de la tumeur dans la station debout du malade ou sous l'influence d'un léger effort... Mais, la réductibilité existant, ce concours de signes peut manquer, et le doute naître dans l'esprit de l'observateur.

Si la hernie est épiploïque ou si l'anse intestinale qui la forme est remplie de matières stercorales, la sonorité à la percussion et le bruit de gargouillement pendant la réduction, disparaissent. Or une autre tumeur, quelquefois réductible, ne donnant jamais de son clair à la percussion, peut se développer au point où se montre la hernie de Petit, et donner le change. Nous voulons parler de ces pelotons graisseux sous-péritonéaux qui s'engagent parfois dans une des ouvertures dont les aponévroses du ventre sont perforées, la dilatent et viennent former des tumeurs sous-cutanées communément appelées hernies graisseuses, et auxquelles P. Bérard a plus convenablement appliqué le nom de tumeurs graisseuses extra-péritonéales.

A la vérité, le siège habituel de ces tumeurs est la région ombilicale ; leur volume atteint rarement les dimensions des hernies, et la pression ne les fait pas habituellement rentrer dans la cavité abdominale. Mais comme elles peuvent rigoureusement se montrer dans toutes les régions de l'abdomen, comme leur volume peut égaler, dans quelques circonstances, celui des véritables hernies (observation de Laënnec[1] : volume d'une pomme ordinaire), comme elles peuvent être réduites par le taxis (même cas, et celui de Denonvilliers[2]), nous avons cru devoir en parler ici. Du reste, M. Marmisse, nous l'avons déjà dit, a donné pour point de départ à la hernie lombaire qu'il a observée, une de ces tumeurs graisseuses extra-péritonéales qui, en se portant au dehors, avait entraîné après elle le péritoine, en lui faisant former une cavité ouverte en dedans, dans laquelle une portion de l'intestin était venue se loger. Pour son malade de la Charité, M. Gosselin, on se le rappelle, a invoqué la même pathogénie.

Évidemment, avec un peu d'attention on ne peut confondre une entérocèle lombaire, mate à la percussion, parce qu'elle est remplie de matières stercorales, et dont la rentrée n'est accompagnée d'aucun bruit, avec une hernie graisseuse réductible de la même région. L'entéro-

---

[1] Laënnec ; *Mém. sur une nouvelle espèce de hernie.* — Note dans Scarpa ; *Traité des hernies*, trad. de Cayol, 1812, pag. 405.

[2] Denonvilliers ; *Bull. Acad. Méd.*, 1842, tom. VII, pag. 1181.

cèle, facilement réductible, rentre en masse ; la hernie graisseuse, au contraire, ne se laisse réduire qu'avec peine et peu à peu ; de plus, elle est inégale, molle, pâteuse, complètement insensible à la pression et ne produit ni coliques, ni nausées, ni aucun trouble fonctionnel de l'appareil digestif. En outre, elle est moins lourde que l'entérocèle qui contient des matières stercorales, symptôme dont la main exploratrice peut juger avec un peu d'attention.

Il ne serait pas plus difficile de distinguer l'épiplocèle lombaire réductible d'une hernie graisseuse de cette région, rentrant aussi par le taxis. Sans doute, ces deux tumeurs sont formées de la même substance, elles ne produisent ni l'une ni l'autre de phénomènes morbides du côté du tube digestif, leur surface présente les mêmes inégalités ; mais, tandis que la hernie graisseuse réductible est toujours irréductible spontanément, l'épiplocèle réductible peut d'habitude rentrer spontanément, après un décubitus dorsal prolongé. De plus, Scarpa a donné pour caractère distinctif la dureté plus grande des hernies graisseuses. Ce signe, cependant, ne peut avoir qu'une valeur relative, parce que l'épiploon hernié peut acquérir, ce qui n'est pas rare, une consistance plus grande que sa consistance normale.

Donc, toutes les fois qu'une tumeur lombaire est facilement réductible, et surtout spontanément réductible, le doute ne peut être permis : il s'agit bien d'une hernie de J.-L. Petit ; la hernie graisseuse ne se laisse réduire qu'avec peine et elle ne rentre jamais spontanément.

Un abcès par congestion ne peut guère ici donner le change, comme dans la région de l'aine ; le pus ossi-fluent, accumulé dans la région lombaire, ne vient pas de loin et la tumeur qu'il forme n'est pas réductible ou ne l'est que très incomplètement.

La hernie lombaire peut, à la rigueur, être irréducti-ble s'il s'est produit des adhérences avec le sac. Suppo-sons pour le moment que cette irréductibilité soit simple, sans aucune manifestation d'engouement, d'inflammation, d'étranglement ; comment différencier cette tumeur de toutes les autres ?

Si elle est sonore à la percussion, déjà le diagnostic est singulièrement simplifié. Peut-on, comme l'idée en vint à propos de la malade de Petit, la prendre pour une tu-meur venteuse, c'est-à-dire pour une de ces bosselures de l'abdomen produites par l'incarcération de gaz dans des anses intestinales isolées et spasmodiquement con-tractées ? Assurément non : ces tumeurs, on le sait, sont mobiles à la pression, elles donnent lieu à des coliques intenses et à l'expulsion de gaz plus ou moins abondants par la bouche et par le rectum. D'ailleurs, elles diffèrent tant d'une hernie, qu'on a de la peine à comprendre une pareille confusion.

Une autre tumeur, élastique, sonore à la percussion, peut se rencontrer dans la région lombaire et ressembler tellement, dans quelques circonstances, à une hernie irréductible, que le doute peut exister dans l'esprit du chirurgien, s'il n'a aucun renseignement sur les antécé-dents, bien entendu. Cette tumeur est un abcès froid,

rénitent, sans fluctuation manifeste, dans le foyer duquel
des gaz se seraient infiltrés, à cause du voisinage du tube
digestif. — Évidemment, il y aurait tout avantage, en
pareille occurrence, à se conduire comme s'il s'agissait
d'une hernie, à ne rien faire du tout et à attendre. Perce-
vrait-on une sorte de fluctuation pouvant faire penser à
un abcès, si cette sensation n'était pas nette, si la présence du liquide n'était pas évidente, il faudrait, à défaut
de tout autre renseignement, suspendre son jugement
jusqu'à plus ample informé, pour n'avoir pas à déplorer
les conséquences d'un coup de bistouri irréfléchi. Vou-
drait-on inciser, il faudrait conduire l'opération avec
prudence et ne diviser les tissus que couche par couche
et sur la sonde cannelée.

La hernie lombaire irréductible, sans accidents, peut
ne pas être sonore si elle est épiploïque, comme celle
du malade dont M. Rigodin a recueilli l'observation dans
le service de Broca. Le diagnostic est alors fort embar-
rassant.

La hernie graisseuse, qui n'est qu'exceptionnellement
réductible, est sans contredit la tumeur qu'on peut le
plus facilement confondre avec cette épiplocèle irréductible, et il faut convenir que les antécédents seuls peuvent éclairer le diagnostic. La réductibilité spontanée
antérieure de la tumeur peut seule faire reconnaître
l'épiplocèle.

Peut-on, comme le confrère de M. Basset, prendre la
hernie lombaire pour un lipome, même quand elle est
irréductible ? Nous ne le pensons pas. Les antécédents,

les causes, le mode de développement de la tumeur, ne
permettent pas de se tromper. La hernie n'est pas d'ordinaire irréductible d'emblée, elle a été réductible, et
cela suffit pour assurer le diagnostic ; il faut seulement
soumettre le malade à un interrogatoire complet. L'épiplocèle irréductible, quoique formée par de la graisse,
par la seule raison qu'elle est irréductible, ne peut avoir
la consistance douce, molle, cotonneuse du lipome ;
l'épiploon s'est alors phlogosé d'une manière lente et
chronique, et sa consistance a augmenté.

Grâce encore aux antécédents sur l'état antérieur de
la tumeur, la hernie lombaire, quoique irréductible et
mate, ne peut être confondue avec une tumeur encépha-
loïde. L'aspect bosselé de cette dernière, les veines qui
sillonnent sa surface, les douleurs lancinantes dont elle
est habituellement le siège, sa densité, la caractérisent
suffisamment.

Un abcès froid, en l'absence même de toute fluctuation
évidente, ne peut donner lieu à aucune méprise. Son
mode de développement, les douleurs profondes ressen-
ties par le malade dans les os voisins, si l'abcès est
ossifluent ; son irréductibilité, à quelque époque de son
évolution qu'on ait essayé de faire rentrer dans l'abdomen la tumeur qui le constitue ; l'absence, dans les antécédents du malade, de tout traumatisme, de tout effort,...
lèvent tous les doutes.

La hernie lombaire enflammée, engouée ou étranglée,
peut, à la rigueur, être prise pour un abcès chaud de
la même région en voie de formation ; d'autant que,

dans l'un comme dans l'autre cas, le malade est en proie
à des nausées, à des vomissements plus ou moins opi-
niâtres. D'après M. Bernutz [1], en effet, ces vomissements
sympathiques manquent rarement de se produire chez les
sujets affectés de phlegmon des parois abdominales.
Mais il suffit d'un peu d'attention pour éviter l'erreur.
La date de l'apparition des phénomènes généraux, relativement à la formation de la tumeur, résout définitivement le problème. Ils sont antérieurs dans le cas d'abcès
chaud, et consécutifs dans le cas de hernie. De plus, la
peau qui recouvre un abcès est œdématiée, peu mobile
sur la tumeur, tandis qu'elle n'a subi aucun changement
et qu'elle jouit de toute sa mobilité dans le cas de hernie.
Nous ne parlons pas, bien entendu, des cas où il se fait
une épiploïte phlegmoneuse, avec tendance à l'issue du
pus à l'extérieur.

Enfin, chez un malade affecté d'une hernie lombaire
irréductible, peut survenir une péritonite aiguë où un
étranglement interne. Alors, reconnaître si le point de
départ des symptômes graves qu'on a sous les yeux est ou
n'est pas dans la hernie, s'ils dépendent, oui ou non, de
l'étranglement de cette dernière, est chose souvent fort
difficile. L'existence ou l'absence des symptômes locaux
peut seule mettre sur la voie du diagnostic. Appelés
auprès de malades affectés d'une hernie irréductible,
des chirurgiens éminents, du reste, ont pu se tromper

---

[1] G. Bernutz; *Arch. générales de Médecine*, 1850, 4° sér., tom. XXIII,
pag. 129 et suiv.

en pareille occurrence ; on ne saurait donc porter trop d'attention à l'examen de pareils cas.

Arrivons enfin au traitement de la hernie lombaire.

La cure radicale de cette hernie ne saurait être mise en question. Les dimensions considérables de l'ouverture aponévrotique qui a livré passage aux viscères s'opposent évidemment à toute tentative de ce genre. Jamais, en effet, on ne pourrait obtenir, dans l'espèce, le resserrement de cette ouverture, pas plus que l'oblitération du sac, qui communique largement, avons-nous dit, avec la cavité abdominale. Il faut donc se contenter de réduire et de contenir la hernie, afin de faire cesser les troubles fonctionnels qui peuvent l'accompagner, et de prévenir les accidents qui peuvent venir la compliquer.

La réduction de ces hernies est généralement facile, elles se réduisent même d'ordinaire spontanément. Pour l'opérer, il suffit de mettre la cavité abdominale dans une situation déclive par rapport à la hernie, c'est-à-dire de faire coucher le malade sur le côté opposé à la lésion, de mettre les muscles du ventre dans le relâchement, et de comprimer ensuite doucement la tumeur.

Un bandage fait sur le modèle de ceux dont on se sert pour contenir les hernies ombilicales des adultes peut être mis en usage pour maintenir la hernie lombaire. Mais les ceintures à ressort ne nous paraissent pas convenir : elles doivent exercer sur le ventre une compression trop forte et causer beaucoup de gêne aux malades. Du reste, on sait que les brayers ombilicaux métalliques sont généralement abandonnés aujourd'hui. Les ceintures en tissu de caoutchouc nous paraissent aussi devoir être préférées à celles en cuir : elles se prêtent mieux aux divers changements de volume du ventre, et exercent conséquemment une pression plus uniforme et plus constante. Quoique la ceinture donnée au malade de Saint-Éloi ait été faite en tissu de caoutchouc non vulcanisé, il nous semble que le caoutchouc vulcanisé est préférable. La vulcanisation rend l'élasticité du caoutchouc permanente, aux températures habituelles de l'atmosphère. Le volume de la pelote doit varier avec le calibre de l'ouverture qu'elle doit obturer. Du reste, cette pelote doit toujours recouvrir une plus grande surface que celle qu'occupe la tumeur ; sans cela, elle pourrait bien aller contre le but qu'on se propose d'atteindre, elle pourrait bien agrandir, en s'y engageant, l'orifice par lequel sont sortis les viscères.

Le bandage que M. le professeur Bouisson a fait construire pour contenir la hernie de Dufayet est parfait. La pelote a une forme des mieux appropriées aux parties sur lesquelles elle doit s'appliquer, et le bandage est on ne peut plus simple. Au cas où, quoique convenablement serré, il tendrait à se déplacer, à remonter vers la poitrine, on pourrait y ajouter avec avantage deux sous-cuisses.

La simple ceinture de gymnase, que M. Basset fit porter à son malade, nous paraît insuffisante.

Une hernie lombaire irréductible nécessiterait un bandage à pelote concave ; mais, à mesure que le volume de

la tumeur diminuerait, il faudrait diminuer la concavité
de cette pelote.

Les complications de la hernie lombaire sont, avons-
nous dit, excessivement rares. L'amplitude ordinairement
si grande de l'ouverture qui donne passage aux viscères,
et la réductibilité si facile de ces derniers, expliquent cette
rareté des accidents. Mais, puisqu'ils peuvent se produire,
nous devons ici nous occuper des moyens qu'il convient
de diriger contre eux.

Le traitement de l'inflammation, de l'engouement de
la hernie lombaire, ne diffère pas évidemment de celui
employé en pareille occurrence dans les autres espèces de
hernie. Il en est de même des divers moyens médicamenteux usités tous les jours contre l'étranglement herniaire, d'autant que, d'après A. Cooper [1], dans les hernies ventrales aussi bien que dans les ombilicales, les
moyens généraux peuvent, plus fréquemment que dans
les hernies inguinales et crurales, suffire à eux seuls pour
amener la réduction. Il ne faudrait pas cependant, dans
un cas d'étranglement de hernie lombaire, perdre trop
de temps dans l'emploi de ces moyens, dont le succès
n'est rien moins que certain. L'opération ne devrait pas
être différée. Tous les chirurgiens pensent aujourd'hui, et
avec raison, que beaucoup plus d'individus seraient sau-
vés si on opérait plus tôt qu'on ne le fait d'habitude. La
mort est plus souvent la suite des accidents consécutifs à

[1] A. Cooper; *Traité des Hernies*, in *OEuvres chirurg. complètes*,
trad. de Chassaignac et Richelot, pag. 357.

l'étranglement ou aux manœuvres inconsidérées de taxis, que de l'opération elle-même.

Dans l'opération du débridement d'une hernie lombaire étranglée, il faudrait apporter la plus grande attention à l'incision de la peau. Le peu d'épaisseur des enveloppes de la hernie, la situation du péritoine immédiatement au-dessous des deux feuillets celluleux sous-cutanés considérablement amincis, l'absence possible de sérosité dans la cavité du sac, commandent la plus grande circonspection. Si la hernie était peu volumineuse, une incision longitudinale faite sur sa partie moyenne pourrait suffire pour découvrir l'anse intestinale herniée; si la tumeur, au contraire, offrait un volume considérable, une incision en T ou en + serait de rigueur. En tout cas, les limites de l'incision ou des incisions devraient dépasser la base de la tumeur, afin de rendre l'opération plus aisée.

Après la section de la peau, il faudrait redoubler de précautions pour mettre le sac à découvert. En continuant à inciser directement de dehors en dedans, on pourrait pénétrer plus loin que la cavité du sac; mieux vaudrait donc soulever avec une pince à dissection les feuillets celluleux sous-cutanés, les inciser avec le bistouri porté à plat, et achever leur section sur la sonde cannelée.

Une fois le sac mis à nu, il faudrait l'ouvrir aussi en dédolant, comme les couches celluleuses sus-jacentes, en se servant de préférence, pour agrandir l'incision, d'une paire de ciseaux mousses.

Après l'ouverture du sac, la chose importante serait de constater, à l'aide du doigt, le siège de l'étranglement.

Si le collet du sac était le seul agent de l'étranglement,
sur la pulpe du doigt explorateur laissé en place, on glis-
serait à plat, avec précaution, un bistouri boutonné droit,
entouré d'une bandelette de linge ou de sparadrap jusqu'à un centimètre et demi environ de son extrémité, et
quand il aurait pénétré de quelques millimètres, on re-
tournerait son tranchant vers le point à sectionner, qu'on
diviserait en retirant l'instrument à soi. Le bistouri droit
serait, ce nous semble, plus commode que le bistouri
concave de Pott, de J.-L. Petit, d'A. Cooper, de Dupuytren..... Comme conducteur, on pourrait aussi se servir
d'une sonde cannelée, en ayant soin, comme nous l'avons
fait, à l'exemple de M. le professeur Benoît, dans une
opération récente de kélotomie, de placer sous elle, et
dans une direction perpendiculaire, une spatule confiée
à un aide et destinée à protéger l'anse intestinale. Ce petit moyen peut assurément rendre des services; tous les
médecins n'ont pas à leur disposition la sonde ailée de
Méry, la spatule de Vidal, la sonde en bateau d'Huguier,
ou le bistouri de Chaumas, qui porte sur son bord dorsal
une plaque protectrice. Si l'étranglement siégeait au collet du sac, il n'y aurait pas évidemment à se préoccuper
de la situation des vaisseaux.

Au contraire, si l'étranglement était produit par l'ouverture aponévrotique du transverse, le rapport des vaisseaux avec cet anneau fibreux mériterait d'être pris en considération. Par induction, nous croyons, et nous émet-
tons cette opinion sous toute réserve, que l'étranglement
de la hernie lombaire doit pouvoir plutôt se produire par

l'anneau fibreux que par le collet du sac, surtout si la tumeur est récente. En effet, cet anneau fibreux, résultant de l'éraillement des fibres de l'aponévrose postérieure du transverse, présente deux lèvres, l'une supérieure, l'autre inférieure, dont le rapprochement doit se faire d'une manière plus ou moins exacte, quand la portion charnue du transverse se contracte, tout comme se rapprochent les bords d'une boutonnière d'habit quand on tire sur ses angles. Heureusement cette constriction, quoique fréquente, n'est que momentanée. Mais enfin, en se prolongeant au delà de sa durée ordinaire ou en se répétant trop souvent, la contraction du muscle transverse peut bien, ce nous semble, amener un état congestif et, par conséquent, une augmentation de volume de la hernie capable d'amener son étranglement contre les bords de l'anneau fibreux. C'est probablement cette idée qui a conduit A. Cooper à considérer les moyens médicamenteux habituellement sans effet dans les cas de hernies crurale ou inguinale étranglées, comme plus efficaces contre l'étranglement des hernies ventrales.

Quoi qu'il en soit de cette explication, qui tend à faire revivre pour ces cas l'étranglement spasmodique de Richter, et à laquelle nous tenons fort peu du reste, examinons dans quelle direction il faudrait porter le bistouri pour débrider une hernie lombaire étranglée par l'ouverture aponévrotique du transverse. D'après le trajet que nous avons reconnu aux vaisseaux de la région, d'après la disposition qu'ils affectent avec les orifices fibreux du transverse, nous croyons pouvoir conseiller le débridement en haut et en avant. Il nous semble, en effet, qu'ils doivent toujours, dans la plupart des cas du moins, se trouver en bas et en arrière de la tumeur. Leur obliquité de haut en bas et d'arrière en avant peut nous autoriser à penser ainsi. Du reste, si la dissection opératoire faisait découvrir un vaisseau de ce côté, il faudrait débrider ailleurs. La rareté de ces hernies, la rareté plus grande encore de leur étranglement, n'a pas encore permis de soumettre leur débridement à un manuel opératoire réglé.

La seule opération de kélotomie lombaire connue est celle qu'a pratiquée Ravaton. Nous reproduisons ici son observation en la résumant [1].

En janvier 1738, Ravaton fut mandé à Klingenmüster (Palatinat) pour visiter une femme enceinte qui, depuis trois semaines, avait une tumeur hémisphérique dans la région lombaire gauche et qui vomissait tous les aliments qu'elle prenait. Plusieurs médecins considéraient ces vomissements comme effets de la grossesse et déclaraient qu'ils disparaîtraient avec la tumeur, après l'accouchement. Ravaton, au contraire, après examen de cette tumeur, la reconnut pour une hernie *irréductible* et la regarda comme la cause de tous les accidents. N'osant de prime abord tenter l'opération du débridement, il ordonna plusieurs remèdes appropriés qui restèrent sans effet. Les accidents persistant et la malade demandant qu'on fît tout pour lui sauver la vie, Ravaton se décida à l'opérer.

« L'incision des téguments et des muscles faite, quelques membranes et le sac herniaire déchirés, je découvris d'abord, dit-il, un dépôt de matière purulente qui s'évacua et me laissa voir une

---

[1] Ravaton ; *op. cit.*, Obs. LX.

portion de l'épiploon altérée,suppurée, que je nouai et coupai tout de suite ; il y avait au-dessous trois petites circonvolutions des intestins grêles que je fis rentrer, parce qu'elles m'avaient paru dans l'état naturel, avec la portion de l'épiploon nouée. Après avoir suffisamment dilaté la plaie et arrosé toutes ces parties d'un mélange d'huile et de vin tièdes, j'appliquai dessus un morceau de linge fin trempé dans la même liqueur, plusieurs compresses mouillées d'eau-de-vie et le bandage de corps pour soutenir le tout. »

Deux heures après, la patiente avait une selle copieuse. Elle dormit ensuite dix heures, et garda les aliments qui lui furent donnés. Ses parents la crurent hors de danger.

Mais les accidents ne tardèrent pas à reparaître et les intestins sortirent plusieurs fois par la plaie au moment des pansements. La ligature de l'épiploon tomba le onzième jour. Puis, survint de la diarrhée, avec persistance de la fièvre, qui mit en danger les jours de la malade.

Pourtant,grâce à des soins assidus et intelligents,les symptômes généraux graves se calmèrent peu à peu, la plaie marcha vers la cicatrisation, la réduction graduelle des intestins s'opéra.Et, après deux mois et quelques jours de soins incessants, la guérison eut lieu. Dans la suite, par une bonne nourriture et divers médicaments, la malade se fortifia assez pour pouvoir accoucher heureusement au terme de sa grossesse.

L'obstacle à la rentrée de la hernie enlevé, et la réduction faite, si on jugeait devoir la faire, le pansement listérien avec sutures métalliques profondes serait certainement le mieux approprié.

Quant aux soins consécutifs, ils ne sauraient différer de ceux qui doivent être pris après toute opération de kélotomie. Rappelons seulement qu'il ne faudrait pas se presser, comme on l'a fait trop souvent, d'administrer un purgatif, et qu'il vaudrait mieux prescrire l'opium pour calmer les mouvements antipéristaltiques de l'intestin. Cet agent thérapeutique, en paralysant la fibre musculaire de l'intestin, en condamnant cet organe au repos, peut seul prévenir les accidents ultérieurs. C'est une remarque judicieuse que M. le professeur Courty faisait souvent, à propos des opérations qu'il pratiquait sur les viscères abdominaux. Personnellement, nous n'avons eu qu'à nous louer d'avoir toujours suivi ce sage précepte.

DU TAXIS ABDOMINAL

Dans la séance du 16 février 1870, M. Labbé lisait à la *Société de Chirurgie*, au nom d'une commission composée de MM. Giraldès, Chassaignac et Labbé, un rapport sur un travail de M. Lannelongue, intitulé : *De la réduction des hernies à l'aide de la compression continue de la paroi abdominale immédiatement au-dessus du pédicule herniaire, aidée par le taxis*[1].

Comme le moyen de réduction des hernies étranglées que proposait l'éminent professeur agrégé de Paris n'était pas sans analogie avec celui que nous avions nous-même employé avec succès, quelque temps auparavant, sur l'indication qu'en avait faite, en 1846, le Dr C. Grynfeltt[2], nous fîmes paraître dans le *Montpellier médical*[3] de cette année une Note contenant, avec notre observation, les réflexions que nous avaient suggérées la lecture du rapport de M. Labbé et la discussion qui le suivit.

[1] Voy. *Gazette des Hôpitaux*, 15 mars 1870.

[2] C. Grynfeltt ; *Nouveau procédé de taxis dans les hernies inguinales.* (*Revue médicale française et étrangère*, janvier 1846.)

[3] J. Grynfeltt ; *Note sur une manière particulière de pratiquer le taxis.* (*Montpellier médical*, mai 1870.)

C'est cette Note, revue et augmentée de nouvelles réflexions, que nous reproduisons ici.

Récemment, le *taxis abdominal* a été encore donné comme un nouveau procédé opératoire de réduction des hernies par M. H. Henrot [1] (de Reims). Aux deux moyens déjà préconisés pour remplacer le taxis ordinaire et agir comme lui : la pression sur l'abdomen, au-dessus de la hernie, avec des sacs de plomb, et l'inversion incomplète du corps pour faire intervenir l'action de la pesanteur sur l'intestin hernié, M. Henrot propose d'en ajouter un troisième, qui consiste à exécuter avec les mains une sorte de massage sur l'abdomen au voisinage de la hernie, et qui n'est, en définitive, que celui que nous avons nous-même employé. Deux observations sont relatées à l'appui de ce prétendu nouveau procédé de taxis. Nous les reproduirons plus loin.

Pourtant, en 1871, un an après la discussion suscitée par le Mémoire de M. Lannelongue, M. le professeur Verneuil était revenu sur cette question devant la Société de Chirurgie, et, à propos d'une hernie étranglée traitée par la ponction intestinale, dont l'observation venait d'être communiquée par le professeur Dolbeau, il avait dit nettement : « La ponction intestinale ne remédiera pas à la paralysie de l'intestin et les accidents peuvent continuer. Je n'insiste pas d'ailleurs sur ce sujet, mais il me donne l'occasion de vous parler de la réduction des hernies par le taxis uni à la *compression faite immédiatement au-*

---

[1] H. Henrot; *Association française pour l'avancement des Sciences.* (Congrès de Reims, 1880.)

dessus de l'anneau. Vous n'avez pas oublié que ce procédé vous a été décrit dans tous ses détails par M. Lannelongue, et dernièrement un chirurgien de Montpellier publiait un succès dû à cette pratique. Je l'ai moi-même employé pour un malade qui fut apporté à l'hôpital de Lariboisière, il y a un an environ[1]. » Puis, il relate l'observation de son malade, que nous transcrirons plus loin, et termine sa communication par cette phrase : « Le procédé que j'ai employé n'a rien de nouveau, mais le succès que j'ai obtenu n'en est pas moins important ».

Pour faciliter à nos lecteurs l'intelligence de ce qui va suivre, rappelons d'abord, en peu de mots, en quoi consiste le *modus faciendi* préconisé par M. Lannelongue.

Pendant qu'il était interne à l'hôpital de Lariboisière, dans le service de M. Cusco, dans deux cas de hernies étranglées, l'une crurale et irréductible depuis vingt-quatre heures, l'autre inguinale, très probablement congénitale, et irréductible depuis vingt-deux heures, M. Lannelongue avait eu l'idée d'aider les manœuvres du taxis par une compression faite avec le bord cubital de la main sur la paroi abdominale au-dessus du pédicule de la hernie, et, dans ces deux cas, le succès avait couronné son entreprise.

Toutefois, malgré la facilité exceptionnelle avec laquelle la réduction avait été obtenue, M. Lannelongue n'avait pas voulu, pour faire prévaloir son idée, se baser

[1] Verneuil; *Gazette des Hôpitaux*, 1871, pag. 299. (Compte rendu de la Société de Chirurgie, séance du 12 avril.)

sur ces seuls cas, dans lesquels il était difficile de reconnaître le degré d'utilité de la compression abdominale. Il attendait des faits plus probants ; et ces faits, encore au nombre de deux, se sont présentés à lui en janvier 1870 à l'hôpital Beaujon.

Cette fois, dans le but d'apprécier exactement la part d'action du taxis et celle de la *compression abdominale faite au-dessus du pédicule herniaire*, M. Lannelongue a eu recours, pour exercer cette pression, à un sac de toile suspendu à un cerceau placé au-dessus de l'abdomen des malades, dans lequel il a mis 2 kil. à 3 kil. de grenaille de plomb et qu'il a fait peser de tout son poids sur la paroi abdominale au-dessus du pédicule de la hernie.

Dans ces deux cas encore, la réduction des deux hernies étranglées ou en train de le devenir a été vite obtenue, surtout sur le second malade. Chez ce dernier, en effet, au bout de cinq minutes après l'application du sac de plomb, on a entendu un gargouillement paraissant se produire dans la région comprimée ; la compression a été prolongée pendant quatre minutes encore, et une seule tentative de taxis faite avec douceur, le sac de plomb laissé en place, a amené en moins d'un quart de minute la rentrée des viscères herniés. La hernie de ce dernier malade était grosse comme un œuf de dinde. Chez l'autre au contraire, dont la tumeur était petite et n'avait que le volume du poing d'un enfant de 10 ou 12 ans, la compression a dû être continuée pendant vingt minutes, et les manœuvres du taxis ont été douloureuses. — Dès maintenant nous pourrions donc conclure légitimement

que lorsque la hernie présente les caractères typiques de
l'étranglement (tumeur petite, dure, marronnée), le procédé de M. Lannelongue est lent dans son action et rappelle un peu trop les manœuvres du taxis prolongé; mais
n'anticipons pas sur la suite de ce travail.

Bref, voilà en substance quel est le mode de réduction
des hernies étranglées qu'a proposé M. Lannelongue ;
voici maintenant les réflexions qu'avec le rapport de
M. Labbé il nous a suggérées.

Avec cet honorable rapporteur, nous pouvons nous
demander tout d'abord si le procédé de réduction des
hernies de M. Lannelongue n'avait pas déjà été indiqué.
Sur ce point, nous n'hésitons pas à répondre, avec
M. Labbé [1], par l'affirmative.

Le procédé que le Dr Wise, au dire de Malgaigne [2], a
vu appliquer dans l'Inde, et qui consiste, comme le répète
M. A. Desprès [3], à comprimer le ventre avec une ser-
viette et à le faire remonter vers l'ombilic, comme pour
attirer la masse intestinale en haut ; et d'autre part, le
procédé indiqué par le professeur Sédillot [4], dans lequel
on cherche à ramener dans l'abdomen les parties herniées
en les comprimant au-dessus de l'arcade crurale contre la
fosse iliaque interne, et en les tirant légèrement et avec

---

[1] Labbé ; *Gazette des Hôpitaux*, 19 mars 1870.

[2] Malgaigne ; *Médecine opératoire*, 6º édit., 1854, pag. 560.

[3] A. Desprez ; *De la hernie crurale*. Thèse d'agrégation. Paris, 1863,
pag. 113.

[4] Sédillot ; *Médecine opératoire*, 2º édit., 1855, tom. II, pag. 359.

précaution de bas en haut au moyen des parois du bas-ventre, nous paraissent, comme à M. Labbé, démontrer nettement que la pensée d'utiliser la pression des parois abdominales pour faciliter la réduction des hernies est venue à l'esprit de quelques praticiens. Mais nous ne saurions partager l'opinion de ce savant et habile chirurgien quand il dit que cette idée est restée surtout à l'état de conception théorique. C'est là une assertion inexacte que nous allons essayer de réfuter.

Nous ne voulons pas faire entrer en ligne de compte les succès obtenus par la *compression continue exercée sur la tumeur herniaire elle-même* à l'aide de corps pesants, tels qu'un fer à repasser, un morceau de plomb, une vessie remplie de mercure, ou à l'aide d'agents compressifs tels qu'un suspensoir garni de compresses, un bandage fait avec une bande de toile ou de caoutchouc (Maisonneuve). Tous ces moyens, en effet, diffèrent essentiellement de celui que préconise M. Lannelongue, puisque ce chirurgien applique son sac garni de plomb *au-dessus du pédicule herniaire, sur la paroi abdominale elle-même.*

Il y a quelques années, M. A. Colson [3], dans sa Thèse inaugurale, vante à nouveau, d'après la pratique de son père, les bons effets de la compression exercée sur la hernie elle-même par un poids de 5 kilos enveloppé d'ouate et fixé par un lien au ciel du lit. Il relate trois succès dus à ce mode d'intervention, auquel il attribue pour principal avantage celui de continuer la compression pendant tout

[1] A. Colson; *De l'opération de la hernie étranglée sans ouverture du sac.* Thèse de Paris, 1874, pag. 23 et 24.

le temps que le malade met à accepter la kélotomie, et
par lequel on ne s'expose pas à ce que le retour du sang
dans la tumeur, comme cela arrive après la cessation des
pressions du taxis ordinaire, n'y détermine une inflammation à tendance gangréneuse.

Au demeurant, tous ces moyens ne servent qu'à faire
un taxis continu, plus ou moins prolongé, quelquefois
même forcé, et, partant, sont défectueux, souvent même
dangereux. Aussi, de nos jours, la plupart des chirurgiens
sont-ils revenus aux bonnes traditions de J.-L. Petit, Pott,
Desault, Richter, de l'*Académie de Chirurgie*, de Boyer,
Vidal..., et condamnent-ils la conduite d'Amussat, dont
la manière de procéder ne compte plus aujourd'hui de
partisans. M. le professeur Gosselin lui-même, comme le
fait observer M. A. Desprès[1], a renoncé à la pratique du taxis
prolongé, qu'il a tant prônée. Aux rares succès obtenus
par ces moyens violents et aveugles, que de revers ne
peut-on pas opposer ! Quel langage éloquent tiennent à
cet égard tous les nécrologes !

La compression de la paroi abdominale par le sac de
plomb de M. Lannelongue, trop longtemps continuée, n'est
pas elle-même à l'abri de tout reproche. Sans doute elle
n'a pas les inconvénients des moyens dont nous venons
de parler, elle ne peut contusionner les viscères herniés ;
mais si, trop confiant en son efficacité, le chirurgien attendait pour faire la kélotomie un temps trop long, il com-

---

[1] A. Desprès, *Gazette des Hôpitaux*, 24 mars 1870.

promettrait sérieusement le résultat de son opération. La
mort des malades, en effet, on ne saurait trop le répéter, est bien plus souvent la suite des accidents de
l'étranglement ou de la contusion des viscères herniés
produite par les manœuvres d'un taxis immodéré, que de
l'opération elle-même. Mais passons, il ne s'agit pas de
cela en ce moment. Constatons seulement que l'idée d'employer comme agent compressif un sac rempli de grenaille de plomb, pour faciliter la réduction des hernies
étranglées, n'est pas plus neuve que celle de recourir,
dans le même but, à la pression des parois abdominales.
Earle, pour faire la compression sur la tumeur et sur
son pédicule, se servait d'une vessie remplie de mercure. — Le procédé de réduction des hernies étranglées
proposé par M. Lannelongue semble donc né de la combinaison de deux moyens déjà connus.

Poursuivons nos réflexions.

A côté des procédés agissant par compression dont
nous nous sommes occupé jusqu'ici, il en est d'autres
qui, par leur mode d'action, se rapprochent beaucoup
plus, selon nous, de celui de M. Lannelongue.— Passons-
les successivement en revue.

Déjà le procédé de réduction des hernies par *effilement
du pédicule*, recommandé par M. Desprès père, mentionné
par M. A. Guérin [1], et rappelé au souvenir de M. Labbé
par M. A. Desprès[2] dans la discussion engagée à la Société

____

[1] A. Guérin ; *Chirurgie opératoire*, 2ᵉ édit., 1858, pag. 488.
[2] A. Desprès ; *Gazette des Hôpitaux*, 19 mars 1870.

de Chirurgie, se rapproche un peu de celui de M. Lannelongue. On y voit effectivement l'action chirurgicale exercée à la racine de la tumeur, au point où la portion d'intestin déplacé se continue avec le reste de la masse intestinale ; on y voit déjà une tendance à *étirer* l'intestin, comme pour l'*attirer* dans la cavité abdominale. Mais il n'y a pas encore, si nous pouvons ainsi dire, *véritable traction intra-abdominale.* — D'ailleurs, encore ici, comme dans les procédés par compression dont nous parlions tout à l'heure, l'action réductrice ne s'exerce pas, sur la paroi abdominale, au-dessus de la tumeur, mais seulement au niveau de son pédicule. — Il n'y a donc pas, à vrai dire, parité entre ce dernier *modus faciendi* et celui de M. Lannelongue, dans lequel la compression est faite au-dessus du pédicule de la hernie.

Lorsque, après avoir donné à son malade la position généralement adoptée pour la manœuvre du taxis, Amussat pratiquait cette opération, il faisait incliner tout le corps du patient du côté opposé à la hernie, et pendant qu'il agissait avec ses mains sur la tumeur, un aide était chargé de faire de légères tractions sur le ventre, en cherchant à l'entraîner du côté sain, et soulevait de temps en temps la paroi abdominale, en pinçant légèrement la peau. — Dans cette manière de réduire une hernie, on voit au contraire manifestement l'intention du chirurgien de vouloir aider au *dégagement* de l'anse intestinale étranglée, par des tractions opérées de bas en haut sur toute la masse intestinale. — M. Labbé n'a donc pas eu absolument raison de dire que l'idée d'utiliser la pression des

parois abdominales pour faciliter la réduction des hernies est une conception toujours restée dans le domaine
de la théorie. D'ailleurs le mode d'intervention que le
Dr Wise a vu mettre en usage dans l'Inde doit donner
des résultats satisfaisants, car, comme le fait observer
très justement M. A. Desprès [1], les Indiens font surtout
de la pratique et se soucient fort peu de la théorie.

A la vérité, la manière de pratiquer le taxis, que conseille pour quelques cas le professeur Sédillot, n'est pas
basée sur l'expérience clinique. Cet éminent chirurgien
se contente en effet de dire que ce procédé, qu'il ne
trouve pas mentionné dans les auteurs, *pourrait être*
quelquefois appliqué avec succès sur les individus à
parois abdominales molles et flasques, et particulièrement chez les femmes ayant eu des enfants [2]. Mais si le
professeur de Strasbourg ne peut relater aucune observation témoignant en faveur du mode de taxis qu'il propose, nous allons en rapporter deux très probantes.

Faisons d'abord remarquer l'analogie, au point de vue
du mécanisme de la réduction de la hernie, qu'a ce mode
d'intervention avec celui qui consiste à recouvrir l'abdomen de larges ventouses destinées à attirer vers l'intérieur du ventre les intestins herniés. Ce moyen, dont
on fait usage en Russie, au dire du Dr Lemaire [3], médecin français à Saint-Pétersbourg, et peut-être dédaigné à

---

[1] A. Desprès; *Gazette des Hôpitaux*, 19 mars 1870.
[2] Sédillot; *Médecine opératoire, loc. cit.*, pag. 359.
[3] Lemaire; *Lancette française*, tom. VI, pag. 8.

tort, suivant Malgaigne [1], ne doit pas être tout à fait sans valeur. Le professeur Burggræwe (de Gand) [2] croit que le bdellomètre de Sarlandière, approprié à cet usage, pourrait rendre de « *grands services* ».

Le premier exemple de hernie étranglée ou en train de s'étrangler, réduite *par traction* dans la cavité abdominale de la portion d'intestin déplacée, est, si nous nous en rapportons aux nombreuses recherches que nous avons faites pour nous éclairer sur ce point, celui qu'a publié le Dr C. Grynfeltt, en 1846, dans la *Revue médicale française et étrangère* [3]. — Nous le reproduisons ici textuellement.

« La femme Élisabeth L... porte depuis deux ou trois ans une hernie inguinale du côté gauche. Elle est âgée de 40 à 42 ans. Sa santé est fort bonne, son tempérament éminemment sanguin. Elle est mère de six enfants. Malgré la présence de cette tumeur, qui l'inquiète peu, elle ne s'en livre pas moins aux soins du ménage. L'habitude lui a appris à la réduire elle-même quand la douleur commence à se faire sentir, et jusqu'à ce jour elle faisait cette opération avec la plus grande facilité.

» Dans les premiers jours du mois de décembre 1845, la hernie se compliquant d'un engouement, la réduction lui devint impossible. Nous fûmes appelé, et le traitement approprié fit disparaître le danger en peu d'heures. Nous n'avions pas négligé de lui procurer un bandage, avec recommandation expresse de ne pas le quitter, ce dont elle n'a pas tenu compte.

---

[1] Malgaigne ; *Médecine opératoire*, pag. 558.

[2] Burggræve ; *Chirurgie théorique et pratique*, 1860, pag. 110.

[3] C. Grynfeltt ; *Revue médicale française et étrangère*, janvier 1846.

» Le 29 décembre 1845, après avoir essayé de soulever 1 hectolitre de blé (poids de 85 à 90 kil.), la sortie de la hernie a eu encore lieu, ce qui n'a pas empêché la malade de pétrir une grande quantité de pain, sans éprouver, dit-elle, de douleur. Après la cessation du travail, elle est devenue très souffrante. L'expérience lui ayant appris l'efficacité des bains dans cette circonstance, elle en prend un de trois heures sans résultat heureux, et son état se prolonge jusqu'au 2 janvier 1846.

» En la voyant ce jour-là, le matin, nous avons trouvé la tumeur de la grosseur d'un petit œuf de poule, très douloureuse à l'attouchement, ainsi que toute la partie du bas-ventre dans la proximité de la hernie : la douleur s'étendait même jusqu'à la région ombilicale ; quelques envies de vomir ; le pouls fort et fréquent. Toutes les tentatives de réduction de la hernie ont été infructueuses. — Saignée très abondante (600 grammes), un bain général de trois heures, et ensuite un large cataplasme ; deux lavements émollients.

» A la visite du soir, les mêmes symptômes du côté de la tumeur, le ventre plus douloureux, quelques syncopes légères dans la journée, plusieurs vomissements de matières bilieuses. Le taxis impossible. Nous concevons les plus vives inquiétudes sur l'état de la malade, et nous faisons entrevoir la nécessité de l'opération prochaine ; nous l'ajournons cependant, connaissant toute l'aversion du peuple pour les instruments tranchants. — Vingt-quatre sangsues, bain général après leur chute, et plus tard cataplasmes, lavements.

» Le 3 janvier au matin, l'état de la malade est plus grave : peu de repos dans la nuit, la tumeur et le ventre plus douloureux, les vomissements réitérés, les syncopes légères à la vérité, mais fréquentes ; le pouls, petit, sans force. — Bains, cataplasmes, lavements.

»Notre ami, M. le Dʳ Henry de Barrès, a fait dans la journée des tentatives réitérées pour réduire la hernie et n'a pas été plus heureux que nous.

»A la visite du soir, malgré l'état périlleux de la malade, nous n'osons faire une opération aussi délicate à cause de l'obscurité, nous l'ajournons au lendemain ; mais l'idée d'un procédé nouveau de taxis nous étant survenue, nous l'avons pratiqué sur-le-champ de la manière suivante :

»Nous avons fait plier les cuisses sur le bassin autant que possible, laissant pourtant la possibilité de saisir facilement la tumeur. Nous avons fait fléchir les reins, le thorax, ainsi que la tête sur le devant, le plus fortement possible, de manière que le corps est devenu pour ainsi dire pelotonné. Dans cette situation de la malade, on conçoit facilement que les parois abdominales ont dû se trouver dans l'état de relâchement le plus complet. Alors, avec les doigts de la main gauche, nous avons saisi la tumeur herniaire à sa base, en la comprimant légèrement ; *en même temps avec la main droite nous avons rapproché autant que possible les téguments de l'abdomen vers l'orifice ventral du canal inguinal, et par un mouvement simultané avec le rapprochement de ces téguments, en nous aidant de l'intelligence des doigts appuyant à propos sur les parties, nous avons produit une* TRACTION *sur les intestins herniés, à l'effet de les ramener dans l'intérieur de la cavité abdominale.* A ce premier mouvement, nous avons eu la satisfaction de sentir sous notre main gauche, qui soutenait la tumeur herniaire, le mouvement des matières fécales et des gaz contenus dans la portion herniée de l'intestin. *Combinant alors la pression de la hernie avec la* TRACTION *des intestins dans l'abdomen*, nous sommes parvenu à la réduire au bout de quelques instants.»

« Notre procédé opératoire, dit en terminant le Dr C. Grynfeltt, consiste donc à *attirer* la partie herniée de l'intestin dans la cavité abdominale, au lieu de chercher à l'y repousser ; et comme nous croyons ce procédé nouveau, nous nous hâtons de le faire connaître, laissant aux praticiens le soin d'en apprécier les avantages. »

Pour qu'on ne puisse nous accuser de partialité, nous soumettrons cette observation à une critique sévère. — Passons sur les imperfections de forme, bien pardonnables à un praticien qui n'écrit pas dans sa langue maternelle ; examinons seulement le fait tel qu'il est rapporté, au point de vue chirurgical, au double point de vue du diagnostic et du traitement.

La femme Élisabeth L... avait-elle bien réellement une hernie inguinale étranglée? — D'après la narration qu'on vient de lire, il est jusqu'à un certain point permis d'en douter. Plus d'un lecteur a déjà sans doute pensé, comme nous tout d'abord, qu'il n'existait chez cette malade que l'état pathologique des hernies connu sous le nom d'*engouement*, et que Malgaigne[1] a rapporté à la *péritonite herniaire.*

On sait en effet, depuis les travaux de ce chirurgien, que les hernies qui s'étranglent de préférence sont les hernies petites, récentes, ou celles qui sont habituellement contenues et qui ont tout à coup augmenté de volume ; tandis que les hernies anciennes, volumineuses, non contenues, comme la hernie de la malade en question, sont celles qui sont le plus sujettes à l'inflammation ou à l'engouement.

D'autre part, si l'on considère le mode d'invasion et la marche des accidents chez cette malade, il est difficile de croire à l'existence d'un étranglement tel qu'il est décrit dans les livres classiques. Effectivement, les sym-

---

[1] Malgaigne ; *Du pseudo-étranglement ou de l'inflammation simple dans les hernies*, in *Arch. gén. de Méd.*, 3ᵉ sér., tom. XII, pag. 193 et 289.

ptômes graves qu'a présentés cette femme se sont développés avec lenteur, et malgré la persistance des accidents, qui n'ont pas duré moins de cinq jours (du 29
décembre au 3 janvier inclusivement), la coloration et la
consistance de la peau du pli de l'aine n'ont pas changé,
il n'y a pas eu production (il n'en est fait aucune mention
dans l'observation) de cet empâtement œdémateux qui
se développe d'ordinaire si vite dans les cas d'étranglement véritable et nettement accusé. A-t-on souvent vu
les accidents de l'étranglement, tel que l'entendent les
auteurs classiques, durer un temps si long, cinq grands
jours, et se terminer si favorablement ? Enfin, l'acuité de
la douleur locale, qui a rendu « le taxis impossible » le
2 janvier, à la visite du soir, ne semble-t-elle pas encore
témoigner en faveur d'un travail phlegmasique au sein
de la tumeur, qui n'était peut-être qu'une épiplocèle ?

Aussi nous croyons pouvoir affirmer que, pour un
grand nombre de nos lecteurs ayant en mémoire les descriptions classiques, le sujet de l'observation précédente
n'a pas eu un véritable étranglement herniaire, mais bien
un engouement de sa hernie, si tant est que la tumeur
fût une entérocèle ou peut-être une simple épiploïte. —
Cette manière de voir n'est pourtant pas fondée, nous
allons essayer de le démontrer.

Il nous faudrait distinguer ici tout d'abord ce qu'il
y a de vrai et de faux dans la théorie de Goursaud, qui a
fait revivre au sein de l'illustre *Académie de Chirurgie*
la doctrine de l'engouement, abandonnée à la suite des
importantes découvertes anatomiques de Fallope et Riolan,

et dans celle de Malgaigne, qui lui a substitué le dogme
de la péritonite herniaire; mais nous sortirions par trop
des limites que nous avons dû nous tracer. Nous n'abor-
derons pas cette question litigieuse et souvent discutée
de l'existence de l'engouement, et nous ne cherche-
rons pas à différencier cet accident de l'étranglement,
parce que, d'après notre manière de voir conforme à
celle de A. Richard [1], ces deux accidents des hernies se
confondent et ne sont que des degrés différents d'un même
processus pathologique.

Pour nous, toute cause capable d'amener un accroissement de volume de la portion d'intestin ou d'épiploon
contenue dans une hernie peut donner lieu aux accidents
de l'étranglement. Que l'anse intestinale herniée soit en-
gorgée, *engouée*, si l'on veut, par des matières retenues
et accumulées dans sa cavité; qu'elle soit le siège d'une
tuméfaction quelconque, inflammatoire ou autre (c'est le
seul accident qui puisse se manifester dans les épiplo-
cèles), le collet du sac offre une résistance plus ou moins
considérable et plus ou moins persistante au développement des parties; et de là naissent les phénomènes ou
symptômes caractéristiques de l'étranglement, dont l'intensité varie avec le degré de constriction. Cette constriction est passive, c'est toujours l'intestin ou l'épiploon
augmentés de volume, sous l'influence d'une cause quelconque, qui viennent se presser, se comprimer, s'*étrangler*
contre l'anneau ou le collet du sac. Cette *presison excen-*

---

[1] A. Richard ; *Pratique journalière de la Chirurgie*, 1868.

trique ou *centrifuge* est le fait dominant dans tout étranglement. C'est ainsi que les choses se passent dans l'orchite parenchymateuse, dans les phlegmons sous-aponévrotiques, dans l'ophtalmite, le glaucome aigu, la rétroversion de l'utérus gravide arrivé au troisième mois de la grossesse.......

Pour nous, conséquemment, comme pour A. Richard, la cause de tous les accidents *in loco* qui surviennent chez les individus affectés de hernie est unique : « *C'est dans tous les cas l'étranglement ;* c'est l'étranglement qui foudroie en quelques heures cette vieille femme à la hernie crurale, ou cet adolescent chez lequel l'intestin se précipite dans la vaginale; c'est encore lui qui tourmente insidieusement ce vieillard habitué à son énorme hernie scrotale... *L'impatience du tube digestif pour toute striction est la cause de tous les symptômes graves des hernies.* La preuve surabondante de cette vérité, fournie chaque jour au chirurgien, est que, dès que cesse cette striction, tout rentre dans l'ordre... *Et comme il y a tous les degrés possibles de striction, il y a tous les degrés possibles d'étranglement* [1]. »

A la vérité, les malades offrent habituellement au praticien, d'une façon très nette, l'un ou l'autre des tableaux symptomatiques décrits par les auteurs sous les noms d'étranglement et d'engouement, tantôt les symptômes très accusés d'une striction intense, tantôt les symptômes d'un étranglement lent, comme dans les vieilles

---

[1] A. Richard ; *Pratique journalière de la Chirurgie,* pag. 203, 204.

hernies non maintenues. Pourquoi les choses se passent-elles presque toujours ainsi ; pourquoi deux types d'accidents si nettement caractérisés ? — La réponse est bien simple. Dans les hernies récentes ou celles qui sont petites et journellement contenues, l'orifice contre lequel s'étrangle l'intestin est étroit ; de là, l'acuité des symptômes; dans les hernies anciennes, au contraire, non contenues, volumineuses, cet orifice est beaucoup plus large; d'où plus de lenteur dans la manifestation des accidents et leur moindre gravité dès le début, bien qu'ils puissent atteindre ultérieurement le plus haut degré de léthalité. Mais tous les états intermédiaires peuvent exister.

Après cette courte explication sur la manière dont nous croyons qu'il convient d'envisager l'*engouement*, quelques mots sur ce qu'il faut penser de la *péritonite herniaire* comme l'entendait Malgaigne.

A. Richard, quand il appelle cet état pathologique des hernies : un *roman*, tombe, à notre avis, dans une exagération aussi regrettable que celle du savant professeur de Paris quand il a affirmé l'extrême fréquence de cet accident. Nous ne voyons pas pourquoi l'épiploon hernié ou l'enveloppe séreuse d'une anse intestinale sortie de l'abdomen ne seraient pas susceptibles de s'enflammer comme le péritoine intra-abdominal lui-même, alors surtout qu'ils sont plus exposés aux injures extérieures. D'ailleurs il ne faudrait jamais avoir fait l'examen anatomique d'une hernie pour ignorer la présence, pour ainsi dire constante dans ces tumeurs, de produits phlegmasiques tels que épaississements plastiques, néo-membranes, brides..... Mais vouloir rapporter, comme l'a fait Malgaigne, presque tous les accidents graves qui surviennent chez les personnes affectées de hernie à la péritonite herniaire, c'est également consacrer une erreur.

« Suivez ces anciennes et grosses hernies prétendues enflammées, dirons-nous avec A. Richard [1]; la douleur, quand elle existe, n'est pas celle de l'inflammation ; la peau est naturelle, sans tension. Comparez à cela les caractères que l'on constate chaque jour aux téguments des bourses dans l'orchite, où le sac (tunique vaginale) n'est pourtant pris que de voisinage. — Voyez l'invasion : Un homme portant une grosse hernie non maintenue fait un dîner trop copieux, ou une longue course, ou un effort maladroit, ou encore il s'expose à l'humidité qui le saisit, ou bien enfin il subit des tentatives trop rudes de taxis; presque immédiatement il est pris de nausées, de constipation, de coliques. L'inflammation débute-t-elle ainsi ? mais surtout cesse-t-elle de la même façon ? Car ces accidents que vous nommez inflammatoires tourmentent un malade depuis plusieurs jours ; ils sont souvent modérés, mais souvent aussi assez graves pour inspirer les craintes les plus sérieuses. Mais voilà que la tumeur se réduit ou est réduite, et immédiatement tout rentre dans l'ordre. Comment ! cet intestin enflammé ne troublerait plus le malade, parce que maintenant il est dans le ventre au lieu d'en être exilé ! Ne devrait-il pas plutôt propager dans la grande cavité péritonéale l'incendie tout à l'heure limité au sac ! »

[1] A. Richard; *Pratique journalière de la Chirurgie*, pag. 202.

Certes, si hernie fut jamais enflammée, d'après la description qu'ont donnée les auteurs de la péritonite herniaire, c'est bien celle de la malade de mon père ; et
cependant, une fois la réduction opérée, le calme se fit
et le retour à la santé fut presque immédiat. Trois jours
après, cette femme quittait le lit.

A la vérité, le traitement antiphlogistique n'avait pas
manqué d'énergie ; mais aujourd'hui serions-nous aussi
prodigues d'émissions sanguines ? Ce n'est pas probable.
La thérapeutique de nos jours n'est plus celle de cette
époque. Pour lui trouver une justification, il faut se re-
porter au temps où le praticien qui en a fait une si large
application se trouvait sur les banc de l'École au temps
où la doctrine de Broussais trônait en souveraine. — Aujourd'hui nous avons changé tout cela ; mais peut-être
sommes-nous tombés dans l'excès contraire.

Toujours est-il que si la malade en question ayait eu
une vraie péritonite herniaire, au point où en était arrivée
la gravité des symptômes, la réduction n'aurait fait qu'accroître le danger en repoussant dans la cavité abdominale
une anse intestinale ou une portion d'épiploon vivement
enflammée. Une péritonite générale aurait éclaté.

Du reste, les défenseurs de la doctrine trop absolue de
Malgaigne ont reconnu, avec ce Maître, les difficultés
d'un diagnostic différentiel précis ; et, de même que les
chirurgiens qui admettaient l'engouement tel qu'il a été
décrit par les classiques ont été obligés de convenir que
cet accident, s'il ne survenait pas d'évacuations alvines
abondantes, se compliquait d'un véritable étranglement ;

de même ceux qui soutenaient la théorie de la *péritonite
herniaire* ont été obligés de confesser que cette inflammation arrivée au *quatrième degré* donnait lieu aux
symptômes caractéristiques de l'étranglement.

Ce qui prouve bien, ce nous semble, que l'*étranglement est la cause de tous les symptômes graves* que présentent les personnes affectées de hernie, et que *la gravité des symptômes est proportionnelle au degré de
striction.*

Cette interprétation donnée par A. Richard des divers
accidents de hernies nous paraît parfaitement juste et
surtout d'une utilité pratique incontestable. Elle est basée
d'ailleurs sur une anatomie et une physiologie pathologiques, mieux faites que par le passé, des divers processus
morbides dont les tumeurs herniaires peuvent être le
siège.

Pour terminer notre critique impartiale du fait précédemment relaté, nous ajouterons encore quelques réflexions
avant de raconter l'histoire de la malade que nous
avons nous-même observée.

Nous ne voulons pas soulever ici une question de prio-
rité en faveur du praticien auquel nous avons emprunté
l'observation précédente. Nous ferons remarquer cependant que le passage relatif à la réduction des hernies
par *traction* vers la cavité abdominale de l'anse intestinale herniée, que l'on trouve dans le *Traité de Médecine
opératoire* de Sédillot, lui était tout à fait inconnu. Il
vivait dans un village reculé et il n'a jamais eu dans sa

bibliothèque le livre du professeur de Strasbourg. Pour tout guide en médecine opératoire, il n'avait que les bons articles du *Dictionnaire de Médecine et de Chirurgie pratiques,* de Bégin, Blandin, Dupuytren, Lallemand... Et s'il a donné, comme lui appartenant, le procédé indiqué dans son observation, il comptait bien en être l'auteur. Il est facile de voir, en lisant sa Note de la *Revue médicale* que nous avons reproduite en entier, qu'elle a été écrite sous l'inspiration du moment, le jour même de l'application du procédé en question : l'observation est laissée inachevée. D'ailleurs cet article de la *Revue médicale* (n° de janvier 1846) et la première édition du livre de Sédillot portent juste le même millésime. Et puis, comme nous l'avons déjà fait remarquer, l'éminent professeur de Strasbourg s'est toujours contenté de conseiller le procédé opératoire dont nous parlons, « *qui pourrait,* dit-il, être quelquefois appliqué avec succès...» , sans jamais l'avoir mis en usage. L'auteur de l'article du *Journal de Cayol,* au contraire, a été saisi de l'idée de ce procédé au lit même du malade, et il l'a immédiatement mis à exécution avec un prompt et plein succès.

Voici maintenant l'histoire de la malade que nous avons nous-même observée, et chez laquelle nous avons fait usage, avec non moins de bonheur, du même mode de taxis.

Au mois de juin 1869, nous fûmes appelé, vers les onze heures du matin, dans le quartier de l'Abattoir, auprès d'une femme ayant une hernie datant de trois ans, et qui, depuis le matin huit heures, à la suite d'un effort qu'elle avait fait en se livrant à son travail habituel, éprouvait des coliques, des nausées, des envies de vomir, sa hernie étant sortie et n'ayant pu être réduite par elle comme d'habitude.

Cette femme, dont l'occupation de tous les jours était de charrier sur la tête des baquets contenant divers abattis d'animaux de boucherie, avait 35 ou 40 ans. Quoique d'un tempérament lymphatique, elle avait une constitution assez bonne et une complexion moyenne.

La même circonstance qui venait de déterminer les accidents du moment (effort fait pour placer sur sa tête un baquet trop lourdement chargé) avait aussi déterminé trois ans auparavant l'apparition de la hernie.

A cette époque, au moment d'un pareil effort, la femme X... sentit dans le côté droit du bas-ventre une sorte de craquement suivi d'une douleur assez vive, qui dura plusieurs jours, mais qui guérit sans le secours d'aucun médecin. Ce ne fut pourtant qu'un mois après environ que cette femme aperçut dans l'aine droite une tumeur du volume d'une noix, rentrant lorsqu'elle était couchée, et sortant lorsqu'elle était debout. Bientôt cette tumeur augmenta de volume, et comme sa nature ne pouvait rester plus longtemps méconnue, force fut de faire usage d'un brayer. Cependant, il faut bien le dire, la malade, de son propre aveu, était peu soucieuse de la contention exacte de sa hernie, qui du reste ne l'incommodait pas trop. Le bandage que nous avons trouvé appliqué lors de notre visite était usé et tout à fait insuffisant.

Au demeurant, voici les symptômes que nous présenta cette malade :

État général : faciès exprimant la douleur, bien que les traits ne fussent pas trop tirés ; plaintes déterminées par la douleur ressentie dans la hernie et dans le bas-ventre; pouls petit, fréquent; température de la peau normale; anxiété épigastrique, nausées, envies de vomir; pas de selle depuis deux jours.

État local : tumeur dure, irréductible, du volume d'un œuf de

poule de moyenne grosseur, douloureuse à la pression, sans changement de couleur à la peau, occupant le pli inguinal droit, située
au-dessus d'une ligne menée, à l'aide d'un cordon tendu, de l'épine
iliaque antéro-supérieure à l'épine du pubis, d'une matité relative
à la percussion.

A tous ces signes nous diagnostiquâmes une hernie inguinale
entéro-épiploïque étranglée, ou au moins en train de le devenir.

Immédiatement nous fîmes le taxis suivant le procédé ordinaire,
en prenant toutes les précautions d'usage en pareille circonstance,
relativement à la position qu'il convient de donner au patient.

Après dix ou quinze minutes d'efforts infructueux, nous quittâ-
mes la malade pour lui donner un peu de repos, et nous prescri-
vîmes, à prendre le plus tôt possible, un lavement fait avec une
décoction de 10 grammes de follicules de séné additionnée de 20
grammes de sulfate de soude; puis un grand bain tiède prolongé
jusqu'à notre retour .

Bien que nous n'ayons pas beaucoup de confiance
dans l'efficacité des lavements purgatifs en pareils cas,
nous avons eu recours cette fois à ce moyen, dans l'intention de vider le gros intestin (la malade n'ayant pas
eu de selle depuis deux jours), et de favoriser la réussite
d'une nouvelle tentative de taxis, en augmentant d'autant la capacité du ventre. — Si nous avons donné la
préférence au séné sur les autres purgatifs, c'est que, par
son action spéciale sur la contractilité des fibres musculaires de l'intestin, il pouvait agir à la manière de
l'électricité, que nous savions avoir été proposée, en pareille occurrence, par Leroy d'Étiolles, sous forme d'élec-
tro-puncture, mais sans avoir jamais été appliquée.

Vers les deux heures nous étions de nouveau auprès de notre
malade. Elle était dans le bain depuis plus d'une heure. Quoique

rien ne fût changé dans son état,elle nous dit que ses coliques s'étaient un peu apaisées après deux selles copieuses.Nous la fîmes porter aussitôt dans son lit,et quand elle fut bien essuyée, nous réitérâmes,sans perdre de temps, le taxis,comme nous l'avions pratiqué le matin. — Au bout de quelques minutes, voyant que cette tentative n'était pas plus heureuse que la précédente, nous songeâmes à mettre en usage le procédé que nous connaissions déjà, mais auquel nous n'avions pas pensé tout d'abord. La flaccidité des parois abdominales de cette femme, toutes couturées de verge-tures, vint nous le remettre en mémoire.

Nous nous informâmes d'abord si elle avait uriné dans le bain, notre intention étant, si la réponse eût été négative, de vider la vessie par le cathétérisme, pour faciliter la manœuvre.

Rassuré à cet égard, sans changer la position de la patiente,qui avait déjà les muscles abdominaux dans le plus grand relâchement possible, par celle que nous lui avions donnée, nous combinâmes la *traction des intestins vers l'intérieur du ventre, faite avec notre main gauche appliquée sur la fosse iliaque droite de la malade, à la pression douce que nous exerçâmes sur la hernie avec notre main droite ;* et nous eûmes la satisfaction de voir la tumeur se réduire facilement dès nos premières tractions.

Une fois la réduction opérée, comme le bandage qu'avait la malade était insuffisant, nous appliquâmes sur le trajet inguinal une sorte de pelote faite avec deux mouchoirs non dépliés superposés et maintenus par un bon spica de laine.— Potion de De Haën. Limonade, diète.

Le soir, à 8 heures, nous revîmes la malade. Elle ne souffrait presque plus de son ventre; son pouls, quoique encore fréquent, avait pris plus d'ampleur, et toute anxiété épigastrique avait complètement disparu. — Nous permîmes l'administration de quelques cuillerées de bouillon.

Le lendemain notre malade était tout à fait bien. Un bandage herniaire neuf et parfaitement contentif fut appliqué. — 30 gram. d'huile de ricin pour le lendemain

Depuis, nous n'avons plus revu cette femme; nous ignorons même si elle a pris son huile de ricin. — Ce n'est pas d'ailleurs la seule fois que nous ayons constaté le sans-gêne de certains malades.

Si nous n'avons pas prescrit plus tôt cet évacuant, c'est que nous croyons qu'on se hâte trop généralement, après la réduction des hernies étranglées, de purger les malades. Il vaut mieux recourir tout d'abord à quelque préparation opiacée, pour calmer les mouvements anti-péristaltiques de l'intestin et prévenir ainsi le développement d'une péritonite générale. C'est dans ce but que nous avons prescrit à notre malade une potion laudanisée, et de préférence celle anti-émétique de De Haën.

Après la kélotomie surtout, c'est la conduite la plus sage à tenir. L'opium, en paralysant la fibre musculaire de l'intestin, en condamnant cet organe au repos, peut seul prévenir les accidents ultérieurs.

La mise au repos, l'immobilisation, quand elle est possible, de tout organe malade, est un principe de thérapeutique générale dont on ne doit jamais se départir, à moins d'indications particulières bien précises. C'est certainement l'application de ce principe qui a fait faire dans ces dernières années tant de progrès à la thérapie des maladies articulaires. Sans doute une gymnastique bien entendue rend fréquemment d'immenses services dans le traitement des maladies de l'appareil locomoteur; mais cette prescription a ses indications formelles, et cette contradiction apparente n'infirme en rien la proposition générale que nous avons formulée. L'activité mensuelle des ovaires et de tout l'appareil utéro-ovarien, qu'on ne saurait empêcher, est bien une des causes les plus puissantes de la tendance à la chronicité des maladies utérines et de la nécessité des soins longtemps continués pour arriver à les guérir... Il y a, dans la proposition que nous venons d'énoncer, matière à de longs développements, mais ils seraient ici déplacés. — Revenons à notre sujet.

En résumé, l'observation que nous avons empruntée à la *Revue médicale* et celle que nous avons nous-même recueillie, prouvent incontestablement la possibilité de réduire certaines hernies étranglées par la *traction de la portion d'intestin herniée dans la cavité abdominale*. L'efficacite de ce mode d'intervention, que Sédillot considérait seulement comme possible, est donc bien réelle.

Depuis la publication de notre première Note sur ce sujet dans le *Montpellier médical*, M. Verneuil, avons-nous dit, a eu recours à ces manœuvres, que l'on peut appeler du nom de *taxis abdominal*, et il a réussi comme nous. — Voici son observation résumée.

Homme de 40 ans, admis dans son service de chirurgie à l'hôpital de Lariboisière. Il portait depuis trois ou quatre ans une hernie crurale qui était mal contenue par un mauvais bandage. A la suite d'un effort, la hernie était devenue grosse comme une pomme de moyen volume. Le malade était très anxieux; il remuait constamment. Vingt heures après le début des accidents, M. Verneuil fit le taxis ordinaire et le continua pendant longtemps sans aucun avantage, bien que le malade, pendant toute la durée de ces tentatives, fût soumis aux inhalations de chloroforme.

M. Verneuil se décida alors à tenter le taxis avec compression exercée au-dessus du pédicule de la hernie. Comme il n'avait pas de sac de plomb pour faire cette compression, elle fut pratiquée par le poing d'un aide, M. Bassereau, interne du service. Après trois quarts de minute de cette manœuvre, la hernie rentrait [1].

De son côté, M. Henrot (de Reims) [2] doit deux succès « à une sorte de massage exécuté avec les mains sur l'abdomen au voisinage de la hernie ».

Sa première observation se rapporte à une femme de 60 ans qui présentait une hernie étranglée avec corde allant des parties profondes de l'abdomen au collet de la hernie. Insuccès du taxis méthodique ordinaire pratiqué pendant douze ou quinze minutes; réduction rapide par la pression brusque exercée immédiatement au-dessus de l'arcade crurale à l'aide des doigts.

Dans sa seconde observation, il s'agit d'un étranglement interne instantané survenu chez une femme de 27 ans. La malaxation de l'abdomen pendant quatre ou cinq minutes suffit à faire disparaître la tumeur et les accidents auxquels elle avait donné lieu.

Quelque heureux qu'aient été les résultats donnés par le *taxis abdominal* dans les différents cas que nous venons de rapporter, notre intention n'est pas d'ériger ce procédé en règle générale. Nous ne saurions promettre des succès constants ; nous savons trop bien que les moyens de taxis les plus divers ont tour à tour réussi et échoué. Nous avons voulu seulement signaler ce mode d'intervention à l'attention des praticiens , pour qu'ils

[1] Verneuil ; Société de Chirurgie, 12 avril 1871, in *Gaz. des Hôpit.* de cette année, pag. 299.

[2] H. Henrot; *Association française pour l'avancement des Sciences* (Congrès de Reims, 1880), in *Gaz. des Hôp.* de cette année, pag. 846.

puissent y recourir à l'occasion, quand les procédés généralement employés n'auront pas abouti, et qu'ils puissent en apprécier la valeur.

Les avantages que ce procédé nous paraît avoir sur ceux dont l'action porte sur la hernie elle-même sont les suivants :

D'abord, il épargne aux parties qui forment la hernie les contusions que leur fait subir le taxis pratiqué suivant le procédé ordinaire. Lorsque la tumeur est fortement tendue et très douloureuse, lorsqu'elle est le siège d'une inflammation manifeste, il est à craindre, si on se livre par trop inconsidérément, dans le désir d'éviter l'opération, aux manœuvres habituelles du taxis, que l'irritation, les véritables contusions qu'elles produisent, ajoutées à l'inflammation déjà existante, n'amènent promptement la gangrène ou n'occasionnent une rupture de l'intestin dans le sac, alors que la cohésion des tuniques intestinales se trouve notablement diminuée par le seul fait de l'inflammation. En pratiquant le taxis abdominal, on peut plus facilement, ce nous semble, éviter ces graves accidents.

M. Ollier, qui au Congrès de Reims prit la parole après M. Henrot, reconnut les avantages de ce taxis abdominal combiné avec le taxis ordinaire; mais il condamna cette pratique pour les cas d'étranglement un peu ancien, alors qu'on peut supposer l'intestin déjà ulcéré. Cette restriction n'était pas nécessaire : le taxis ordinaire ne serait pas plus de mise en pareil cas.

En second lieu, nous pensons que le taxis abdominal

doit beaucoup plus faciliter la rentrée de la hernie que le procédé généralement employé. En effet, quand on comprime le fond d'une tumeur herniaire pour repousser les viscères dans l'abdomen, on opère toujours la réduction de l'anse intestinale en double, même quand on fait rentrer les premières les parties les plus rapprochées de l'anneau, que l'on ait oui ou non aminci au préalable le pédicule de la tumeur par une traction en bas. Il suffit, pour se convaincre du bien fondé de cette assertion, de se rappeler la disposition en anse qu'affecte ordinairement l'intestin dans une hernie. Dans le procédé par pressions abdominales, au contraire, la traction du côté du ventre s'exerçant plus particulièrement, le plus souvent du moins, selon toute probabilité, sur un seul des chefs de l'anse (peut-être même pourrait-on tenter d'agir toujours ainsi), cette anse est simplement défaite, dédoublée par le glissement du chef que l'on tire sur l'autre resté immobile; et l'intestin hernié ne rentre pas en double, comme dans la réduction par le procédé de taxis journellement mis en usage, à moins que les deux côtés de l'anse intestinale herniée ne soient réunis entre eux par quelque néoplasie inflammatoire ancienne.

Si ce mode de dégagement d'une anse intestinale herniée peut être contesté, on admettra plus facilement sans doute l'efficacité des pressions abdominales sur la portion de mésentère qui se rend dans la hernie. On sait, en effet, l'importance majeure que Roser[1] accorde à la

---

[1] W. Roser; *Éléments de Pathol. chirurg. spéciale et de Méd. opér.*,

traction du mésentère dans la réduction des hernies. « C'est la traction venant du mésentère, dit-il, qui me semble jouer le plus grand rôle, car une anse intestinale qui avait résisté à tout essai de réduction peut souvent être réduite, à l'autopsie, par une légère traction exercée de l'intérieur de l'abdomen sur le mésentère. Il est assez probable que, de cette manière, la réduction peut être facilitée par les mouvements respiratoires, tels qu'inspirations profondes, ou par le décubitus sur le côté sain, qui a pour effet d'attirer par leur poids les intestins de ce côté. On pourrait aussi arriver à un résultat semblable en faisant coucher le malade sur un plan incliné, l'abdomen en haut, la tête en bas, ou bien en le faisant s'appuyer sur les genoux et les coudes, de manière à ramener les intestins dans la région supérieure et antérieure de l'abdomen ; enfin, en exécutant certaines manœuvres sur l'abdomen même, telles que le *massage* et la *compression*, manœuvres qui auraient pour effet de déplacer jusqu'à un certain point les intestins. On prétend même que la réduction a quelquefois été obtenue par une sorte d'aspiration de la hernie faite au moyen d'une ventouse. »

Quoi qu'il en soit et quelle que soit notre confiance dans le procédé de taxis qui nous a réussi dans l'observation que nous avons relatée, notre intention n'est pas d'inspirer aux praticiens, en les engageant à le mettre en

trad. par Culman et Sengel. Paris, 1870, pag. 324. — Nous avons souligné à dessein les mots : *massage* et *compression.*

usage, une fausse sécurité, ni de leur faire perdre un temps précieux en tentatives vaines, sinon dangereuses. La kélotomie reste toujours comme la seule planche de salut offerte aux malades, lorsque l'étranglement dure depuis quelque temps ou se présente d'emblée avec des symptômes alarmants. Nous nous sommes déjà très nettement expliqué sur ce point. D'ailleurs, nous le reconnaissons le premier, le procédé dont nous avons cherché à démontrer l'utilité n'est pas toujours applicable. Pour qu'on puisse y avoir recours, il faut d'abord, ainsi que l'a dit Sédillot, que les parois abdominales soient molles, flasques et facilement dépressibles, comme chez les femmes ayant déjà fait plusieurs enfants. Pourtant, si l'embonpoint n'est pas trop considérable, on peut encore espérer, par l'anesthésie poussée jusqu'à la résolution musculaire, vaincre la résistance des muscles abdominaux, et par suite se mettre dans la possibilité d'agir efficacement sur la portion d'intestin qui se continue avec l'anse herniée ou plus exactement sur la portion correspondante du mésentère. D'autre part, il est évident que le ballonnement du ventre, qui d'ordinaire se manifeste si vite dans les circonstances dont il est ici question, s'oppose, pour peu qu'il soit notable, à la mise en pratique des manipulations auxquelles nous avons eu recours. Nous nous garderons bien cependant de conseiller comme opération préliminaire l'évacuation des gaz de l'abdomen par une ponction avec le trocart-aiguille.

« Poursuivant la recherche d'une explication satisfai-

sante du mode d'action de la compression exercée sur la
paroi abdominale au niveau et au-dessus du pédicule
herniaire, M. Lannelongue, dit M. Labbé [1], suppose que
la pression, se transmettant de la paroi aux parties qui se
rendent dans le sac, tend à exercer sur celles-ci un tiraillement dans un sens opposé à celui suivant lequel
les viscères se sont engagés à travers l'orifice herniaire.
Il ajoute que le calibre de l'intestin voisin de la hernie se
trouve effacé par suite du refoulement des liquides et
des gaz contenus dans son intérieur, et que dès lors la
tension contre laquelle les efforts du taxis doivent s'exercer est diminuée d'autant. »

Assurément nous ne saurions donner une meilleure
explication du mode d'action de la manœuvre que nous
recommandons, et qui a sur le procédé de M. Lannelongue le grand avantage d'être faite par un instrument
intelligent, la main du chirurgien. Il y a loin, en effet,
de la compression pratiquée de cette manière à celle
exercée par un sac rempli de grenaille de plomb: la main
peut refouler avec une sorte d'intelligence, pour ainsi
dire, toute la masse intestinale en haut, du côté opposé
à celui où existe la hernie, et puis agir comme il convient sur l'anse d'intestin ou la portion de mésentère qui
se porte dans le sac herniaire. Ne va-t-elle pas ainsi à
la recherche diagnostique des tumeurs profondes de la
cavité alvo-pelvienne ? N'a-t-elle pas suffi, dans beaucoup de cas, pour changer les rapports du fœtus avec

_____

[1] Labbé; *Gaz. des Hôpitaux*, 15 mars 1870.

le détroit supérieur du bassin (*version par manœuvres externes* [1]) ? La pression, au contraire, exercée par un sac contenant 2 ou 3 kilogram. de plomb, est une force tout à fait aveugle, qui ne peut avoir les avantages des pressions faites avec la main.

A la vérité, M. Lannelongue croit que l'application longtemps continuée d'une pression énergique sur une large surface de la paroi abdominale peut amener une fatigue suffisante des muscles qui entrent dans la composition de cette paroi, leur faire perdre ainsi en partie leur énergie contractile et, partant, détruire la tendance qu'ils pourraient avoir à maintenir les viscères dans la hernie. Mais cette explication, qui tend à rapprocher l'action du procédé que préconise notre Collègue de Paris de celle qu'a le chloroforme employé pour faciliter les manœuvres du taxis, n'est pas de tous points acceptable. —Il n'y a pas parité, en effet, entre la fatigue momentanée des muscles, que la moindre excitation directe ou réflexe peut faire insiantanément cesser, en réveillant la faculté contractile de leurs fibres, et la résolution de ce système d'organes produite par les inhalations chloroformiques, qui agissent, non seulement en suspendant l'action de l'influx nerveux sur la fibre charnue, mais aussi en stupéfiant cette fibre elle-même [2].

[1] J. Grynfeltt; *Quelques réflexions sur la version par manœuvres externes,* 1882.

[2] Voy. Richet; *Anatomie médico-chirurgicale,* 2ᵉ édit., 1860, pag. 125, 126 et 127 ; et Ernest Labbée, art. *Chloroforme,* in *Dict. encyclop. des Scienc. médic.*

M. Lannelongue se demande encore si la compression, telle qu'il la pratique, se faisant sur un plan résistant, ne pourrait pas entraver la circulation artérielle entéro-épiploïque, et, partant, lutter, pendant les premières heures surtout, contre la production ou au moins l'aggravation de l'étranglement. — Franchement, cette explication n'est pas plus acceptable que la précédente, et quoi qu'en dise le savant rapporteur de mémoire de M. Lannelongue, nous ne lui reconnaissons pas le mérite d'être en harmonie avec les notions habituelles de la physiologie. La compression qu'exerce un sac contenant 2 ou 3 kilogr. de plomb posé sur la paroi abdominale, de manière à appliquer exactement (ce qui est possible) contre l'os iliaque ou l'angle sacro-vertébral l'anse d'intestin en continuité avec celle qui occupe le sac herniaire, ne peut : 1° qu'empêcher la rentrée dans l'abdomen des gaz contenus dans la hernie, et par suite mettre obstacle à la réduction ; 2° qu'accroître la stase sanguine déjà existante et résultant de la gène apportée à la circulation en retour par la pression excentrique des parties constituant la hernie contre l'anneau ou le collet du sac. Pour que les choses advinssent au gré de M. Lannelongue, il faudrait qu'il y eût une *interruption complète* de la circulation artérielle. Or, il est difficile de croire à la possibilité de cet arrêt complet de l'ondée sanguine dans les artères qui alimentent une hernie, quand on songe à la multiplicité des anastomoses des artères entéro-mésentériques. Autrement dit, cette compression ne peut qu'agir dans le même sens que le processus pathologique de l'étranglement. C'est toujours en effet, avons-nous déjà dit, l'intestin augmenté de volume, quelle que soit d'ailleurs la cause de ce gonflement, qui vient s'étrangler contre un anneau rigide, tout comme un doigt enflammé vient s'étrangler contre l'anneau métallique qu'il porte. Or, nous ne sachions pas qu'une compression très exacte pratiquée au-dessus de cet anneau ne puisse pas aggraver l'étranglement. Personne n'ignore qu'au-dessous de tout point comprimé il se fait une stase sanguine avec tuméfaction plus ou moins marquée de la partie correspondante. On sait même que dans les hernies, lorsque l'orifice de sortie des viscères est petit, il suffit d'un gonflement très peu considérable pour amener une constriction des plus énergiques, et par suite un étranglement des plus sévères. Pour que la compression qu'exerce le sac de plomb appliqué sur l'abdomen pût agir comme le suppose en dernier lieu M. Lannelongue, il faudrait qu'une compression méthodique, régulière, très bien faite, fût en même temps pratiquée sur toute la tumeur herniaire, à l'aide, par exemple, d'une bande de caoutchouc appliquée à la manière de M. Maisonneuve.

En résumé, nous croyons que le procédé de taxis préconisé par M. Lannelongue n'est pas sans antécédents plus ou moins analogues dans les annales de la science ; — qu'il n'agit pas différemment que les manipulations abdominales recommandées par Sédillot et mises pour la première fois en pratique avec succès par mon père, à l'insu du conseil donné par le professeur de Strasbourg ;

— qu'il se rapproche trop, par sa continuité d'action, du taxis prolongé, sinon forcé;— qu'il ne saurait être préféré conséquemment aux manœuvres faites sur l'abdomen par une main intelligente, *taxis abdominal* qui, encore une fois, ne doit pas inspirer une confiance sans bornes et faire ajourner trop longtemps la kélotomie.

————

QUELQUES RÉFLEXIONS

SUR LES

INDICATIONS DE LA TAILLE PÉRINÉALE

Lorsque la lithotritie eut fait son entrée dans le monde chirurgical, et surtout lorsqu'elle eut reçu les perfectionnements qui l'ont mise au rang des plus belles opérations de la pratique journalière de la chirurgie, on put croire un instant à l'abandon définitif de la taille. Donnée par ses partisans enthousiastes comme une opération tout à fait innocente et exempte de dangers, la nouvelle méthode fut bientôt proclamée la seule applicable au traitement des calculeux.

Pourtant, cet enthousiasme tomba ; et, sauf quelques spécialistes qui ne cessèrent de pratiquer exclusivement, ou à peu près, la lithotritie pour la cure des calculs vésicaux, la majorité des chirurgiens, mieux avisée, après l'étude impartiale des indications et des contre-indications de ce mode opératoire, tout en faisant de lui la méthode de choix, revint, pour certains cas réputés naguère justiciables du broiement, à la pratique de la taille, perfectionnée aussi dans ses procédés d'exécution.

pierre intra-uréthral , nous tentons de le refouler dans la vessie avec un cathéter Béniqué. Insuccès. — Nous essayons d'un petit lithotriteur d'enfant. Encore peine perdue. — Le malade est fatigué, nous cessons nos manœuvres. — Dans l'après-midi, léger accès de fièvre uréthrale : Temp. 40°; Pouls 112 pulsations. — Infusion de jaborandi (6 gram. pour un litre).

11. Encore un peu de fièvre. — Potages, limonade; lavement émollient. Bain.

Les jours suivants nous laissons reposer le malade, qui, sauf une certaine gêne pour l'émission de ses urines, va assez bien. Il a pourtant perdu l'appétit et commence à se préoccuper de son état. — Lavages quotidiens de la vessie. — Nous pouvons toujours faire passer sans trop de peine une sonde molle dans le réservoir urinaire.

22. Mêmes tentatives que le 10, mais sans plus de succès. Le gros calcul est toujours là, derrière le rétrécissement, sans pouvoir être saisi avec aucun des instruments dont nous pouvons disposer. Il n'empêche pas absolument l'émission des urines. — Après cette séance, pas d'accidents.

Le 30 juin, M. le professeur Dubrueil prend le service de la Clinique chirurgicale. — Après quelques tentatives d'extraction aussi peu efficaces que les nôtres, n'ayant pas à sa disposition de brise-pierre uréthral fonctionnant convenablement, il se décide à faire l'uréthrotomie externe sur le calcul pour conducteur. L'opération est magistralement exécutée. Un calcul gros comme une dragée est extrait, et avec lui bon nombre de débris. Malheureusement il se produit une infiltration urineuse avec gangrène du scrotum, et le malade meurt quatorze jours après. — L'autopsie ne put être faite.

Il est incontestable qu'avant de prendre une détermination pareille à celle qui fut imposée à M. Dubrueil par le manque d'instrument propre à broyer le calcul dans le canal de l'urèthre, il faut avoir mis en œuvre toutes les ressources de l'arsenal de la chirurgie contemporaine pour atteindre le but désiré. Il ne faudrait pas croire cependant que, même avec les instruments perfectionnés pour ce genre d'opérations, on puisse toujours réussir à délivrer le malade du corps étranger qui obstrue son canal. Il est encore des cas dans lesquels l'uréthrotomie externe s'offre de prime abord au chirurgien comme la seule ressource pour mettre fin aux accidents déterminés par la présence d'un calcul développé (ou venu de la vessie et arrêté) derrière un rétrécissement de l'urèthre.

Au mois de janvier 1879, M. X..., âgé de 55 ans environ, vint à Montpellier consulter M. le professeur Bouisson pour une maladie des voies urinaires dont il souffrait depuis plusieurs années. Certaines relations de famille nous valurent l'honneur de prendre part à cette consultation.

M. X... a eu dans sa jeunesse quelques uréthrites traitées par les balsamiques et les injections cathérétiques.— Marié depuis une vingtaine d'années, il a mené une vie des plus tranquilles. Occupations sédentaires. Régime alimentaire substantiel, surtout azoté; usage habituel, sans abus cependant, de la bière et des boissons fermentées. A une certaine époque, dont la date s'est effacée de sa mémoire, quelques légères coliques néphrétiques, avec émission de petits graviers uratiques avec les urines.

Un peu plus tard, commencement d'accidents dysuriques auxquels le malade fit d'abord peu d'attention, et qu'il traita ensuite lui même par l'usage des sondes. — Bientôt, léger catarrhe vésical, avec spasmes douloureux de la partie profonde de l'urèthre (cystalgie). — Continuation de l'auto-cathétérisme (*sit venia verbo*).

Un jour, après l'introduction quelque peu difficile d'une sonde, hématurie suivie d'infiltration urineuse. Une fausse route était faite. — C'est alors seulement que M. X... se confia aux soins d'un médecin. Il fallut inciser un ou plusieurs abcès urineux au périnée. — En dépit des soins les mieux entendus, l'état des voies urinaires ne s'améliorait pas. La dysurie et le spasme, ou plutôt le ténesme vésical, augmentaient ; les urines devenaient plus catarrhales et le cathétérisme était de plus en plus difficile. La sonde avait toujours de la tendance à s'engager dans la fausse route. Le malade souffrait horriblement et la fièvre était continue.

Au moment d'une accalmie, on crut modifier avantageusement l'état de l'urèthre et de la vessie par une injection de nitrate d'argent. Par erreur, paraît-il, la solution fut faite plus concentrée qu'elle n'avait été prescrite. — Retour des accidents inflammatoires plus violents que jamais, fièvre intense, nouvelle infiltration d'urine qui s'étendit jusqu'à l'hypogastre. — Ce ne fut que grâce aux soins les plus dévoués et les plus intelligents (ouverture des abcès, pansements phéniqués, alimentation substantielle, toniques de toute sorte) dont il fut alors entouré, que M. X... échappa aux dangers d'une suppuration abondante et ruineuse. — Pendant tout ce temps, le cathétérisme présentait des difficultés excessives ; une petite sonde ne pouvait franchir qu'avec peine la région du bulbe et donnait la sensation bien nette de la présence d'un calcul derrière ce point quand on parvenait à passer. Presque toutes les urines coulaient par les fistules périnéales. Les souffrances du malade étaient toujours très vives au col de la vessie.

Lorsque ces jours d'orage furent passés, M. X... se rendit à Montpellier (janvier 1879) pour consulter M. le professeur Bouisson, auquel on voulut bien nous adjoindre, comme nous l'avons déjà dit. — État général satisfaisant ; appétit bon, digestions faciles ; pas de fièvre, si ce n'est de temps en temps ; spasmes douloureux de l'urèthre, cystalgie intense ; mictions fréquentes, pénibles ; urines catarrhales ; marche et même station debout impossibles à cause des douleurs uréthro-vésicales qu'éprouve alors le malade. — Examen objectif facilité par l'ingestion de un ou deux grammes de chloral, dont M. X... fait de lui-même un usage abusif : Périnée calleux, induré ; deux fistules médianes donnant issue à une petite quantité d'urine, fistule hypogastrique fermée. Rétrécissement de l'urèthre en arrière du bulbe, fausse route dans cette région. Tantôt on peut avec la sonde, qui alors pénètre assez profondément, atteindre une concrétion calculeuse qu'elle ne peut dépasser ; tantôt on pénètre moins en avant, et la sonde va butter dans un cul-de-sac ne contenant pas de calcul. Impossible d'aucune manière d'arriver jusqu'à la vessie. Cette exploration, deux ou trois fois renouvelée par M. Bouisson et par nous-même, donne toujours le même résultat.

Interrogé par M. le professeur Bouisson (on sait qu'il est d'usage dans les consultations que le plus jeune des consultants prenne le premier la parole) sur les moyens qui nous paraissaient le mieux convenir à la situation de notre malade, nous répondîmes que, eu égard à l'état anatomique des voies urinaires, aux souffrances vives du malade, aux tendances de l'urine à s'extravaser, l'uréthrotomie externe sur un conducteur poussé jusque sur le calcul nous semblait tout indiquée. — Cette opération, suivant notre manière de voir, devait produire la cure radicale du rétrécissement, permettre le nettoyage complet et facile de la cavité rétro-stricturale du ou des calculs y contenus, favoriser la résolution des indurations plastiques du périnée, et amener la guérison des fistules urinaires par l'établissement d'une large ouverture de dérivation au cours des urines, dont la cicatrisation ne devait pas tarder ensuite à s'opérer, par suite de l'écoulement dès lors facile des urines par leur voie naturelle rétablie.

Cet avis ne fut pas partagé par M. Bouisson. Sans rejeter complètement notre proposition, il crut devoir temporiser; et le malade quitta Montpellier, emportant une consultation dont voici en substance la teneur: Onctions biquotidiennes d'onguent napolitain belladoné sur le périnée, grands bains émollients tous les deux jours, usage du sirop de saponaire ioduré aux deux principaux repas ; dilatation lente, graduelle, méthodique, de l'urèthre par l'usage quotidien, ou tous les deux jours, de sondes emplastiques de bonne qualité, de volume progressivement croissant, laissées quelque temps à demeure, depuis demi-heure jusqu'à deux heures, suivant la tolérance du malade, quand elles auraient franchi le point coarcté. Une fois l'urèthre et le rétrécissement suffisamment dilatés, tâcher de débarrasser en une ou plusieurs séances la cavité rétro-stricturale des concrétions calcaires qui l'encombrent par l'emploi bien dirigé, soit de la curette de Leroy (d'Étiolles), ou mieux d'un brise-pierre uréthral. En cas d'insuccès de tous ces moyens, songer à la nécessité de la boutonnière.

Sept mois après (août 1879), M. X... revint à Montpellier dans un état notablement meilleur qu'au mois de janvier. Le rétrécissement était dilaté, les sondes Béniqué de moyen calibre, en passant, soit au-dessus, soit à côté du calcul, pénétraient dans la vessie. Quelquefois pourtant elles s'égaraient encore dans la fausse route, et il fallait les ramener en avant, pour leur donner une direction meilleure et les engager ensuite dans la bonne voie. On eût dit qu'il existait en arrière du bulbe un double canal à l'instar des deux canons d'un fusil à deux coups, l'un borgne, terminé en cul-de-sac, l'autre conduisant dans la vessie. — Les tentatives d'extraction de la pierre qu'avaient faites, avec divers instruments, les médecins ordinaires du malade n'avaient pas abouti. Un d'eux avait eu, paraît-il, un instant l'idée, en souvenir de ce qu'avait fait le premier, en 1845, M. le professeur Bouisson[1], d'aller broyer le calcul par une des fistules périnéales préalablement dilatée.

Considérant l'accès maintenant facile par la voie naturelle des instruments jusqu'à la concrétion calculeuse, M. Bouisson voulu encore essayer lui-même de débarrasser le malade par cette voie. — Les moyens d'extraction simple avec diverses pinces, avec celle de Robert et Collin particulièrement, qu'avait fait courber sur le

---

[1] Bouisson ; *Lithotritie par les voies accidentelles*, in *Gazette médic.* 1849, et *Tribut à la Chirurgie*, tom. I, pag. 31.

côté, pour la circonstance, un des médecins ordinaires de M. X...,
restèrent absolument sans effet. Le calcul était saisi bien souvent,
mais il n'était aucunement ébranlé, ou très peu, par les tractions
dont il était l'objet. Les lithotriteurs uréthraux de Civiale, de
Reliquet, mis en usage pour morceler le calcul, ne donnèrent pas
de meilleur résultat. Le calcul fut quelquefois écorné, mais il ré-
sista toujours, sans jamais complètement céder, aux pressions énergiques exercées sur lui.— Pour le dire en passant, de tous ces
lithotriteurs uréthraux, le meilleur est, à notre avis, celui de Civiale. Simple dans sa construction, comme tous les lithotriteurs
vésicaux aujourd'hui en usage, il est d'une solidité on peut dire à
toute épreuve. Les instruments analogues à mors femelle articulé
de Dubowicki, Nélaton, Mathieu, n'offrent pas, à nos yeux, une
résistance suffisante. Quant à celui de Reliquet, il est d'un emploi
incommode, d'un maniement difficile et quelquefois sans doute
aussi dangereux.

Enfin, après une séance de lithotritie uréthrale pénible, douloureuse et tout aussi peu fructueuse que les précédentes, qui fut
suivie d'une légère hématurie et d'un certain degré d'inflammation
locale qui dura deux ou trois jours, M. le professeur Bouisson
engagea M. X... à se soumettre à l'opération de la boutonnière.
Elle fut acceptée sans résistance, comme dernière ressource, quoique repoussée avec énergie au mois de janvier par un des médecins ordinaires du malade, son proche parent, qui la qualifiait de
« vraie boucherie, tout au plus bonne pour les hôpitaux » (!).

Quelques jours après, quand M. X... fut rétabli des fatigues
que lui avait occasionnées la dernière séance de lithotritie,
M. Bouisson, comme M. Dubrueil pour le malade de notre précédente observation, pratiqua sans conducteur, le calcul seul pour
guide, au milieu d'un périnée tout calleux et fistuleux, l'opération
de l'uréthrotomie externe avec une précision et une dextérité remarquables. Le sommet de la prostate fut à peine intéressé, ce fut
une simple taille membraneuse, si tant est qu'il existât encore chez
M. X... une portion membraneuse de l'urèthre.— Un calcul dur,

uratique, de la grosseur d'une aveline, fut extrait, et avec lui quelques petits débris.

Avant que le malade fût remis dans son lit, invité à explorer nous-même du doigt le champ opératoire, nous crûmes reconnaître profondément et à gauche, sans en avoir pourtant une sensation bien nette, la présence d'un petit calcul. M. le professeur Bouisson, examinant à nouveau après nous, n'en constata pas l'existence.

Les suites de cette opération furent des plus simples ; pas de fièvre. Après huit jours, la plaie périnéale fut cicatrisée.

Malheureusement, une quinzaine de jours après, en l'absence de M. le professeur Bouisson, nous voulûmes sonder M. X... pour nous assurer de la liberté complète de l'urèthre, et nous trouvâmes, avant d'atteindre le col vésical, un calcul qui nous arréta. Nous nous livrâmes alors à quelques essais d'extraction par le canal, mais en vain.

A la suite de ces manœuvres, la fistule hypogastrique, qui depuis longtemps ne suppurait plus, devint le siège d'une inflammation vive suivie de suppuration. Dans la crainte du retour des accidents d'autrefois, nous cessâmes toute tentative d'extraction, en attendant l'arrivée de M. le professeur Bouisson. Au bout de quelques jours, ce point noir avait disparu de l'horizon, et le malade était revenu dans l'état où il se trouvait avant l'opération.

A son retour, M. le professeur Bouisson fut péniblement impressionné par la présence d'un calcul au col vésical. Il essaya, lui aussi, de l'extraire avec la pince modifiée de Robert et Colin dont nous avons déjà parlé, mais il ne put y parvenir. — Jugeant alors, et avec raison, que M. X... avait besoin de quelque temps de repos avant d'être soumis à de nouvelles épreuves opératoires, il l'engagea à retourner dans sa famille (fin septembre 1879).

Depuis, nous n'avons plus revu notre malade ; mais nous avons appris qu'au mois de juillet 1880, M. le professeur Bouisson était allé à... faire la cystotomie à M. X..., et que cette opération avait parfaitement réussi.

Malheureusement, et c'est M. Bouisson qui nous le disait quelque temps après, il s'est formé une autre pierre chez M. X..., qui a fini par succomber de cachexie urineuse.

Cette observation, véritable odyssée pathologique si elle eût été écrite au jour le jour et racontée dans tous ses détails, se prêterait à de longs commentaires. Nous n'avons ni le temps ni l'intention de l'examiner à tous les points de vue intéressants qu'elle peut présenter. Nous voulons seulement ici la faire servir à démontrer les difficultés et l'impossibilité des manœuvres lithotritiques à travers un rétrécissement de l'urèthre même dilaté, l'innocuité de la taille membraneuse, et la nécessité d'inciser assez le sommet de la prostate pour pouvoir explorer librement le col et la cavité de la vessie, afin de les débarrasser par une taille plus étendue, si besoin est, ou après une simple dilatation, de toutes les concrétions pierreuses qui peuvent s'y trouver.

Considérant que la taille sus-pubienne, ou plutôt l'ouverture de la vessie par l'hypogastre, a été proposée, dans ces dernières années, comme traitement de certains rétrécissements infranchissables de l'urèthre, M. Bouley [1], dans son excellente Thèse, conseille de procéder sans retard à la taille hypogastrique chez les calculeux affectés de rétrécissement, tolérant mal les manœuvres de dilatation nécessaires pour rendre la lithotritie possible. Nous ne saurions accepter cette manière de voir. La taille pé-

---

[1] Bouley ; Thèse citée, pag. 226.

rinéale nous semble préférable, parce qu'elle permet la section du rétrécissement, comme dans l'opération de l'uréthrotomie externe. Pour le cas seulement d'un rétrécissement absolument infranchissable, la taille suspubienne nous paraîtrait de mise. Mais alors le diagnostic d'un calcul vésical serait-il bien certain ? Y a-t-il d'ailleurs des rétrécissements réellement infranchissables? Dernièrement encore nous entendions M. A. Desprès, à la Charité, les nier.

L'hypertrophie de la prostate, généralement regardée comme un motif d'exclusion pour la lithotritie, est considérée par M. Thompson comme une condition presque favorable au succès de l'opération. Nous ne pouvons partager cet optimisme, surtout si l'hypertrophie est un peu considérable, avec déviation du canal de l'urèthre et accentuation un peu marquée du lobe moyen.

Il y a quelque temps, nous avons eu l'occasion de sonder un sujet âgé, à prostate volumineuse, avec saillie intravésicale assez prononcée du lobe de E. Home, et nous avons eu beaucoup de peine à nous assurer de la présence d'un calcul vésical chez ce malade. Cette séance d'exploration, qui fut suivie d'un accès de fièvre uréthrale, bien que faite avec tous les ménagements possibles et sans hématurie considérable, fut si peu du goût de notre client, nouvellement arrivé à Montpellier, qu'il repartit quelques jours après, sans nous avoir jamais plus donné de ses nouvelles. Mais ce que nous pouvons assurer, c'est qu'après cette séance de recherche du calcul nous étions peu disposé à en entreprendre le broiement. Il nous eût fallu faire meilleure connaissance avec l'intérieur de cette vessie pour nous décider à y aller chercher à l'aveugle un calcul qui se dissimulait derrière le lobe moyen de la prostate.

Il y a quelques années, pareille aventure nous est arrivée avec un malade payant de l'hôpital Saint-Éloi, qui au lieu du maître n'avait trouvé que l'élève. Son départ ne nous affligea pas beaucoup. C'était un mauvais cas, même pour la taille. Cette vessie saignait avec une extrême facilité et une abondance excessive.

Dans ces vessies à bas-fond très déprimé par suite d'engorgement considérable de la prostate, à part les difficultés du cathétérisme tenant aux déviations du canal produites par l'hypertrophie inégale des lobes de la glande, on a toujours grand'peine à saisir le calcul avec le lithoclaste, et la manœuvre, quoique exécutée avec toute la douceur possible, est toujours douloureuse pour le patient. De plus, le col vésical n'étant pas alors le point le plus déclive du réservoir urinaire, les fragments du calcul tombent dans la dépression rétro-prostatique et n'ont aucune tendance à s'engager dans l'urèthre. De là, la nécessité, pour les extraire, d'employer le lithotrite ramasseur, qu'on n'introduit toujours qu'avec une certaine difficulté, et de le porter à plusieurs reprises dans le cul-de-sac vésical profondément situé derrière la prostate. Comme conséquence de ces manœuvres réitérées, irritation vésicale plus ou moins intense avec ses suites quelquefois redoutables.

Tout en créant, dans certains cas, des difficultés assez grandes pour l'opération, l'augmentation de volume de la prostate, suivant M. Kirmisson[1], ne constitue que bien rarement une véritable contre-indication à la lithotritie. L'essentiel est de se mettre en garde contre l'hémorrhagie. Aussi ne faut-il manœuvrer qu'avec beaucoup de douceur, et n'user de l'aspirateur qu'avec une extrême réserve, bien qu'il soit très important d'évacuer tous les débris du calcul, sur l'expulsion spontanée desquels il y a peu à compter, à cause de la situation éminemment déclive du bas-fond de la vessie. Plutôt que d'insister sur l'aspiration, mieux vaudrait, à l'exemple de Thompson, terminer l'opération par une petite taille membraneuse.

Au Congrès de Londres de 1881, Teevan[2] s'est déclaré partisan en pareils cas de la lithotritie suivie immédiatement de l'uréthrotomie externe. Harrison, au contraire, donne la préféreuce à la taille, et avec raison selon nous. Il redoute l'hémorrhagie, les dangers de l'évacuation incomplète de la vessie, et fait valoir la possibilité de débarrasser par une même opération le malade et de sa pierre et de sa tumeur prostatique. De tels arguments sont irréfutables ; et l'opération secondaire que conseille Teevan est un aveu d'impuissance de la lithotritie chez les calculeux à grosse prostate.

Pour Civiale[3], l'hypertrophie prostatique, avec indu-

---

[1] Kirmisson ; *op. cit.*, pag. 86, 87.

[2] Teevan ; Congrès de Londres, 1881. *Transactions of the international medical Congress...*, vol. II, pag. 316.

[3] Civiale ; *Parallèle des divers moyens de traiter les calculeux*, 1836, pag. 303.

ration excessive de cette glande, surtout lorsqu'il existe des changements de direction, de forme et de longueur du canal de l'urèthre, était une contre-indication pour la lithotritie comme pour la taille périnéale. La taille sus-pubienne restait comme seule ressource dans ces cas difficiles. Avec le professeur Moutet [1], nous craignons que les sympathies de Civiale pour la méthode au succès de laquelle il a tant contribué, ne l'aient porté involontairement à s'exagérer les inconvénients de la taille périnéale dans ces circonstances. Peut-être les a-t-il moins déduits de l'observation directe des faits que de considérations purement théoriques. Aujourd'hui cependant, pour ces cas exceptionnels, l'opinion de Civiale tend à prévaloir, ainsi que nous le verrons plus loin.

Dans un bon Mémoire publié en 1863 : *De l'opération de la taille dans la vieillesse ; avantages de la taille médiane dans le cas d'engorgement chronique de la prostate, qu'on rencontre chez les calculeux à cette époque de la vie,* Goyrand [2] (d'Aix) a apprécié très judicieusement, selon nous, les résultats de la lithotritie en pareil cas. Nous ne pouvons résister au plaisir de le citer textuellement : « Ce qu'on prévoit, les lithotritistes spéciaux ne l'avouent pas ; mais je vais le dire d'après un certain nombre de faits dont j'ai été témoin. La manœuvre de la lithotritie exige dans ces cas un grand nombre de séances. Souvent,

---

[1] Moutet ; *Examen des principales contre-indications de la lithotritie,* in *Montpellier médical,* 1858-59.

[2] Goyrand ; *Clinique chirurg.,* publiée par le Dr Silbert. Paris, 1870, pag. 477.

au moment où l'on commence l'opération, les urines
sont limpides ; mais après la première ou la seconde
séance elles deviennent troubles, catarrhales et fétides ;
le catarrhe et les douleurs vont en augmentant à mesure
qu'on répète les séances de broiement ; on annonce souvent que l'opération touche à son terme, qu'une dernière
séance suffira pour en finir ; cependant toujours de nouveaux fragments sont découverts, et écrasés ou ramassés.
Enfin, le chirurgien et le malade se lassent ; un jour, une
exploration moins minutieuse est faite qui n'amène plus
de fragments : le malade est déclaré guéri, la famille se
réjouit ; mais le malade souffre toujours plus, ses douleurs sont mises sur le compte du catarrhe, qui guérira,
dit-on, maintenant que la cause est détruite. Vain espoir:
quinze ou dix-huit mois à dater du jour où l'on a commencé la lithotritie, souvent bien plus tôt, le calculeux
prétendu guéri par la lithotritie a succombé à cette malen-
contreuse cystite. »

Aussi Dolbeau a-t-il eu raison de dire que les indications de la lithotritie dans les cas de maladies de la prostate sont « le problème le plus difficile peut-être qu'on
ait à résoudre pour l'appréciation du mode de traitement
applicable aux calculeux ». Il laisse pourtant voir sa préférence pour le morcellement du calcul par les voies
naturelles. « Lors donc, dit-il, qu'on tentera le broiement
de la pierre dans ces cas compliqués, il faudra compter
sur un cathétérisme toujours difficile, et craindre les
réactions que peuvent entraîner des manœuvres exécu-
tées dans des organes qui ne sont plus sains et chez des

individus dont la santé peut être plus ou moins altérée. Pour toutes ces raisons, la lithotritie devrait théoriquement être rejetée dans les cas d'engorgement considérable de la prostate ; mais si l'on songe combien, dans les mêmes conditions, la taille offrirait peu de chances de réussite, on sera encore tenté de recourir au broiement [1]. »

Si les craintes, motivées il faut en convenir, de phlébite et de pyohémie après les larges incisions du col de la vessie intéressant les plexus veineux de cette région, d'autant plus développés que les sujets sont plus âgés, avaient légitimement détourné les chirurgiens de notre époque de la pratique de la cystotomie chez les vieillards, l'introduction de la méthode antiseptique dans les pansements de la chirurgie contemporaine devait dissiper ces craintes et rendre à l'opération de la taille la place qu'elle n'eût jamais dû perdre dans la thérapeutique des calculs vésicaux chez les vieillards affectés d'engorgement prostatique. Sédillot [2] a toujours soutenu que chez ces malades la taille était de beaucoup préférable à la lithotritie.

Au dernier Congrès de Reims (août 1880) de l'*Association française pour l'avancement des Sciences* [3], M. Gaillet (de Reims), dans une communication qu'il a faite sur les indications de la taille prérectale, a dit très explicitement

---

[1] Dolbeau ; *op. cit.*, pag. 137, 138.

[2] Sédillot ; *Médecine opératoire*, tom. II, pag. 758.

[3] *Association française pour l'avancement des Sciences* (Congrès de Reims, 1880, in *Bull. de Thérap.*, tom. XCIX. pag. 236.)

que chez les vieillards il ne fallait pas craindre de pratiquer la taille à travers la prostate, et que cette opération les débarrassait souvent de cystalgies et de rétentions d'urine rebelles à tout autre traitement. Il a présenté de nombreux calculs extraits par lui avec succès par ce mode cystotomique.

M. Verneuil, à cette occasion, a mentionné un cas de cystalgie rhumatismale, avec hypertrophie considérable de la prostate, qui avait résisté à tous les moyens de traitement ordinaires, et pour lequel il avait fait avec un plein succès la taille prérectale. Quelque temps après l'opération, la prostate avait sensiblement diminué de volume [1]. Il a rappelé aussi que Mercier avait proposé la *prostatotomie interne* dans la cystalgie, et qu'un chirurgien américain, M. Weir, avait récemment publié un travail sur le même sujet, dans lequel il avait consigné une cinquantaine d'opérations de taille pour des affections de la prostate. A son avis, grâce à la méthode listérienne, on peut faire dans cet organe de larges débridements sans aucun danger, à la condition de les faire de dehors en dedans, afin de pouvoir désinfecter facilement la plaie, et de laisser une sonde à demeure.

M. Ollier a affirmé aussi que la prostatotomie externe était moins grave que la prostatotomie interne. Il a dit avoir pratiqué plusieurs fois avec succès chez des vieillards la taille prérectale, uniquement pour rétablir le cours des urines et remédier à la cystalgie.

---

[1] F. Collot (*Traité de l'opération de la taille*, 1727, pag. 250) avait déjà fait cette remarque.

M. Denucé, de son côté, a rappelé que chez un vieux prostatique qui se sondait continuellement, et qui, un jour, avait laissé un bout de la sonde dans sa vessie, il avait dû faire la cystotomie. — Le malade a très bien guéri et il pisse parfaitement depuis lors.

Ainsi, voilà la cystotomie chez les vieillards atteints de lésions hypertrophiques de la prostate autrement jugée et plus favorablement jugée aujourd'hui qu'elle ne l'était il y a quelques années à peine. Conseillée et patronnée par les plus illustres représentants de la chirurgie française, même dans les cas d'absence de calcul vésical, elle ne peut être raisonnablement rejetée de la thérapeutique des calculeux. Goyrand était donc bien dans le vrai quand il soutenait que la taille, chez les vieillards calculeux affectés d'engorgement de la prostate, était plus avantageuse que la méthode du broiement.

Le lecteur a pu remarquer comme nous que, sauf M. Denucé, qui n'a pas indiqué, que nous sachions, le procédé de cystotomie auquel il a eu recours, les chirurgiens qui ont pris la parole à ce sujet au Congrès de Reims ont tous donné la préférence à la taille prérectale. — Cette préférence est-elle motivée ?

Cette taille, qui n'est au fond « qu'une taille bilatérale (ou plus exactement bilatéralisée) minutieusement disséquée », fut instituée, on le sait, par Nélaton, en vue surtout de ménager plus sûrement le bulbe, tout en conservant la large ouverture que donne l'incision de Dupuytren ; mais certainement elle est d'une exécution plus difficile que la section médiane, et elle n'ouvre pas une voie aussi directe vers le bas-fond de la vessie, quand le lobe moyen de la prostate se trouve sensiblement hypertrophié. Elle laisse ce lobe intact et ne permet pas un accès facile aux tenettes dans l'espèce de cul-de-sac vésical situé immédiatement derrière lui. — Personne, à notre avis, n'a mieux fait ressortir que Goyrand les avantages de la taille médiane chez les calculeux avancés en âge, atteints d'engorgement chronique de la prostate.

« La taille de Vacca Berlinghieri, dit-il, présente des avantages qu'on ne peut lui contester : le premier, dont les deux observations qui précèdent font clairement ressortir l'importance, est sans contredit d'ouvrir une voie directe, vers le bas-fond de la vessie, aux instruments qui doivent explorer cette poche et saisir les calculs ; le second, c'est que, comme la taille vésico-rectale, elle donne la possibilité de juger, par l'exploration avec le doigt, des dimensions de la pierre comparées avec celles de l'incision. Enfin, elle n'expose à la lésion d'aucune artère qui puisse fournir une hémorrhagie grave ; elle n'atteint pas d'ordinaire le réseau veineux qui enveloppe la prostate et qui, dans d'autres méthodes, donne lieu à des hémorrhagies internes ; et dans les cas où l'incision prostatique médiane arriverait jusqu'à ce réseau veineux, la perte de sang serait, je crois, bien moins à redouter, car les vaisseaux qui le forment m'ont toujours paru beaucoup moins volumineux et moins larges sur la ligne médiane que sur les côtés, et surtout en arrière [1]. »

L'insuffisance d'ouverture pour le passage du calcul

[1] Goyrand; *loc. cit.*, pag. 48.

n'est plus un argument contre ce mode cystotomique, aujourd'hui que la lithotritie périnéale est passée dans la pratique.

Quant à la lésion du bulbe, on peut facilement l'éviter en incisant avec précaution les diverses couches anatomiques du périnée. Arrivé sur le renflement postérieur du corps spongieux, le chirurgien peut le faire aisément écarter à droite par un aide, au moyen d'une pince ou d'une érigne, surtout s'il pratique l'incision para-raphéale de Bouisson. Du reste, la section du bulbe n'offre pas, croyons-nous, autant de danger qu'on l'a dit. Sédillot et tant d'autres bons opérateurs ne s'en sont jamais beaucoup préoccupés.

Nous admettons cependant, avec MM. Th. Anger [1], Ledentu [2] et Verneuil [3], que la taille sus-pubienne est seule de mise lorsque l'hypertrophie prostatique est très considérable, lorsque cette glande fortement indurée se trouve immobilisée dans la loge ostéo-fibreuse inextensible du petit bassin, et que, par suite, les lèvres de l'incision périnéale resteraient accolées ou ne pourraient s'écarter qu'au prix de contusions et de déchirures graves. Nous admettons aussi, avec M. Th. Anger, que l'opération faite au thermo-cautère peut avoir des avantages. On sait que ce cas est le seul, pour M. Anger, réclamant le haut appareil ; en général, il préfère la taille périnéale [4].

[1] Th. Anger ; Congrès de Londres, 1881. *Loc. cit.*, pag. 306-310.

[2] Ledentu et Voillemier ; *Traité des maladies des voies urinaires*, 1881, tom. II, pag. 691.

[3] Verneuil, *in* Reclus ; *Clinique et critique chirurg.*, 1883, pag. 490.

[4] Voy. *Société de Chirurgie*, séance du 31 janvier 1883.

Les altérations anatomiques et fonctionnelles de la vessie, effets ou cause de la présence d'un calcul, sont d'une fréquence bien connue des chirurgiens, et presque fatales. Un gravier uratique ou oxalique descendu des reins ne peut séjourner quelque temps dans le réservoir urinaire sans y faire naître une irritation, une inflammation plus ou moins vive qui, par les uretères, finit par atteindre les organes mêmes sécréteurs de l'urine. De son côté, le muscle vésical ne peut rester indifférent aux excitations dont il est l'objet, soit de la part du calcul, soit de la part des matières muco-purulentes contenues dans sa cavité. De là, des spasmes, des contractions, des douleurs, et ultérieurement, quelquefois, une paralysie de ce muscle. S'il est en état de contraction pour ainsi dire permanente sur la concrétion calculeuse, il devient le siège d'une sorte d'hypertrophie concentrique qui rend les manœuvres de la lithotritie d'une difficulté extrême, si tant est qu'elle soit praticable, et qui, après une première séance de broiement, est la cause d'une aggravation des accidents douloureux et spasmodiques, par suite même de la fragmentation du calcul, pour lesquels la taille est impérieusement indiquée et sans retard. — Si, au contraire, après une lutte plus ou moins prolongée contre la présence du corps étranger, le muscle vésical succombe à la peine, s'il se paralyse, le réservoir urinaire se dilate outre mesure, en même temps que ses parois s'amincissent, et il n'est plus capable d'expulser les fragments résultant du morcellement de la pierre. Alors, loin d'être contre-indiquée, la lithotritie est d'une exécution facile, mais le chirurgien doit veiller avec soin aux accidents possibles et redoutables de la rétention d'urine, et faciliter la sortie des débris du calcul par l'emploi de sondes volumineuses. — Dans aucun cas la lithotritie rapide avec aspiration n'est mieux indiquée.

Enfin, dans quelques cas, rares fort heureusement, la vessie est le siège de déformations diverticulaires (*vessies à cellules*) qui, quoi qu'on ait dit, rendent la lithotritie le plus souvent impossible. Comment aller saisir, en effet, avec un lithotriteur une pierre enchatonnée dans une de ces cellules et qui ne se présente que par une de ses faces ?

Il en est de même lorsqu'un calcul coexiste avec un fongus ou toute autre production néoplasique intra-vésicale.

Suivant Dolbeau [1], en pareil cas, « lorsque l'état général est mauvais, il faut s'abstenir ; mais si la santé est assez bonne, on doit tenter la lithotritie, dans le but d'éviter l'opération de la taille ». — Quoique nous n'ayons aucune observation devers nous pour étayer notre opinion, nous croyons que l'abstention doit être la règle ; mais que si une intervention chirurgicale était jugée absolument nécessaire, mieux vaudrait pratiquer la cysto-tomie, qui permettrait peut-être aussi l'ablation de la tumeur. A ce dernier point de vue la taille hypogastrique mérite la préférence. Grâce à elle, la tumeur, si elle est

---

[1] Dolbeau ; *op. cit.*, pag. 152.

dans de bonnes conditions d'ablation, si elle n'est pas de mauvaise nature, peut être plus facilement attaquée et plus complètement enlevée. On peut aussi plus commodément parer à l'hémorrhagie.

Le succès de Desault[1] dans un cas de ce genre est classique. Ainsi le raconte Bichat : « Un malade avait, outre la pierre, un fongus de la vessie. Desault, après l'extraction du premier de ces corps étrangers, ayant reconnu avec le doigt l'existence et la forme du second, le saisit avec les tenettes, et l'arracha en tordant son pédicule. Cette opération ne fut suivie ni d'hémorrhagie ni d'aucun autre accident, et le malade sortit de l'hôpital parfaitement guéri. » Desault avait fait la taille périnéale. Mais Billroth, il y a quelques années, pour enlever une tumeur vésicale sur un enfant de 12 ans, après avoir pratiqué la taille latéralisée, eut recours, séance tenante, à la taille sus-pubienne, la première n'ayant pas donné une ouverture suffisante. — Un mois après, la guérison était complète.—Volkmann, Guyon, Bazy, ont aussi ouvert la vessie par l'hypogastre pour opérer des tumeurs endo-vésicales; généralement pourtant, la voie périnéale a été préférée pour ce genre d'opérations [2].

, Revenons à notre sujet.— De toutes les lésions plus ou moins insolites de la vessie que nous venons de men-

---

[1] Desault ; *OEuvres chirurgicales*, par X. Bichat, 1803, tom. III, pag. 176, 177.

[2] Voy. Bazy ; *De l'intervention chirurgicale dans les tumeurs de la vessie chez l'homme*, in *Bullet. Soc. Chirurg.* 1883, pag. 630. — Sur 11 cas, 2 morts et 9 guérisons, ou plutôt 9 succès opératoires.

tionner, nous n'en parlerons pas plus longuement, faute d'expérience personnelle de tous ces cas. Nous ne désirons étudier avec quelques détails que l'état inflammatoire de la vessie avec irritabilité excessive de cet organe.

La cystite n'est pas toujours, tant s'en faut, une contre-indication à la lithotritie. Lorsqu'elle est peu intense, peu étendue, limitée à la muqueuse du réservoir urinaire atteinte dans sa couche superficielle seulement, et qu'elle n'est que la conséquence de la présence du calcul, la lithotritie donne d'ordinaire d'excellents résultats, surtout si quelques séances suffisent pour délivrer le malade de sa pierre. L'inflammation tombe, le catarrhe diminue à mesure que la vessie se débarrasse des fragments calculeux.— *Sublatâ causâ, tollitur effectus.*— De tels cas sont, à plus forte raison, justiciables de la litholapaxie.

.Au contraire, lorsque la cystite n'est pas la conséquence de la pierre dans la vessie, lorsque, engendrée par quelque lésion uréthro-prostatique, elle l'a précédée, le broiement peut aggraver l'état du malade. — L'intensité de l'inflammation et son ancienneté, ainsi que le volume et la consistance du calcul, doivent être pris alors en grande considération.— En pareille circonstance, heureusement, on a le plus souvent affaire à des pierres phosphatiques (calculs secondaires) qui cèdent avec une extrême facilité à l'action du lithotriteur, comme chez le sujet de notre première observation. — Néanmoins, si l'inflammation est intense, si les urines sont purulentes, si les douleurs éprouvées par le malade sont vives, la taille est préférable à la lithotritie, pour peu que le calcul, quoique très friable, soit gros et doive donner beaucoup de débris. Il est imprudent, croyons-nous, d'irriter alors davantage la muqueuse vésicale par l'introduction répétée d'un lithotriteur et par le morcellement réitéré du ou des calculs, dont les fragments anguleux deviennent intolérables pour le réservoir urinaire. — Il faut convenir cependant que les progrès récents réalisés dans la pratique de la lithotritie autorisent à recourir aujourd'hui à ce mode de traitement pour les cas dont il s'agit. La litholapaxie est réellement indiquée en cette occurrence.

Mais la méthode du broiement doit être rejetée, croyons-nous, si avec une cystite, même d'intensité moyenne, coexiste une irritabilité excessive de l'urèthre et de la vessie, avec spasmes plus ou moins violents de ces organes, qui rendent le maniement du lithotriteur insupportable pour le malade. C'est dans ces conditions, alors que le simple cathétérisme donne lieu aux douleurs les plus vives, que l'on voit quelquefois se manifester une poussée aiguë de cystite, ou bien des troubles nerveux d'une gravité insolite portant surtout sur les vaso-moteurs des reins et produisant l'anurie (fièvre uréthrale pernicieuse). — Les inhalations chloroformiques n'empêchent pas ces réactions fâcheuses de se produire.

A la vérité, on peut chez quelques malades, par un traitement préparatoire approprié (bains, pommade belladonée, injections hypodermiques de morphine, lavements laudanisés), atténuer cette exquise sensibilité de

la muqueuse génito-urinaire et rendre possibles l'introduction et la manœuvre d'un brise-pierre habilement et
prudemment conduit ; mais aussi bien des fois il faut
renoncer à la lithotritie entreprise dans de telles conditions, et recourir à la taille pour conjurer le danger qui
menace la vie du malade.— Exemple :

B..., 67 ans, menuisier, demeurant rue Chrestien et puis rue
de la Confrérie, maigre, sec, nerveux, très irritable, ayant eu
quelques manifestations arthritiques, était sujet depuis plusieurs
années à des coliques néphrétiques. Plusieurs fois, depuis 1871,
nous avions été appelé à lui donner nos soins pour ces accidents
(potions calmantes, embrocations narcotiques, bains, huile de ricin,
décoction de chiendent avec le bicarbonate de soude). Jamais il
n'avait voulu nous autoriser à le sonder, bien que tous les signes
rationnels de l'existence d'un calcul vésical nous eussent bien souvent amené à lui expliquer la nécessité de cette manœuvre exploratrice.

En 1875, dans l'impossibilité de se livrer aux travaux de sa profession, il était allé habiter Cette avec une de ses filles.

Au mois d'août 1877, nous sommes mandé auprès de lui parce
que, nous dit-on, il est dans un état de souffrances atroces et que
M. le Dr A. Dumas, à qui il avait dû permettre de faire usage de
la sonde pour le faire uriner, a découvert la pierre dont nous soupçonnions l'existence. Nous le trouvons dans l'état suivant : figure
contractée, exprimant la souffrance ; pouls petit, précipité ; soif
vive, inappétence; douleurs lombaires, inguinales et uréthro-vésicales des plus vives ; envies fréquentes d'uriner, le plus souvent
impossibles à satisfaire ; mictions longues, pénibles, assez douloureuses pour faire couler.... des larmes; parfois émission involon-
taire des urines; pas de sommeil.—B... est dans un état de surex-
citation nerveuse extrême ; aucune attitude ne lui est bonne : vêtu
d'un simple jupon de sa femme pour pouvoir obéir plus vite aux

pressants besoin d'uriner qui l'obsèdent, il se traîne, le tronc fortement fléchi sur le bassin, de son lit sur un fauteuil et de ce fauteuil
sur son lit, sans pouvoir trouver une position tenable. — Grâce
aux soins les mieux compris que lui avait donnés notre excellent
confrère de Cette (boissons tempérantes; bains, cataplasmes, lavements laudanisés et belladonés, injections sous-cutanées de morphine), nous pouvons pratiquer sans trop de difficultés le cathétérisme et nous assurer de la présence d'une pierre dans la vessie.
Mais pour l'atteindre il nous faut, après avoir fortement abaissé le
pavillon de la sonde, imprimer à ce dernier un léger mouvement
de rotation sur lui-même, de façon à porter le bec de l'instrument
suffisamment de côté et en bas, derrière la prostate notablement
hypertrophiée. Cette manœuvre, quoique exécutée avec douceur,
est assez douloureuse, à cause de l'état de contraction de la vessie;
elle ne donne lieu pourtant à aucun accident. — Les urines sont
fortement catarrhales et parfois contiennent un peu de sang. — Il
est décidé qu'après un temps suffisant de préparation par la continuation des moyens déjà mis en usage et l'emploi de quelques injections vésicales pour calmer le spasme de cet organe et pour
habituer l'urèthre au contact des instruments et le réservoir urinaire à recevoir et à conserver une certaine quantité de liquide
destiné à faciliter les manœuvres de la lithotritie, B... viendra
à Montpellier pour se faire opérer. D'un commun accord avec
M. le Dr A. Dumas, ce mode de traitement est considéré comme
applicable chez notre malade. Nous espérons bien l'un et l'autre,
par les soins préparatoires sus-indiqués, le mettre en état de supporter la lithotritie. La question de la taille n'est pas même posée.
D'ailleurs cette opération n'eût pas été acceptée d'emblée par la
famille, encore moins par le patient.

Un mois ou cinq semaines après, B... arrive à Montpellier,
plus calme, dormant plusieurs heures la nuit, mangeant avec goût
quelques aliments légers, de facile digestion, ne pissant que toutes
les deux heures environ et avec moins de douleur, supportant sans
trop souffrir le cathétérisme et tolérant assez bien une injection

vésicale de 100 ou 150 gram. d'eau tiède. Les urines, quoique muco-purulentes, le sont notablement moins qu'à l'époque de notre visite à Cette.— Comme le voyage l'avait un peu fatigué, nous donnons à B... quelques jours de repos : continuation des moyens propres à faciliter les manœuvres de la lithotritie et à en assurer le succès.

Un des premiers jours du mois d'octobre, le malade ayant pris, le matin, le lavement évacuatif et le petit lavement laudanisé que nous avons l'habitude de prescrire avant toute opération sur les voies génito-urinaires, nous faisons une première séance de broie-ment. — Opération facile en tant que maniement du lithoclaste dans la vessie ; mais le calcul n'est pas facilement saisi, quoique le siège du malade soit fortement élevé au-dessus d'un gros coussin. Il faut toujours aller chercher la pierre dans le cul-de-sac rétro-prostatique, où sa préhension ne se fait qu'après quelques tâtonne-ments. — B... se plaint beaucoup, se contracte : il nous faut sus-pendre la séance après deux broiements. — Potion calmante, cataplasmes sur le ventre, repos au lit, couverture de laine pour empêcher tout refroidissement ; infusion aromatique chaude et puis limonade pour le reste de la journée. — Pas de réaction. — Quelques débris de calcul sont rendus avec les urines.

Cinq ou six jours après, seconde séance faite dans les mêmes conditions que la précédente ; mêmes précautions. — Quelques fragments de calcul sont expulsés dans la journée.

La semaine suivante, une troisième séance infructueuse ; le lithoclaste est toujours fermé à vide. Le malade accuse des dou-leurs plus vives que de coutume : il s'agite, se démène, et finale-ment est pris d'une véritable attaque de nerfs. Connaissant son irritabilité excessive et sa facile tendance aux spasmes, nous restons sans inquiétude. Cependant, sans mouvement fébrile notable, les urines deviennent plus franchement purulentes, plus ammoniaca-les, et le spasme uréthro-vésical augmente.— Il nous faut laisser le calme se rétablir sous l'influence d'un traitement approprié (le même que précédemment) avant de pouvoir entreprendre une quatrième séance de broiement.

Sur ces entrefaites (fin octobre), un deuil de famille (la mort de mon père!) nous force à interrompre nos visites régulières jusque vers la mi-novembre. M. Fernandez, interne distingué de l'Hôtel-Dieu Saint-Éloi, qui nous avait plusieurs fois accompagné chez B..., lui donne alors ses soins.

Lorsque nous pouvons reprendre nos visites quotidiennes, nous trouvons notre malade en état de supporter une quatrième séance de lithotritie. Le sommeil est un peu revenu, le spasme uréthro-vésical est sensiblement amendé, les urines sont meilleures. — Après la préparation d'usage, nous pratiquons cette quatrième séance de broiement. — Mêmes difficultés d'exécution, mêmes souffrances. — Nous ne faisons que trois écrasements. Nous ne voulons pas prolonger les manœuvres au delà de quatre ou cinq minutes. — Mêmes soins consécutifs que d'habitude. — Pas de réaction notable. — Expulsion de quelques graviers.

A partir de ce moment, nous faisons tous les cinq ou six jours une nouvelle séance de lithotritie, toujours très courte à cause des douleurs chaque fois très vives qu'éprouve le malade. Deux ou trois fois nos tentatives restent sans résultats, la pierre ne peut être saisie.

En rapprochant les séances, quoique B... les supporte toujours assez mal, nous nous proposons de débarrasser au plus vite sa vessie des corps étrangers multiples qu'elle contient et qu'elle ne tolère qu'à grand'peine. En effet, le ténesme devient tous les jours plus intense, les envies d'uriner sont incessantes, et, après de douloureux efforts, le malade ne réussit qu'à rendre quelques gouttes d'urine. Ainsi tourmenté, il ne dort plus, ne mange plus et dépérit à vue d'œil. Il a la fièvre le soir. Les urines sont bourbeuses, épaisses, extrêmement fétides. — Les injections sous-cutanées de morphine pour calmer les douleurs et procurer un peu de sommeil, la coca pour soutenir les forces, les boissons abondantes balsamiques (limonade benzoïque) pour modifier l'état des urines, ne produisent aucun soulagement.

Dix séances de lithotritie avaient été faites. — Désespérant

sauver notre malade, nous exposons franchement à la famille la
gravité de la situation et nous proposons la taille comme ressource
ultime, dont nous ne garantissons pas, bien entendu, la réussite.—
Après quelques hésitations, cette opération est acceptée, mais
remise à quinzaine, suivant le désir du malade, qui veut se remettre des souffrances occasionnées par la dernière séance de lithotritie.

Enfin, le 3 février 1878, après la préparation d'usage avant
toute opération de taille, nous pratiquons la cystotomie médiane.
Elle nous paraît bien suffisante pour l'extraction de calculs plusieurs fois saisis et broyés avec le lithoclaste. Nous la considérons
d'ailleurs comme beaucoup moins grave que tout autre procédé
cystotomique. — Eu égard à la faiblesse extrême de B..., pour
lequel la plus légère syncope eût pu être mortelle, nous rejetons
l'emploi de l'anesthésie chloroformique et nous nous servons dans
le même but de l'éther sulfurique, dont l'administration avec l'appareil de Charrière est confiée à notre excellent ami M. le D^r L.
Dumas, aujourd'hui professeur agrégé à la Faculté de Médecine.
Il faut plus de demi-heure pour obtenir l'anesthésie complète, qui
arrive assez progressivement et sans la moindre excitation. —
Notre non moins sympathique collègue, M. le D^r St-H. Serre,
que nous avions prié de nous assister pour cette opération, veut
bien se charger de la fixation du cathéter.

Vu l'état de maigreur du patient, la cannelure du cathéter, que
nous avions choisie très large, est facilement atteinte. Puis l'incision
médiane de la prostate est faite, comme de coutume, en un instant.
Nous n'avions donné au lithotome qu'une ouverture de 3 centim.
à peine. — Notons seulement qu'à cause de l'augmentation de
volume de la prostate, il nous faut considérablement abaisser
l'extrémité manuelle du cathéter pour pénétrer dans la vessie. —
Un calcul de la grosseur d'une amande, du poids de 3^{gr},50, est
extrait, et après lui quatre ou cinq éclats unguiformes. Ce calcul
représente à peu près la moitié de la pierre primitive. On aperçoit
sur la section oblique faite par le litboclaste le noyau central ovoïde,

dont une extrémité est visible, et autour de lui quatre strates bien distinctes de matière uratique de 2 ou 3 millim. d'épaisseur. Ce noyau central, autant qu'on peut en juger par son extrémité à découvert, a le volume d'une dragée de santonine de nos officines. — Le poids total des débris rendus après les séances de lithotritie et des calculs extraits par la taille en dernier lieu est de 9^{gr},50, pesés après dessiccation complète.

L'opération terminée, une injection d'eau tiède est poussée dans la vessie avec une seringue munie d'une canule emplastique molle conduite sur le doigt, afin d'entraîner tous les débris de calcul au dehors. Cela fait, M. Serre s'assure par le toucher que le réservoir urinaire est bien complètement libéré de tout corps étranger. — Infusion théiforme ; potion calmante ; cataplasme sur le ventre ; couverture de laine ; attitude traditionnelle ; bouillons.

Le soir, pas de fièvre, douleur modérée; le malade se trouve bien.

Le lendemain, nuit bonne, sommeil de quelques heures, apyrexie ; les urines coulent facilement par la plaie. — Lotions d'eau tiède coaltarée (coaltar saponiné de Le Beuf) à faire toutes les deux heures, changer chaque fois le linge souillé par l'urine ; potages ; vin vieux ; limonade.

Les jours suivants, aucun accident ne vient entraver la marche régulière des suites de cette opération. —Continuation des lotions antiseptiques, augmentation progressive du régime. Dès le troisième jour, nous permettons l'usage des viandes grillées.

Au bout de trois semaines, il ne passait plus une seule goutte d'urine par le périnée. Mais alors le ténesme vésical se produit, à cause de l'état glaireux encore considérable des urines. Le sommeil se perd. — Injections hypodermiques de morphine tous les soirs et cathétérisme avec une grosse sonde de Mayor (n° 3) servant à faire un lavage de la vessie à l'eau tiède. Eau de goudron pour boisson.

Sous l'influence de ces moyens, amélioration du catarrhe vésical; mais il survient une orchite qui est traitée par les onctions d'onguent napolitain fortement belladoné. — Nous cessons pour quelque temps l'usage de la sonde et nous insistons sur l'emploi des boissons balsamiques.En même temps, pilules de térébenthine.

L'orchite guérie après quinze jours de traitement, nous reprenons les séances de cathétérisme avec les grosses sondes pour rompre le spasme et laver la vessie. Le malade se rétablit peu à peu, se lève, commence à sortir.

Tout à coup se révèlent certaines douleurs lombaires qui vont en augmentant et qui nous inspirent des craintes sur l'envahissement des reins par l'inflammation. — Les révulsifs cutanés (sinapismes, frictions avec une mixture fortement ammoniacale) ne produisent pas beaucoup de soulagement. Il nous faut toujours user des injections de morphine pour procurer au malade quelque repos la nuit.

Cependant, à l'approche des beaux jours, ces douleurs, sans cesser complètement, se calment enfin, et, bien que les urines restent encore catarrhales, nous cessons nos visites. Le malade mange, dort assez bien, fait quelques petites promenades à pied et se trouve dans un état relativement satisfaisant. L'été se passe sans aucun accident.

En automne, retour des douleurs lombaires, plus vives que jamais. La dysurie reparaît et l'état catarrhal de la vessie s'aggrave notablement. Le malade est très sensible au froid. Il a souvent de la fièvre, l'appétit se perd, les forces déclinent de plus en plus, le moral s'affecte.

Un jour du mois de décembre, en sondant B..., toujours avec une grosse sonde de Mayor, pour tâcher d'apaiser le spasme uréthro-vésical et laver le réservoir urinaire, nous découvrons une nouvelle pierre. Nous entreprenons de la broyer dès le lendemain. Elle n'a que le volume d'une grosse olive et est vite réduite en fragments. Trois séances de quelques minutes, avec un seul écrasement chaque fois, suffisent. Nous ne voulons pas les faire plus longues, à cause de l'intolérance du malade et des difficultés de charger le calcul.

Mais B... évacue mal les débris ; il nous faut en favoriser

l'expulsion par des injections réitérées, d'autant qu'ils détermi-
nent des phénomènes d'irritation de la vessie avec augmentation
considérable du spasme et des douleurs. En même temps les urines se troublent davantage et prennent une fétidité repoussante.
Elles déposent une plus grande quantité de pus et sont souvent
sanguinolentes. Bref, la cystite s'aggrave tous les jours de plus en
plus.

D'autre part, les douleurs lombaires prennent une acuité plus
vive, la fièvre s'allume et prend le type rémittent avec exacerba-
tions vespérines ; l'appétit est nul, la langue est sèche, la soif est
intense ; le sommeil est impossible, par suite du besoin continuel
d'uriner. Le malade tombe dans une prostration extrême, et finalement, le 5 juin 1879, seize mois après la cystotomie, épuisé par
un ténesme sans rémission et par la suppuration de la vessie, et
probablement aussi des reins, il s'éteint dans un état d'adynamie
profonde.

Ce fait a été pour nous d'un grand enseignement. Il
n'eût pourtant jamais vu le jour peut-être, si les com-
munications au Congrès de Reims de MM. Gaillet, Verneuil, Ollier et Denucé, dont nous avons parlé plus
haut, n'étaient venues nous le remettre en mémoire et
nous faire désirer de contribuer pour notre part à la restauration de la cystotomie dans le traitement des calculs
vésicaux chez les vieillards.

Disons-le tout de suite, nous avons le regret d'avoir
taillé notre malade trop tard. — Craignant les conséquences de ce mode d'intervention chez B..., à cause de
ses 67 ans, nous fîmes tous nos efforts, avec M. le D^r A.
Dumas, pour le préparer à supporter la lithotritie. Ainsi
que nous l'avons déjà dit, la question de la taille ne fut
pas même posée dans notre consultation, tellement notre

honorable confrère de Cette et nous, étions unanimes à rejeter cette opération, réputée toujours dangereuse pour les sujets avancés en âge.

Certainement les moyens mis en usage pour calmer l'impressionnabilité excessive du réservoir urinaire au contact des instruments réussirent, chez notre malade, à rendre possibles quelques séances de lithotritie ; mais leur effet ne fut pour ainsi dire qu'éphémère : bientôt les douleurs, le spasme, l'inflammation, revinrent aussi violents que par le passé, et il nous fallut renoncer à poursuivre dans cette voie. Cependant, conformément au conseil de Mercier[1] pour les cas de ce genre, nous ne faisions que des séances extrêmement courtes et ne brisions chaque fois qu'un ou deux fragments du calcul.

En agissant de la sorte, et avec un très petit lithotriteur, cet habile chirurgien est parvenu à débarrasser un malade d'un calcul du volume d'un œuf de poule. De son côté, M. le professeur Bouisson[2], malgré une exagération de la sensibilité et de la contractilité vésicales chez un malade atteint de cystite catarrhale, a pu, grâce à l'opium, mener à bonne fin, après vingt séances, une lithotritie entreprise pour un gros calcul friable.

Ces succès nous encourageaient à tenter le broiement chez notre malade, d'une pusillanimité féminine, et à qui répugnait en principe toute opération sanglante. Il fallut bien cependant en venir à ce moyen extrême : con-

---

[1] Mercier : *Recherches sur le trait. des mal. des org. urin.*, 1856, pag. 559.

[2] Bouisson, *in* Moutet, *op. cit.* (Obs. VI).

tinuer la lithotritie, c'était, à coup sûr, la mort à bref délai.

Si elle eût été connue à cette époque, la litholapaxie, sous le bénéfice des inhalations d'éther sulfurique (nous avons dit pourquoi le chloroforme devait être rejeté dans l'espèce), nous eût sans doute mieux servi que la lithotritie classique, à moins que, vu l'âge avancé du malade, l'opération n'eût donné lieu à une hémorrhagie vésicale assez intense pour empêcher la continuation de la manœuvre. En enlevant dans une seule séance tous les fragments du calcul, qui cédait d'ailleurs très facilement sous l'action du lithotriteur, nous eussions mis certainement notre malade dans les meilleures conditions possibles pour la guérison de sa cystite. Grâce aux inhalations d'éther, il est probable que cette séance eût pu être, sans danger, suffisamment prolongée pour arriver à ce résultat. Mais il n'en est pas toujours ainsi : une seule séance peut ne pas suffire; ou bien, s'il faut la prolonger trop longtemps, le malade se trouve exposé à une aggravation de sa cystite. On ne saurait agir impunément avec un lithotriteur et puis avec un aspirateur dans une vessie enflammée, intolérante, qui ne garde pas le liquide qui sert à la distendre, surtout si l'opération doit durer plus de vingt-cinq ou trente minutes. — Pour montrer les bienfaits qu'on peut attendre en pareil cas de la lithotritie rapide, M. Kirmisson[1] cite une observation empruntée à M. Guyon, dans laquelle, après une première séance qui dura plus d'une heure, il n'y eut pas de fièvre et les urines devin-

---

[1] Kirmisson; *op. cit.*, pag. 83, et Obs. xxv du Tableau.

rent plus claires et moins purulentes ; après une deuxième
séance, l'amélioration était telle que la guérison paraissait assurée ; mais après une troisième séance, la cystite
s'aggrava, la fièvre s'alluma, et le malade mourut. — Il
ne pouvait arriver pis avec la taille.

Tout bien considéré, nous ne pouvons douter maintenant qu'il n'eût mieux valu, chez notre malade, débuter
par la taille. En faisant la lithotritie, non seulement nous
avons perdu un temps précieux, pendant lequel notre
malade s'est de plus en plus anémié, mais encore, après
dix séances de broiement aussi mal supportées, nous
nous sommes trouvé en présence d'une vessie fatiguée,
tourmentée, plus irritable, plus enflammée, tellement
que la purulence des urines n'a jamais complètement disparu après l'extraction du calcul par la voie périnéale et
que l'inflammation, de proche en proche, par les uretères, s'est étendue jusqu'aux reins peu de temps après
cette opération. Les douleurs lombaires survenues chez
B..., alors que la plaie du périnée était à peine cicatrisée,
n'étaient, suivant toute probabilité, que le début de cette
pyélo-néphrite. Et la preuve, c'est qu'elles ont persisté,
quoique atténuées à certains moments, jusqu'à la mort du
malade.

Malheureusement, la vérité est que la taille est un
objet d'effroi pour les calculeux, et que dans la pratique,
même dans les hôpitaux, il est souvent difficile de la faire
accepter en temps opportun. Suivant le conseil de Dupuytren, ce mot ne devrait jamais être prononcé dans
l'entourage des malades.

Il faut bien le dire aussi, quelques médecins par trop hippocratistes se sont fait de la cystotomie un véritable épouvantail. Puissent les séances du Congrès de Reims pour l'avancement des Sciences ne pas rester ignorées et porter leur fruit !

Au surplus, non seulement la taille est en faveur en Amérique pour le traitement de la cystalgie et des affections de la prostate chez les vieillards, mais encore dans le traitement de la cystite elle-même rebelle aux moyens ordinaires de la thérapeutique.

Partant de cette idée, vraie en soi, que le symptôme qui oppose le plus sérieux obstacle à la guérison de la cystite et en même temps le plus cruel pour le malade, est la contraction presque continuelle du muscle vésical luttant sans cesse contre la présence des matières muco-purulentes amassées dans le bas-fond de l'organe, — et que le repos et l'immobilité sont absolument nécessaires pour l'apaisement de toute inflammation, — les chirurgiens de l'École américaine, pour réduire au repos le muscle vésical, n'hésitent pas à pratiquer la taille dans certains cas de cystite opiniâtre [1]. De plus, par cette opération, le pus est évacué, son issue spontanée facilitée, et la cavité purulente est rendue aisément accessible aux lavages antiseptiques.

A plus forte raison, l'existence d'une pierre dans une

---

[1] Jude Hue : Note substantielle sur ce point important de chirurgie pratique, dans la traduction des *Leçons cliniques* de H. Thompson (*op. cit.*, pag. 478 et 479).

vessie pareillement enflammée doit commander la cystotomie.

Lorsque, dix mois après avoir subi cette opération,
B... fut trouvé porteur d'un nouveau calcul, devions-nous
refaire la taille ? Évidemment non; et personne ne voudra
nous contredire sur ce point. Mais au lieu de revenir à
la lithotritie, peut-être eussions-nous mieux fait de nous
abstenir de toute intervention active. Il est parfaitement reconnu, en effet, que dans les vieux catarrhes pu-
rulents de la vessie compliqués d'inflammation des reins
— et chez notre malade nous soupçonnions fortement
alors l'existence de cette complication — la lithotritie
peut être funeste. Et le fait est que les trois courtes
séances de broiement que nous fîmes à cette époque
donnèrent une impulsion plus vive à la marche des accidents inflammatoires vésico-rénaux qui se déroulaient
chez notre malade.

L'exiguïté du volume de ce nouveau calcul put seule
nous déterminer à avoir encore recours à la lithotritie,
car nous demeurons convaincu, avec la majorité des chirurgiens, que les altérations rénales, pour si légères
qu'elles soient, quand elles peuvent être diagnostiquées,
ce qui n'est pas toujours facile, sont une contre-indication
pour la lithotritie. Il est en effet très important alors
d'éviter aux malades les inconvénients des interventions
multipliées, qui ne font qu'accroître la phlegmasie vésicale et favoriser son extension au parenchyme rénal.

Quelques chirurgiens d'outre-Manche n'ont pas craint

cependant de recommander la lithotritie pour les cas de ce genre. « J'ai décrit, dit B. Brodie[1], les dangers qui accompagnent la lithotomie lorsqu'un calcul vésical se trouve compliqué d'affection rénale.... Je ne doute pas que dans ces cas la plus sûre méthode ne soit le broiement. » Il estime néanmoins qu'il est plus prudent de n'employer que des moyens palliatifs et de ne pas courir le risque d'abréger les jours du malade pour tâcher de le guérir. — Il est effectivement quelquefois dangereux de toucher à des calculeux dans ces conditions, et il en est qu'il faut savoir ne pas opérer quand les lésions de la vessie et des reins sont trop avancées.

H. Thompson[2] n'est pas moins explicite : « Lorsqu'il existe, dit-il, une altération invétérée des reins avec débilitation générale, s'il y a une opération qui puisse offrir quelque chance de succès, c'est la lithotritie. Dans un tel cas, la taille expose à une mort certaine. » — Nous ne pouvons partager cette manière de voir.

C'est toujours une question très grave et très importante pour le praticien, en présence d'un calculeux qui a les urines purulentes et plus ou moins sanglantes, et qui a peu ou presque pas souffert de douleurs lombaires, de savoir si l'inflammation s'est propagée de la vessie aux reins. Quoique difficile dans la majorité des cas, ce diagnostic est cependant possible quelquefois. Indépendamment des signes fournis par l'examen des urines (polyurie trouble), par la palpation et la percussion des

[1] B. Brodie, *op. cit.*, pag. 445.
[2] H. Thompson, *op. cit.*, pag. 365.

flancs, on peut trouver dans les caractères du pouls, l'intermittence cardiaque signalée par Civiale, les accès fébriles plus ou moins accusés, et surtout dans les troubles de l'appareil digestif (anorexie, dyspepsie, *langue sèche et noirâtre à la base*, soif vive) des indices précieux de la souffrance des organes uropoïétiques.

Or, en pareille occurrence, avec tous les chirurgiens français, nous nous inscrivons contre la méthode du broiement. Dans l'article bibliographique sur les *Leçons cliniques de Thompson*, que nous avons donné au *Montpellier médical*, en 1874, nous avons déjà nettement formulé notre opinion à cet égard. L'introduction plusieurs fois répétée des instruments lithotriteurs dans le réservoir urinaire et la fragmentation réitérée du calcul, ne peuvent qu'augmenter l'inflammation de la vessie et mettre à chaque séance les jours du malade en danger, soit par ébranlement nerveux, soit plutôt par intoxication urémique. Suivant notre humble avis, la litholapaxie elle-même n'est pas sans danger. Certes le débarras de la vessie en une seule séance est possible, mais au prix d'une durée des manœuvres qui ne nous paraît pas sans graves inconvénients. M. Guyon[1] affirme que ce traumatisme de la lithotritie, même à séances prolongées, ne saurait être mis en parallèle avec celui de la taille hypogastrique la plus simple et la mieux exécutée. Entre ses mains, nous n'en doutons pas; mais

---

[1] Guyon ; *Contribution clinique à l'étude de la taille hypogastrique*, in *Annales des maladies des organes génito-urinaires,* décembre 1882 et janvier 1883.

il n'est pas donné à tout chirurgien d'opérer avec la même habileté. Et puis, est-il bien sûr que le malade sera délivré en une seule séance?

En pratiquant la taille, au contraire, on peut espérer voir cesser tous les phénomènes graves témoignant d'une lésion rénale, si cette lésion est peu profonde, par le seul fait qu'on débarrasse la vessie, en une fois et par une large voie, de la pierre et des matières purulentes qu'elle contient. Sans compter encore que la plaie périnéale permet de nettoyer souvent et complètement le réservoir urinaire des produits putrides qui s'y accumulent.

Dans le cas de calcul un peu gros, nécessitant la litho·tritie périnéale et ne pouvant être extrait sans déchirures ou contusions violentes du col de la vessie, mieux vaut certainement la taille hypogastrique, qui coupe nettement la muqueuse vésicale sans la déchirer ni la contusionner.

« Si la taille, dirons-nous en terminant avec Sédillot [1], donne moins de succès aujourd'hui qu'elle n'en donnait alors qu'elle était la seule opération connue pour extraire les calculs de la vessie, c'est qu'elle n'est plus généralement employée de nos jours que dans les cas graves, les cas simples étant réservés à la lithotritie, tandis que jadis elle était appliquée à tous : l'observation clinique confirme chaque jour cette doctrine. »

[1] Sédillot ; *Méd. opér.*, tom. II, pag. 758.

HÉMATOCÈLE

RÉTRO-UTÉRINE SOUS-PÉRITONÉALE

De l'avis de tous les gynécologues, les épanchements de sang intra-pelviens connus depuis une trentaine d'années sous le nom de *hématocèle rétro-utérine, péri-utérine, circum-utérine*, quelle que soit d'ailleurs leur origine, que nous n'avons pas à discuter ici, se font dans la cavité péritonéale elle-même, dans le cul-de-sac de Douglas, et sont relativement assez communs.

Les extravasats sanguins dans le tissu cellulaire pelvien, extra-péritonéaux ou sous-péritonéaux, qualifiés par Huguier de *pseudo-hématocèles*, que Jacob Kühn [1] propose d'appeler *hématomes péri-utérins*, et que M. Bernutz [2] désigne du nom d'*hématocèles sous-péritonéo-pelviennes*, sont au contraire excessivement rares, surtout en dehors de l'état gravidique ou puerpéral. Abstraction faite, en effet, des épanchements sanguins dus aux grossesses extra-utérines tubaires et sous-péritonéo-pelviennes, ou à ces graves traumatismes obstétricaux si bien étudiés par Deneux (1830) sous le nom de *thrombus*

[1] J. Kühn ; Thèse de Zurich, 1874.

[2] Bernutz ; *Nouv. Dict. de Méd. et de Chir. prat.*, art. HÉMATOCÈLE.

du vagin, les tumeurs sanguines situées dans le tissu cellulaire pelvien sont une véritable rareté pathologique.

En 1858, Aran, dans ses *Leçons cliniques sur les maladies de l'utérus et de ses annexes* [1], niait qu'il existât dans la science un fait établissant la possibilité d'une hémorrhagie un peu considérable et d'une tumeur sanguine tant soit peu volumineuse dans le tissu cellulaire péri-utérin.

En 1872, dans la seconde édition de son œuvre magistrale, M. Courty [2] écrit en note : « Sans nier l'existence des hématocèles extra-péritonéales, on peut dire qu'elles sont excessivement rares et peu dangereuses ».

A l'exemple de Gaillard-Thomas [3], l'éminent professeur de Montpellier, dans la troisième édition de son livre (1881), parle assez longuement, dans sa description de l'hématocèle péri-utérine, des hématomes sous-péritonéaux, mais il ne croit pas devoir leur consacrer un article spécial.

D'un autre côté cependant, M. Bernutz, en 1875, dans son excellent article de Dictionnaire déjà cité, s'exprime en ces termes : « Les hématocèles sous ou extra-péritonéales, et mieux sous-péritonéo-pelviennes, diffèrent tellement des hématocèles intra-péritonéales que je viens de

---

[1] Aran ; *Leçons cliniques sur les maladies de l'utérus....* Paris, 1858, pag. 756 et 757.

[2] Courty ; *Traité prat. des malad. de l'utérus..*, 2e édit. Paris, 1872.

[3] Gaillard-Thomas ; *Traité clinique des maladies des femmes*, trad. Lutaud. Paris, 1880.

décrire, qu'on est forcé de reconnaître qu'elles constituent deux affections absolument différentes, qu'il est impossible aujourd'hui de comprendre dans une seule et même description. Malheureusement, l'histoire pathologique des hématocèles sous-péritonéo-pelviennes est, on peut dire, presque entièrement à faire..... L'imperfection de cette histoire pathologique résulte de la rareté excessive des faits de cette espèce, qui est telle que les gynécologistes les plus favorisés par les circonstances n'en ont vu, chacun, qu'un très petit nombre d'exemples, souvent encore assez disparates les uns des autres. »

En l'état de cette question, nous croyons donc bien faire, sans insister davantage sur l'historique, qui se trouve d'ailleurs parfaitement exposé dans la remarquable Thèse de concours pour l'agrégation du professeur Poncet[1] (de Lyon), de relater, à titre de contribution à l'étude des tumeurs hématiques non gravidiques du tissu cellulaire pelvien, le cas d'hématocèle sous-péritonéale que nous avons observé il y a quelque temps. — Certaines observations analogues, enregistrées dans la presse médicale française et étrangère postérieurement à la Thèse de M. Poncet, serviront à compléter ce travail. — Chez notre malade, aucune intervention chirurgicale n'ayant mis le foyer sanguin à découvert, et l'autopsie n'ayant pas été faite, pour la meilleure des raisons, le diagnostic pourrait être contesté ; mais de l'examen im-

---

[1] Poncet ; *De l'hématocèle péri-utérine*, Thèse d'agrégat. Paris, 1875.

partial de ce fait clinique ne peut résulter, à notre avis, d'autre interprétation que celle que nous lui avons donnée. — Que le lecteur juge.

Le 13 octobre 1882, nous sommes appelé auprès de Mme X..., demeurant rue Chaptal. Elle est alitée et se plaint du ventre depuis une quinzaine de jours. Un confrère militaire lui donnait ses soins.

Cette malade, âgée de 39 ans, n'est pas une inconnue pour nous. Il y a seize ans, nous l'avons accouchée, ou plutôt elle a accouché en notre présence, très naturellement, de son troisième enfant, aujourd'hui grande fille pleine de santé.

Depuis, il y a huit ou dix ans environ, Mme X... a présenté des symptômes de congestion utérine, ou, plus exactement, de métrite parenchymateuse subaiguë, pour lesquels un long traitement a été nécessaire, et qui ont laissé après eux un engorgement notable de l'organe, ou, si l'on veut, une légère métrite chronique parenchymateuse dont témoignait l'augmentation de volume manifeste de l'utérus, sans induration appréciable pourtant de son tissu au niveau des culs-de-sac vaginaux. Écoulement leucorrhéique insignifiant. — Puis nous perdîmes complètement cette malade de vue.

Elle n'a pas eu, que nous sachions, d'autre maladie sérieuse. Elle est d'ailleurs assez fortement constituée, quoique manifestement lymphatique. Mais il faut dire que ce lymphatisme est corrigé par un tempérament nerveux des plus prononcés. Il est arrivé quelquefois à Mme X... d'avoir une attaque de nerfs, c'est-à-dire d'hystérie. D'une nature ardente, paraît-il, elle a largement usé, sinon abusé, des relations sexuelles. Réglée à 12 ans, mariée à 16 ans, elle a eu son premier enfant à 17 ans. Ses règles ont toujours été abondantes et de longue durée (sept ou huit jours), même après l'attaque de métrite parenchymateuse ci-dessus mentionnée. Elles ont été parfois accompagnées de douleurs assez intenses à l'hypogastre et dans l'une ou l'autre fosse illiaque, avec tendances aux vomissements ; en un mot, accompagnées de symptômes de congestion utéro-ovarienne physiologique exagérée.

En arrivant auprès de Mme X..., nous apprenons qu'à l'époque des dernières règles (fin septembre), à la suite de vive émotion dont l'origine nous est cachée (et nous n'insistons pas), l'écoulement sanguin s'est supprimé dès le deuxième jour, et qu'aussitôt se sont manifestées de violentes douleurs dans tout le bas-ventre, avec menaces de syncope et production de vomissements. — Repos au lit, eau de seltz et glace, cataplasmes froids sur le ventre, sur les conseils du médecin militaire mandé en premier lieu.

Sept à huit jours après, l'acuité des douleurs abdominales et des symptômes gastriques réflexes tombe, et il survient un léger écoulement sanguin par les voies génitales, que nous constatons au moment de notre première visite, quinze jours après le début des accidents. — La malade ne ressent plus alors, à vrai dire, qu'une grande pesanteur dans tout le bassin, avec difficulté extrême pour aller à la garde-robe et envies fréquentes d'uriner. La douleur hypogastrique ne s'éveille qu'à la palpation.— Langue blanche, saburrale ; anorexie complète, soif vive; plus de vomissements, quelques nausées seulement provoquées par la vue ou l'odeur des aliments. Agitation nerveuse, nuits mauvaises, sommeil insuffisant ; pas de fièvre cependant, pouls à 78 p.

Après avoir examiné les linges que la malade avait sous elle, pour nous rendre compte de la nature de l'écoulement sanguin qui se faisait par le vagin (sang liquide, noirâtre, sans caillots, peu abondant), nous pratiquons le toucher. A peine arrivé dans le vagin, un peu au-dessus du constricteur, nous constatons, dans l'épaisseur de la paroi recto-vaginale, la présence d'une tumeur oblongue, du volume d'un gros citron, d'une consistance pâteuse, sans fluctuation évidente, mais aussi sans dureté notable, donnant au doigt la sensation d'une bouillie très épaisse contenant des grumeaux plus ou moins considérables. Nous croyons tout d'abord toucher un amas de matières fécales à travers la paroi recto-vaginale ; pourtant, la délimitation vague de cette tumeur sur les côtés, surtout à gauche, où elle paraît s'étendre jusque dans l'épaisseur du ligament large correspondant, la sensibilité assez vive dont elle est le siège, nous font vite abandonner cette première idée. D'ailleurs, le toucher rectal, que nous pratiquons aussitôt après avoir exploré la partie supérieure du vagin, les culs-de-sac péri-cervicaux et le col utérin lui-même, vient nous démontrer que la tumeur en question est bien située en avant du rectum et derrière le vagin. — Le cul-de-sac vaginal postérieur, ainsi que celui du côté gauche, est occupé par la tumeur, dont nous ne pouvons établir la limite supérieure, même avec le secours de la palpation abdominale. Les douleurs provoquées par cette exploration bimanuelle nous forcent à ne pas insister dans nos recherches. L'utérus tout entier est porté en avant et en haut, immédiatement derrière la symphyse pubienne.— Quant au toucher anal, il nous apprend, comme nous le disions tout à l'heure, que la tumeur dont nous venions de constater l'existence par le toucher vaginal est absolument indépendante des quelques boules stercorales que contenait l'ampoule rectale, notablement réduite de volume par le refoulement en arrière de sa paroi antérieure. Mais par cette voie il nous est encore impossible d'atteindre les limites supérieures de la tumeur contenue dans la cloison recto-vaginale.

Franchement, nous sommes tout d'abord dérouté, d'autant que la tumeur que nous avons sous le doigt ne nous paraît pas de nature phlegmoneuse. L'absence de symptômes phlegmasiques généraux, le peu de chaleur et de sensibilité des parties, éloignent de notre esprit l'idée d'une pelvi-cellulite. D'autre part, considérant les conditions dans lesquelles s'est développée cette tumeur, les troubles fonctionnels qu'elle détermine, son mode d'évolution, le faible retentissement qu'elle a relativement sur l'état général de la malade (un phlegmon péri-utérin eût donné lieu à des symptômes généraux et locaux plus intenses), nous songeons à une hématocèle. Et comme la tumeur est située bien au-dessous du cul-de-sac de Douglas, nous ne pouvons être qu'en présence d'une hématocèle sous-péritonéale ou sous péritonéo-pelvienne. — Nous nous arrêtons à ce diagnostic.

Prescriptions : Repos au lit ; un lavement simple additionné de deux grandes cuillerées de glycérine neutre, eau de Vichy (Célestins) édulcorée avec le sirop de grenadine, pour boisson ; potion avec 30 gram. de sirop de morphine; aliments légers *ad libitum*; onctions sur le ventre avec l'onguent napolitain mélangé à 1/10 d'extrait de ciguë. — Nous voulons attendre, pour administrer un purgatif dont l'indication est évidente, que la métrorrhagie ait cessé.

Le lendemain (14 octobre), rien n'est changé. La malade est pourtant plus calme, souffre moins du ventre, a un peu dormi. L'écoulement métrorrhagique a fini. — Mêmes prescriptions ; de plus, 35 gram. de sulfate de soude pour le lendemain.

16. La malade a eu trois selles. La métrorrhagie n'a pas reparu. Tumeur stationnaire. État général toujours bon. — Continuer les applications d'onguent napolitain cicuté. Même régime. Lavement glycériné pour le lendemain. Suspendre la potion morphinée.

20. L'appétit renaît ; la langue est plus nette ; l'hypogastre est à peine douloureux à la palpation. Quant à la tumeur, elle n'a pas subi de changement notable. — Alimentation modérée ; toujours eau de Vichy pour boisson ; même pommade ; même lavement.

25. La malade demande à se lever ; l'époque des règles approchant, nous refusons l'autorisation. La tumeur a encore le volume d'un œuf de moyenne grosseur ; elle est à peu près indolore au toucher et présente une consistance qu'elle n'avait jamais offerte jusqu'à ce jour.— Traitement *ut suprà*.

28. Quelques douleurs lombaires et hypogastriques attribuées avec raison à la congestion prémenstruelle. Le toucher n'est pas pratiqué. — Même traitement, moins le lavement glycériné.

30. Les règles ont paru sans augmentation des douleurs. Elles sont encore peu abondantes. — *Idem.*

31. Écoulement menstruel comme d'ordinaire, sang noir, grumeleux ; quelques coliques utérines. — Potion avec XXV gouttes de laudanum ; continuer les onctions mercurielles.

1er et 2 novembre. — *Idem. Idem.*

3 et 4. Écoulement menstruel moindre.— Suspendre la potion laudanisée.

5. Les règles ont cessé; la malade se trouve bien ; elle se plaint de la constipation, elle n'a pas eu d'évacuation alvine depuis quatre jours. Elle accuse aussi de la gingivite. — Lavement glycériné pour le soir, et 30 gram. de sulfate de soude pour le lendemain. Toujours eau de Vichy ; gargarismes avec l'eau de Botot.

6. Quatre selles. La malade demande à se lever. Elle se trouve très bien. — Bain savonneux.

7. Nous pratiquons le toucher vaginal, et la tumeur nous paraît avoir diminué de volume, elle est à peine grosse comme un œuf; elle est presque complètement dure; elle est plus plate. L'utérus est un peu revenu vers le centre de l'excavation pelvienne.— Lavement glycériné tous les deux jours, deux grands bains alcalins (avec 250 gram. de sous-carbonate de soude) par semaine, ceinture abdominale ; repos le plus possible sur une chaise longue ; eau de Lamalou (source Bourges) aux repas.

19. Nous trouvons la malade dans un état des plus satisfaisants. La tumeur s'est un peu réduite. — Même traitement. Nous insistons pour que le repos sur le canapé soit toujours gardé ; mais........

25. Même état, mêmes recommandations.

28. Les règles approchent ; rien d'insolite. — Repos absolu. Suspendre tout traitement ; limonade pour boisson. Ce même jour, l'hémorrhagie menstruelle arrive; elle ne donne lieu à aucun accident; elle dure six jours.

5 décembre. Encore 30 gram. de sulfate de soude, et reprise du traitement.

7. La tumeur n'a plus que le volume d'un gros marron. Elle est dure. Continuation du traitement.

Depuis, nous avons revu plusieurs fois Mme X... Elle se porte très bien ; mais nous ne l'avons plus examinée.

Cette observation pourrait certainement se passer de commentaires. Nous croyons avoir suffisamment motivé le diagnostic au cours de l'exposé de ce fait clinique. Il ne sera pourtant pas sans intérêt, croyons-nous, de mettre les principaux détails de cette histoire pathologique en regard des résultats auxquels est récemment arrivé le Dr A. Martin[1], dans une étude sur ce sujet de gynécologie. Avec les quinze cas d'hématomes péri-utérins sous-péritonéaux qu'il a observés dans les dix dernières années qui viennent de s'écouler (quelle bonne fortune !) et dix autres cas qu'il a pris dans la littérature médicale, l'auteur de ce travail a pu établir d'une façon à près près complète l'histoire anatomique et clinique de cette maladie.

Tout bien considéré, malgré le moment d'hésitation que nous avons eu pour asseoir le diagnostic, il nous semble maintenant que M. le Dr Bleynie (de Limoges) a eu raison de dire : « Les caractères de cette affection sont tellement tranchés qu'il est difficile de la méconnaître quand par hasard on en rencontre un cas dans sa pratique[2] ».

Effectivement, les conditions dans lesquelles se développe la tumeur, au moment des règles, à la suite de

---

[1] A. Martin: *Das extraperitoneale Hæmatom*, in *Zeitschrift für Geburtshülfe und Gynæcologie*, Band VIII, Helft 2 ; et *Revue de Hayem* du 15 octobre 1883.

[2] Bleynie ; *Un cas d'hématocèle sous-péritonéo-pelvienne chez une jeune fille de 17 ans*, in *Journal de la Société de Méd. et de Pharm. de la Haute-Vienne*, 1880.

quelque circonstance capable de troubler cette fonction (coït, effort, émotion morale vive.....), le siège qu'elle occupe sur les côtés de l'utérus et en arrière du vagin, bien au-dessous du cul-de-sac de Douglas, le défaut de netteté de ses contours, à sa partie inférieure principalement, les troubles fonctionnels de voisinage qu'elle détermine, l'absence de fièvre, son mode d'évolution, c'est-à-dire sa tendance au durcissement..., sont tout autant de signes révélateurs de la nature de l'affection.

La pelvi-cellulite, à début brusque comme l'hématocèle, est essentiellement fébrile, et la tumeur fait défaut dès l'apparition des accidents, tandis que dans l'hématocèle la tumeur se montre de très bonne heure, dès les premiers moments de souffrance de la malade. D'ailleurs, au point de vue de la consistance, la tumeur évolue différemment dans les deux cas : dure au début dans les phlegmons péri-utérins, elle ne se ramollit que consécutivement, quand la suppuration se produit, contrairement à ce qui se passe pour les épanchements sanguins, qui, d'abord liquides, ne se coagulent qu'à la longue et souvent très tard.

Nous ne croyons pas, sauf inadvertance de la part du chirurgien, qu'une rétroflexion de l'utérus, pas plus qu'un fibroïde implanté sur le segment inférieur de cet organe, puissent donner le change avec l'hématome sous-péritonéo-pelvien. Le siège de l'intumescence, ses rapports, sa configuration et surtout son évolution, sont tout différents. La confusion est plutôt possible, avec un examen incomplet et peu attentif, dans les cas de vieille hématocèle de la poche de Douglas. Mais nous n'avons pas à nous occuper de ce diagnostic différentiel.

Chez la malade que nous avons observée, la bosse sanguine, très bas située, occupait la paroi recto-vaginale et s'étendait à gauche jusque dans l'épaisseur du ligament large correspondant. Chez celle du Dr Bleynie, l'hématome avait la forme d'un demi-fuseau tronqué, à base supérieure se perdant dans la cavité abdominale, à pointe inférieure arrivant à 3 centim. de la fourchette. Cette tumeur, située sur le côté droit du vagin, arrivait jusqu'à la ligne médiane postérieure, sans dépasser, sur le côté, le plan transversal du bassin. Suivant A. Martin, dont nous avons cité plus haut le travail du *Zeit schrift für Geburtshülfe und Gynæcologie*, la tumeur est le plus souvent latérale et l'utérus est refoulé du côté opposé, en même temps qu'élevé. Le cul-de-sac de Douglas est libre. Si l'épanchement sanguin s'est fait dans les deux ligaments larges, on trouve une tumeur de chaque côté et l'utérus est repoussé en avant. Dans ces cas, on perçoit d'ordinaire en arrière du col utérin une sorte de pont qui réunit les deux tumeurs. Il est rare que cette jonction ait lieu en avant.

Les caractères de ces tumeurs sanguines sous-péritonéo-pelviennes avaient déjà été parfaitement mis en lumière par M. Bernutz dans l'excellent article HÉMATOCÈLE du *Dictionnaire de Jaccoud* déjà mentionné : En général latérales seulement, elles proéminent peu ou pas du tout du côté de l'abdomen, tandis qu'elles descendent très bas dans le vagin, avec les parois duquel elles font pour ainsi

dire corps. Chez notre malade, comme chez la cliente du
Dᵣ Bleynie, la tumeur, bien que nettement latérale, gagnait
aussi la ligne médiane postérieure. Le cul-de-sac vaginal
postérieur, ainsi que celui du côté gauche, était occupé par
l'extravasat sanguin, dont il nous fut impossible d'établir
la limite supérieure même avec le secours de la palpation
abdominale. Cette situation franchement latérale, nous
l'avons bien observée dans un cas d'hématocèle sous-
péritonéal ᵣ d'origine gravidique.

Une jeune femme que nous avions déjà accouchée en 1868, et
qui depuis u'avait pas eu de nouvelle grossesse, bien que désireuse
d'avoir d'autres enfants, vint, il y a trois ans, nous annoncer qu'elle
se croyait enfin dans un état intéressant. Ses règles, en effet d'ordinaire fort régulières, avaient manqué, et elle présentait tous les
signes rationnels de la grossesse. Nous l'avions soignée un an auparavant pour une métrite du col avec retentissement fluxionnaire
intense sur l'ovaire droit.

Peu après la deuxième absence cataméniale elle fut prise, sans
cause connue, de métrorrhagie abondante, avec douleurs abdominales très vives qui n'avaient pas franchement les caractères
des contractions utérines. Bien qu'exacerbantes, elles étaient, de
fait, continues, et occupaient principalement la fosse *iliaque
gauche* (côté opposé à celui qui avait été si douloureux au cours
de la métrite), où le palper abdominal était impossible.

Nous crûmes à un avortement imminent, avec menaces de péritonite, en souvenir précisément des accidents de l'année précédente.
En réalité, c'était bien un peu cela ; mais le toucher, qui nous
permit de constater sur le côté gauche du vagin, dans l'épaisseur
du ligament large correspondant, la présence d'une grosse tumeur
élastique vaguement fluctuante, — le toucher vaginal, disons-nous,
nous fit diagnostiquer aussitôt une grossesse extra-utérine probablement tubaire, avec rupture du kyste fœtal dans l'espace cellu-

leux compris entre les deux feuillets du ligament large gauche. Et
la suite nous démontra l'exactitude de ce diagnostic. En effet, la
métrorrhagie continua pendant plus. de huit jours sans amener
l'expulsion d'autre chose que de lambeaux de muqueuse utérine,
c'est-à-dire de caduque; mais de chorion ou de vestiges d'embryon,
jamais.

Sous l'influence du repos, de l'opium, de la limonade sulfurique et puis des onctions mercurielles belladonées, les accidents se
dissipèrent peu à peu, mais la guérison fut lente. Notre excellent
collègue et ami le Dr Gayraud, auquel nous confiâmes cette malade
avant notre départ pour les Pyrénées en août 1881, a pu constater
encore, deux mois environ après le début de cette scène pathologique, les vestiges de cet hématome sous-péritonéo-pelvien d'origine
gravidique. Aujourd'hui, cette malade se porte aussi bien que
possible.

Nous ne voulons pas insister davantage sur ce fait, que
nous avons sommairement rappelé au courant de la plume,
notre intention étant de ne parler dans cette Note que des
hématocèles sous-péritonéales indépendantes du gravi-
disme. Nous ajouterons seulement que cette observation
pourrait être mise à l'actif de la théorie de M. Gallard sur
la pathogénie des hématocèles pelviennes, quel que soit
leur siège, et que, pour notre part, sans croire que tous
ces extravasats sanguins sont le résultat d'une grossesse
extra-utérine, nous sommes porté à adopter cette opinion
pour la majorité des cas, d'après les quelques faits d'hématocèle ordinaire (intra-péritonéale) que nous avons eu
l'occasion d'observer.

Il est un symptôme que nous avons le regret de n'a-
voir pas cherché à constater chez notre malade, et auquel

A. Nonat[1] donnait la valeur d'un signe pathognomonique de l'hématocèle sous-péritonéale : la teinte violacée de la paroi vaginale refoulée par la tumeur sanguine, qui est complètement passée sous silence par A. Martin. Cependant M. Poncet[2], qui a pu expérimentalement, en introduisant une solution de bleu de prusse dans l'épaisseur du ligament large à travers l'ovaire percé de part en part par la canule d'une seringue à injections, constater ce changement de coloration de la muqueuse vaginale, donne à ce symptôme une importance diagnostique assez grande. Mais, pour obtenir cette coloration bleue du vagin, il faut injecter un demi-litre au moins de liquide coloré, et tous les hématomes sous-péritonéo-pelviens sont loin d'avoir ce volume. Voilà pourquoi sans doute M. Bernutz ne tient pas ce symptôme pour constant. Pour nous, encore une fois, nous avons le regret d'avoir laissé de côté l'usage du spéculum dans l'examen de la malade qui nous a conduit aux recherches que nous avons faites sur les hémorrhagies pelviennes hors l'état de grossesse.

Les expériences de M. Poncet, dont nous venons de parler, pratiquées sous la direction de M. le professeur Tripier (de Lyon), lui ont très bien démontré la marche suivie par le sang épanché sous le péritoine pelvien et ont pleinement confirmé les données anatomo-pathologi-

---

[1] A. Nonat ; *Traité prat. des malad. de l'utérus*, 2ᵉ édit., pag. 804.
[2] Poncet ; *Thèse citée*, pag. 131 et 135.

ques fournies par les rares autopsies d'hématocèles sous-péritonéales que possède la science. La plus remarquable à ce point de vue est sans contredit celle de M. Ball, qui se trouve consignée dans la *Clinique Médicale* de Trousseau[1].

Dans ces tumeurs, dont le volume peut varier depuis celui d'un œuf jusqu'à celui d'une tête d'homme adulte, sans faire saillie d'ordinaire au-dessus du détroit supérieur, le sang est épanché tantôt seulement dans l'espace celluleux compris entre les deux lames des ligaments larges, tantôt au-dessous du péritoine tapissant les fosses iliaques, tantôt enfin dans l'interstice celluleux séparant le vagin du rectum. « Le péritoine qui recouvre l'hématocèle, dit M. Poncet[2], est le plus souvent soulevé par l'épanchement sanguin. Le décollement peut porter au niveau de la face postérieure du col de l'utérus, et sur les côtés, sur les parois du rectum, enfin contre la paroi abdominale antérieure. » Mais, pour atteindre ce dernier résultat, il faut injecter sous le péritoine pelvien plus de deux litres de liquide.

Ainsi qu'on le voit dans tous les hématomes, quelle que soit la région du corps qu'ils occupent, le contenu de la tumeur est du sang plus ou moins coagulé quand l'extravasat est un peu ancien. Mais ce sang peut rester un temps fort long à l'état liquide, comme chez la malade du Dr Bleynie. La coagulation a été assez lente à se faire

---

[1] Trousseau ; *Clinique médicale de l'Hôtel-Dieu de Paris*, 2e édit., tom. III, pag. 601.

[2] Poncet ; *Thèse citée*, pag. 130.

dans le cas que nous avons observé. Deux fois ce contenu a été trouvé putride par le Dr Kühn.

D'après Nonat[1], les extravasats sous-péritonéaux finissent par s'entourer d'une fausse membrane de nouvelle formation qu'on a souvent confondue avec le péritoine. Mais dans les cas récents, comme celui dont M. Ball nous a laissé la belle relation nécropsique, cette néo-membrane ne saurait exister. Le Dr Martin, paraît-il, ne l'a jamais rencontrée dans ses dissections. Hermann Beigel[2], dans une très intéressante observation nécropsique d'hématocèle du ligament large gauche, recueillie à l'amphithéâtre d'anatomie du professeur Heschl (de Vienne), sur une femme de 32 ans, ne signale pas non plus l'existence d'exsudats plastiques disséminés autour de la masse sanguine pour servir à son enkystement. Les feuillets eux-mêmes du ligament large formaient les parois du sac. L'épanchement paraissait de date récente, il est vrai.

A. Martin soutient que le point de départ des hématomes sous-péritonéaux est dans le ligament large, et que le sang est fourni par les branches des artères utérines et ovariques. Nous ne voudrions point contredire cette affirmation, puisque les preuves anatomo-pathologiques nous manquent ; mais pourquoi le plexus veineux utéro-ovarien, duquel MM. Richet, Puech, Devalz font provenir

---

[1] Nonat ; *op. cit.*, pag. 789 et 790.
[2] H. Beigel ; *Ueber einen Fall von Hæmatokele alæ Vespertilionis sinistræ*, in *Archiv. für Gynækologie*, 1877, tom. XI, pag. 377.

le sang de la plupart des hématocèles intra-péritonéales,
ne serait-il pas aussi le point de départ habituel des
hématomes sous-péritonéaux ? Si l'on considère que ces
épanchements sanguins ont leur maximum de fréquence
entre 30 et 45 ans (Kühn), chez les femmes multipares
(A. Martin), c'est-à-dire chez des sujets dont les contractions de l'appareil musculaire utéro-ovarien ont dû bien
des fois porter entrave à la circulation et amener une
distension, avec amincissement consécutif plus ou moins
considérable de leurs parois, des veines du plexus pam-
piniforme, on sera tout disposé à trouver dans ces plexus
la source d'un grand nombre d'épanchements sanguins
dans le tissu cellulaire pelvien. D'ailleurs, ainsi que le
fait remarquer M. le professeur Courty, l'état variqueux
des veines utéro-ovariennes n'est pas indispensable pour
la production de ces hémorrhages : un violent effort,
comme nous le démontrerons tout à l'heure, à plus forte
raison l'intervention d'un traumatisme portant sur les
organes génitaux, et même uniquement les excitations
sexuelles intenses et l'acuité des fluxions cataméniales,
peuvent parfaitement donner lieu aux extravasats dont il
s'agit. — Et l'ovaire, dont la congestion chronique est
regardée par Laugier, Nonat et particulièrement par
M. Courty, comme la cause la plus active des hémorrhagies pelviennes, ne peut-il donc pas être le point
de départ des hématomes sous-péritonéaux ? Chez notre malade, l'épanchement sanguin n'a pas eu probablement d'autre origine. Dans le fait de M. Ball auquel
nous avons souvent fait allusion, et qui fut, pour nous

servir d'une expression pittoresque de M. R. Barnes [1], une véritable hématocèle extra-péritonéale *cataclysmique*, l'hémorrhagie avait sa source dans une apoplexie de l'ovaire gauche converti en bouillie noirâtre, au sein de laquelle il était impossible de distinguer aucun vestige d'organisation. — La coïncidence du début des accidents avec une époque cataméniale signalée par la plupart des observateurs, et notamment par Martin, vient encore appuyer la théorie de la congestion ovarique.

C'est de 30 à 45 ans, avons-nous dit, que se rencontrent le plus grand nombre de cas d'hématomes pelviens sous-péritonéaux spontanés. Pourtant la malade de M. Bleynie n'avait que 17 ans, et celle dont Paschkis [2] a relaté l'observation n'avait que 16 ans.

Au dire de M. Martin, l'hématocèle sous-péritonéale se développe quelquefois après la ménopause, chez les femmes décrépites. Tel serait le cas publié par M. Duboué (de Pau) [3] : Vieille dame de 63 ans, n'ayant plus ses règles

---

[1] Barnes ; *Traité clinique des maladies des femmes*, trad. Cordes, 1876, pag. 497.

[2] Paschkis ; *Allgemein Wiener med. Zeitung*, 1877, n° 33, cité par Courty, 3e édit.

[3] Duboué ; *Mém. de la Soc. de Chir.*, tom. VI, 1865, pag. 100 et suiv. Cette observation de M. Duboué est bien, dans l'esprit de son auteur, on n'a qu'à la lire pour s'en convaincre, un cas d'hématocèle sous-péritonéale. Il l'intitule d'ailleurs lui-même dans l'énumération de ses ouvrages : *Hématocèle utéro-ovarienne extra-péritonéale*. C'est donc par erreur typographique qu'elle porte le titre d'*Hématocèle utéro-ovarienne intra-péritonéale* dans les *Mémoires de la Société de Chirurgie* (tom. VI, 1865, pag. 100).

depuis dix ans. — S'agissait-il bien d'une hématocèle sous-péritonéale ordinaire ? M. Richet, avec raison selon nous, n'a pas accepté ce diagnostic, et a cru reconnaître dans le fait communiqué à la *Société de Chirurgie* par l'éminent praticien du Béarn un cancer péritonéal en nappe.

C'est généralement à la suite d'un traumatisme faisant sentir son influence sur les organes génitaux, ou d'un violent effort exécuté pendant la période menstruelle, que se produit l'hématocèle péri-utérine extra-péritonéale. L'inspiration exagérée qui précède tout effort détermine une contraction énergique du diaphragme, qui presse sur toute la masse intestinale, et par suite apporte une gêne plus ou moins considérable à la circulation des plexus pampiniformes, d'où possibilité d'hémorrhagie. La jeune fille qui fait l'objet de l'observation de M. Bleynie, la veille ou l'avant-veille du début de sa maladie, avait porté un sac de châtaignes pendant l'espace d'environ deux kilomètres et l'avait précipitamment chargé sur son dos.

Le coït pratiqué au moment des règles, par un mécanisme facile à comprendre, déduit de nos connaissances sur l'érection de l'appareil utéro-ovarien pendant l'accomplissement de l'acte sexuel, peut aussi être la cause déterminante de l'hématocèle sous-péritonéo-pelvienne. Nous craignons bien que chez notre malade la vive émotion incriminée, et que nous n'avons pas cherché à connaître, n'ait été l'orgasme vénérien.

Au point de vue de la fréquence des extravasats sanguins sous-péritonéo-pelviens, M. A. Martin a donné les
chiffres suivants : 10 cas environ sur 8,000 malades, la
plupart se rapportant à des femmes de la classe ou-
vrière.

La résorption graduelle du sang, en commençant par
sa partie liquide, et la disparition progressive de la tumeur, en même temps que la malade entre en convalescence, est le mode de terminaison le plus ordinaire de
l'hématocèle en question.

D'après M. A. Martin, la guérison a lieu habituellement de cette manière au bout de quatre semaines. Il
n'est pas rare cependant que les accidents se renouvellent
et que la tumeur augmente de volume aux époques men-
struelles suivantes.

Chez notre malade, la guérison n'a pas été aussi rapide
que le dit le gynécologue allemand ; et pourtant, grâce
aux précautions prises, les fluxions cataméniales survenues après l'hémorrhagie sous-péritonéale sont restées
sans influence appréciable sur la tumeur.

Chez la malade de M. Bleynie, la marche de la maladie n'a pas été aussi simple. Ayant débuté le 6 novembre
1877, cette hématocèle, jusqu'au 18 mars 1878, époque
à laquelle l'intervention chirurgicale a été jugée nécessaire, a donné lieu à des douleurs atroces presque conti-
nuelles et n'a subi aucune diminution de volume. — Le
29 avril, quarante jours après la ponction, la tumeur a
reparu, et les règles du 9 mai lui ont imprimé une nou-

velle marche ascensionnelle. « La tumeur a considérablement augmenté de volume et est devenue extrêmement dure et tendue ; il s'est manifestement fait un
nouvel épanchement dans la poche primitive. » Les douleurs sont intolérables, malgré de fortes doses de chloral
et des injections hypodermiques répétées de morphine.
« Craignant une rupture de la poche, je suis poussé, dit
M. le Dr Bleynie, à faire une nouvelle ponction, bien que
les règles n'aient pas complètement cessé, comptant que,
la fluxion tirant sur sa fin, je n'aurais pas d'hémorrhagie, et espérant m'en rendre maître, si elle se produisait,
par l'application d'une pince hémostatique sur la piqûre
du trocart. » — Après quelques accidents péritonitiques,
la malade put enfin quitter l'hôpital le 24 juin, ne conservant de sa tumeur primitive qu'une petite masse bosse-
lée, dure, de consistance presque ligneuse. Mais pendant
au moins six mois, à l'époque des règles, elle a eu des
recrudescences de douleur avec un peu de fièvre et des
nausées.

Ce n'est pas tout encore. Dans une lettre fort aimable
que nous a écrite le Dr Bleynie, en réponse à notre demande de sa brochure, nous trouvons, au sujet de cette
malade, quelques détails complémentaires très intéressants qu'il a bien voulu nous autoriser à consigner ici (ce
dont nous le remercions sincèrement), en attendant qu'il
les publie lui-même, avec plus de développements, dans
le *Journal de la Société de Médecine et de Pharmacie de la
Haute-Vienne*. Nous citons textuellement :

« Cette fille a souffert encore de temps à autre, au

moment des règles, sans augmentation de volume de sa tumeur, qui persistait à l'état de culot.

» Elle est devenue hystérique, et je lui ai conseillé le mariage. Devenue enceinte, au début de sa grossesse, les douleurs ont été plus vives, les attaques d'hystérie plus fréquentes. Mais à dater du cinquième mois, plus d'attaques, plus de douleurs.

» L'accouchement a eu lieu au mois de septembre dernier [1]. Il a si bien marché qu'on s'est contenté d'une sage-femme. Et voici ce que cette dernière m'a raconté :

» Huit jours avant l'accouchement, contractions douloureuses de l'utérus assez fortes pour faire croire au début du travail. Elles durent deux jours. Quatre jours après, au moment d'une nouvelle douleur, il s'écoule par la vulve « *une assez grande quantité de pourriture* », dit la sage-femme.—Accouchemement facile en position sacro-iliaque gauche.

» J'ai revu la malade, elle va bien et nourrit son enfant, qui est très fort... »

Dans une bonne observation recueillie dans le service de M. Hérard à l'Hôtel-Dieu de Paris et qu'a publiée M. Lacoste[2] dans sa dissertation inaugurale, on voit aussi, bien que la santé générale de la malade ait été à peine troublée, un extravasat sanguin sous-péritonéo-pelvien mettre plusieurs mois à se résorber, non sans avoir subi quelques recrudescences aux époques cataméniales.

[1] Septembre 1882; car la lettre du Dr Bleynie est du mois d'août 1883.
[2] Lacoste ; *De l'hématocèle péri-utérine extra-péritonéale.* Thèse de Montpellier, 1877.

Nous avions donc raison de dire que la marche des hématocèles sous-péritonéales est loin d'être toujours aussi simple que chez la malade que nous avons nous-même observée.

La mort peut être la conséquence de l'abondance de l'hémorrhagie interne, comme dans la belle observation de M. B. Ball à laquelle nous avons déjà fait allusion. Mais ce mode de terminaison est heureusement fort rare.

Quand elle survient, la mort résulte le plus souvent de la rupture de la tumeur hématique dans la cavité péritonéale, accident qui peut avoir lieu presque dès le début de la maladie, dans le courant de la première semaine, ainsi que l'a vu le Dr Martin.

Le Musée de Saint-Barthélemy (de Londres) renferme une pièce anatomo-pathologique que M. R. Barnes[1] décrit comme un bel exemple d'hématocèle extra-péritonéale rompue dans la grande séreuse abdominale. « Entre les deux feuillets du ligament large droit se trouve un kyste globuleux, à peu près aussi gros qu'une noix, dont les parois, à l'état frais, ont été reconnues pour être formées par les feuillets séparés du ligament, et dont la cavité était pleine de caillots sanguins récemment formés. Sur la face antérieure du kyste se trouvent deux petites ouvertures de formation récente... La cavité péritonéale contenait deux litres et demi de sang récemment épanché, peu coagulé ; un sang noir liquide suintait

____

[1] Barnes ; *op. cit.*, pag. 500.

par les ouvertures dont il a été parlé... L'examen le plus soigneux ne put faire découvrir la source de l'hémorrhagie ; on ne découvrit aucun signe de grossesse extra-utérine, et on ne put trouver aucun vaisseau rompu. »

Si nous avons reproduit avec quelques détails cette description de Barnes, c'est que nous tenions à la mettre en regard de l'opinion nettement exprimée par Virchow[1], qu'elle semblerait confirmer. Pour l'illustre professeur de Berlin, en effet, en dehors des cas obstétricaux ou résultant d'un traumatisme, les hématocèles extra-péritonéales primitives n'existent pas. On a pris pour telles certaines collections purulentes, suites de cellulite pelvienne, dans lesquelles se serait faite plus tard une hémorrhagie plus ou moins abondante. — Mais si, dans ce fait, l'auteur de la *Pathologie Cellulaire* pensait trouver la sanction de sa manière de voir, il est une foule de cas qui viendraient l'infirmer. Aujourd'hui, l'existence de l'hématocèle sous-péritonéo-pelvienne n'est plus à démontrer.

D'ailleurs, et pour revenir à l'ordre d'idées que nous poursuivions avant cette digression, nous rappellerons comme exemple d'hématocèle sous-péritonéale devenue, par rupture du kyste hématique, hématocèle intra-péritonéale, le fait que Gaillard-Thomas[2] dit avoir observé avec le Dr Emmet, d'une hématocèle anté-utérine de la grosseur d'un œuf, située au-dessous du péritoine, qu'elle avait rompu en produisant un copieux épanche-

---

[1] Virchow ; *Traité des tumeurs*, trad. Aronssohn, tom. I, pag. 148.
[2] Gaillard-Thomas ; *op. cit.*, pag. 432.

chement intra-péritonéal promptement suivi de collapsus
et de mort. — Signalons, en passant, la rareté des hématomes sous-péritonéaux anté-utérins, dont Barnes cependant mentionne trois cas.

C'est la possibilité de l'ouverture de la tumeur dans le
péritoine qui a fait écrire à M. Courty [1] que, pour les hématomes pelviens, le pronostic était plus défavorable que
pour l'hématocèle ordinaire ; MM. Bernutz et Kühn sont
du même avis. Mais il y a certainement exagération dans
cette manière de voir. Nonat [2] a dit, avec raison selon
nous, « que si l'on a trouvé à l'autopsie plus de tumeurs
sanguines dans le péritoine qu'en dehors de cette cavité,
c'est parce que l'hématocèle intra-péritonéale est plus
grave et se termine bien plus souvent par la mort que
l'hématocèle sous-péritonéale ». Gaillard-Thomas [3], aujourd'hui, affirme également que « le pronostic de la
forme péritonéale est plus grave que celui de la forme
sous-péritonéale, et cela pour des raisons qu'il n'est pas
nécessaire de développer ». Pour le Dr Martin, le pronostic des hématomes péri-utérins extra-péritonéaux est
aussi généralement peu grave ; l'abondance seule de
l'extravasat peut devenir l'origine d'un danger sérieux,
soit par anémie aiguë, soit par rupture de la tumeur,
soit par décomposition putride de son contenu.

A moins qu'un travail phlegmasique récent n'ait mo-

[1] Courty ; *op. cit.*, 3e édit., pag. 1213.
[2] Nonat ; *op. cit.*, pag. 787.
[3] Gaillard-Thomas ; *op. cit.*, pag. 435.

difié la résistance normale de la séreuse péritonéale,
cette membrane, dans la région des ligaments larges,
d'après les expériences auxquelles s'est livré M. Tripier,
à l'intention de M. Poncet[1], peut supporter sans se rompre une pression dépassant deux atmosphères, grâce à sa
doublure de tissu fibro-musculaire, bien étudiée par
M. Rouget avant que M. Renaut l'eût décrite à nouveau.
Voilà pourquoi, sans nul doute, l'irruption du sang des
hématomes pelviens sous-péritonéaux dans la cavité de
cette séreuse est un accident excessivement rare.

Il est plus fréquent, après ramollissement de la masse
hémorrhagique et inflammation périphérique plus ou
moins intense, que l'évacuation de la collection sanguine
se fasse par le rectum ou par le vagin. —Bien que comportant une certaine gravité, due à la pénétration de
l'air atmosphérique au sein du foyer hématique et à la
production possible, en pareille occurrence, de matières
septiques, ce mode de terminaison de la maladie peut encore être suivi de guérison, soit que l'accès de l'air dans
la tumeur ne puisse facilement avoir lieu, soit qu'un traitement essentiellement antiseptique vienne empêcher le
développement de la septicémie.

S'il survient des frissons répétés, de la fièvre le soir,
avec élévation considérable de la température, des sueurs
nocturnes, du dégoût pour toute espèce d'aliments, de la
soif, on peut être certain que la suppuration de l'hématocèle est un fait accompli et que l'intervention chirurgi·

____
[1] Poncet; *Thèse citée*, pag. 132.

cale est nécessaire pour éviter la rupture intra-péritonéale du kyste et parer aux dangers de l'infection putride.

En dehors de ces cas qui commandent l'évacuation, par le vagin de préférence, du contenu de la tumeur, le traitement de l'hématocèle sous-péritonéale doit être seulement médical. Au début, le repos, les applications réfrigérantes et l'administration des calmants, suffisent dans la très grande majorité des cas. Si l'hémorrhagie est par trop considérable et suivie d'anémie aiguë, le traitement des hémorrhagies internes graves est formellement indiqué, et surtout l'usage des boissons alcooliques à hautes doses et des injections sous-cutanées d'ergotine. Nous rappellerons aussi les bons effets des ligatures pratiquées à la racine des membres, et, en cas de lipothymies répétées, ceux qu'on est en droit d'attendre des injections sous-cutanées d'éther.

La période hémorrhagique passée, une médication résolutive et calmante à la fois est de mise : opium, eaux alcalines, applications d'onguent napolitain cicuté, purgatifs légers, lavements glycérinés. Ce dernier moyen est excellent pour hâter la résorption de la partie liquide de l'extravasat. En même temps, par un régime approprié, analeptique sous un petit volume, il faut tâcher de relever les forces de la malade. Au besoin, il faut prescrire les ferrugineux. Pourtant, si l'hémorrhagie n'a pas été abondante, mieux vaut encore, pour favoriser la résorption du sang épanché, ne permettre qu'une alimentation modérée.

C'est par le repos, surtout aux époques cataméniales, qu'on préviendra le retour des accidents. Alors aussi l'emploi de l'opium devient très utile.

Nonat a préconisé l'évacuation par le vagin de ces épanchements sanguins. Nous croyons cette pratique mauvaise. Il faut tant qu'on le peut, c'est une règle de thérapeutique chirurgicale générale, éviter l'ouverture des foyers hématiques, quel que soit leur siège ; et, dans l'espèce, elle est particulièrement de mise, à cause des difficultés de l'application rigoureuse des moyens anti-septiques. On n'est jamais bien sûr, en effet, de laver exactement ces poches hématiques plus ou moins an-fractueuses, et la septicémie est toujours à craindre.

Les ponctions aspiratrices ne donnent et ne peuvent donner aucun résultat satisfaisant, et la ponction avec un trocart ordinaire est généralement insuffisante.

S'il faut réellement intervenir, dans les cas spécifiés plus haut, en présence d'une rupture imminente de la tumeur, il est préférable, à notre avis, de pratiquer, soit avec un bistouri boutonné, soit avec un lithotome intro-duits dans l'ouverture préalablement faite avec un tro-cart, une incision assez étendue pour permettre le lavage antiseptique complet de la poche sanguine; et on ne sau-rait jamais opérer trop exactement ce lavage. Il faut à tout prix assurer le libre écoulement des liquides. A ce titre, l'application d'un drain fonctionnant bien est une excellente chose.

Mais, parce que l'antiseptie est difficile à pratiquer dans ces cas, faut-il donner, comme les Allemands, la

préférence à la laparotomie dans le traitement des hématomes pelviens ? Nous ne le pensons pas, dussions-nous
passer pour un chirurgien timoré et rétrograde. Nous
ne contestons pas les succès obtenus ; mais les faits malheureux ont-ils été aussi publiés ? C'est douteux.— Nous
signalerons à nos lecteurs désireux de connaître une
observation d'hématome extra-péritonéal traité par la
laparotomie, le fait publié par Baumgärtner[1] dans le
Deutsch medicinal Wochenschrift, que la *Revue de Hayem*
a reproduit à peu près *in extenso*.

C'est surtout en raison du danger de l'hémorrhagie,
en agissant par le vagin ou par le rectum, que A. Martin,
dans son Mémoire du *Zeitschr. für Geburtshülfe und
Gynäkologie* que nous avons si souvent cité, adopte la
laparotomie comme méthode générale de traitement des
hématomes péri-utérins extra-péritonéaux. Mais il considère le drainage par le vagin, après la section abdominale, comme indispensable dans tous les cas. D'après lui,
si on ouvre par le vagin ou par le rectum la poche hématique, il peut se produire dans sa cavité une hémorrhagie
qui déjoue tous les moyens hémostatiques connus. Par la
laparotomie, ce danger est écarté.

Sans insister davantage pour réfuter ces tendances
chirurgicales audacieuses, mais que l'antiseptie listérienne autorise dans une certaine mesure, nous dirons
qu'avant de nous déclarer partisan de cette méthode de

---

[1] Baumgärtner ; *Deutsch medicinal Wochenschrift*, 1882, n° 36 ; et
Revue de Hayem, n° du 15 avril 1883, pag. 118 et 119.

traitement des hématocèles sous-péritonéales, il nous faut encore réfléchir et surtout étudier une statistique suffisamment étendue et loyalement faite de cette grave question de thérapeutique chirurgicale.

L'ouverture au thermo-cautère de la poche hématique par la voie vaginale nous paraît mettre assez sûrement à l'abri de l'hémorrhagie, si cet accident pouvait être redouté.

NOUVEL APPAREIL

POUR LES

FRACTURES TRANSVERSALES SIMPLES

DE LA ROTULE.

———

Nous n'avons pas l'intention de nous occuper dans ce Mémoire, avec tous les développements que comporterait cette question, des fractures transversales de la rotule. D'ailleurs, les causes, les symptômes et les conséquences de ces lésions sont suffisamment connus de tous les chirurgiens.

Nous ne ferons pas non plus une étude, même sommaire, de tous les nombreux bandages et appareils inventés pour le traitement de ces factures, qui, trop souvent encore de nos jours, ne guérissent que par un cal fibreux.

L'inventaire à peu près complet de tous ces appareils a été dressé par M. le Dr Bérenger-Féraud, dans un intéressant Mémoire qu'il a publié en 1868 dans la *Revue de Thérapeutique médico-chirurgicale*, et qu'il a reproduit dans son *Traité de l'immobilisation directe des fragments osseux dans les factures*. Mais c'est surtout Moutet qui a parfaitement étudié la valeur comparative de ces divers appareils dans un excellent travail paru dans le *Montpellier médical* de 1863. Nous ne saurions, nous, reprendre cette question, si magistralement traitée par le savant Professeur dont notre Faculté conserve encore le meilleur souvenir.

Notre but est plus modeste : c'est de faire connaître un appareil auquel nous avons eu avantageusement recours dans un cas dont on trouvera la relation plus loin.

Cet appareil, en apparence compliqué et difficile à se procurer, peut cependant être rapidement construit de toutes pièces ; et c'est parce qu'il nous a paru pouvoir donner de bons résultats, que nous nous sommes décidé à écrire sur un sujet tant de fois étudié.

Il n'est plus de chirurgien aujourd'hui qui doute de la possibilité d'une consolidation osseuse après les fractures transversales de la rotule. Depuis l'observation de Lallemand, qui, d'après le professeur Bouisson[1], ouvrit la série des preuves démonstratives sur ce point, des faits authentiques et déjà assez nombreux sont venus témoigner de la guérison possible des ces fractures par un cal osseux. Néanmoins, il faut l'avouer, la réunion par un cal fibreux est encore de nos jours leur mode ordinaire de terminaison, et le cal osseux est l'exception.

De là, le nombre si considérable d'appareils inventés

---

[1] Bouisson ; *Revue thérapeutique du Midi*, 1850, pag. 40.

pour arriver à la coaptation parfaite des fragments osseux, sans cesse en instance d'écartement.

C'est que, à part certaines conditions incontestablement défavorables à la réunion osseuse, tenant, soit à la structure même de la rotule (dépourvue de périoste à sa face postérieure) et des tissus (scléreux) qui l'environnent, soit à ses rapports avec l'articulation qu'elle concourt à former et avec la séreuse qui la sépare des téguments, il faut lutter contre la tendance incessante au déplacement des fragments osseux déterminé par l'action énergique des tendons de terminaison de l'énorme triceps crural, le plus puissant de tous les muscles du corps humain.

La seule cause qui fasse obstacle à la consolidation des fractures de la rotule est si bien l'écartement des surfaces fragmentaires, que la réunion osseuse s'opère sans difficulté lorsque la fracture est verticale ou que le rapprochement des fragments est maintenu par l'intégrité plus ou moins complète des tissus fibreux péri-rotuliens.

Le premier de tous les moyens à mettre en usage pour combattre la cause de l'écartement des fragments osseux dans les fractures transversales de la rotule est, à coup sûr, l'extension de la jambe sur la cuisse et la flexion modérée de celle-ci sur le bassin, c'est-à-dire une légère élévation de tout le membre pelvien sur un plan incliné s'étendant du haut de la cuisse au talon. De cette manière, les fibres du triceps crural sont mises dans un relâchement capable de permettre le rapprochement des fragments. L'extension du genou ne saurait suffire, puisque l'insertion supérieure du triceps se fait au bassin, à l'épine iliaque antéro-inférieure et à la partie supéro-externe du sourcil cotyloïdien.

Cette position est généralement considérée aujourd'hui comme indispensable, et sa valeur n'est plus discutée. Toute bonne qu'elle est, elle est incapable cependant d'amener au contact les fragments rotuliens si le déplacement est un peu étendu, si les tissus fibreux péri-rotuliens sont largement déchirés. Elle peut servir incontestablement à diminuer l'écartement, mais jamais elle ne le fera complètement disparaître, car le triceps, bien que relâché, obéit toujours à la rétractilité de ses fibres constitutives.

Il ne faut donc pas s'étonner des efforts des chirurgiens de tous les temps pour lutter contre cette tendance continuelle du fragment supérieur à s'éloigner de l'inférieur, et surtout contre l'action incessante de l'agent de cet éloignement.

Dieffenbach et Bonnet (de Lyon) sont allés jusqu'à sectionner, le premier, le muscle droit antérieur de la cuisse, et le second, toute la masse du triceps fémoral jusqu'à l'os.

Un tel moyen d'intervention ne pouvait passer dans la pratique, en admettant même qu'il puisse être nécessaire dans un cas tout à fait exceptionnel et nettement déterminé. Le remède eût été pire que le mal.

Aussi, croyant irréalisable, dans la plupart des cas, la contention suffisante de la fracture par les appareils à *action médiate* (*immobilisation indirecte*) exercée au moyen de bandes, courroies, plaques...., plusieurs chirurgiens, à l'exemple de Malgaigne, ont-ils eu recours à des appareils agissant *directement* (*immobilisation directe*) sur les fragments osseux dans lesquels ils s'implantent et dont ils opèrent la coaptation, comme le fait une suture sanglante pour les parties molles. De ce nombre sont : la griffe de Malgaigne, l'appareil à fourchettes de Valette (de Lyon), les vis de Rigaud (de Strasbourg), de Bonnet (de Lyon), de M. Bérenger-Féraud, la suture métallique de A. Cooper (de San-Francisco).

Nous n'avons pas à décrire ici ces divers appareils. La griffe de Malgaigne est connue de tout le monde ; et pour la description de l'instrument à fourchettes de Valette, nous renvoyons le lecteur à sa *Clinique chirurgicale de l'Hôtel-Dieu de Lyon.*

Quant aux vis implantées dans chacun des fragments rotuliens et rapprochées ensuite à l'aide d'un fil ou d'un arc métallique, dont Rigaud a fait usage pour parer à la difficulté d'implantation des griffes de Malgaigne et pour éviter surtout la déchirure de la peau au cas où ces dernières viendraient à glisser, chacun en comprend le mode d'application et le mode d'action.

Le perfectionnement apporté par Bonnet et M. Bérenger-Féraud à cet appareil, d'ailleurs si simple, consiste dans l'assujettissement des extrémités libres des vis, de façon à empêcher le mouvement de bascule résultant de l'application même du lien à leur partie inférieure. C'était d'une sorte de pince à pression que se servait pour cela l'éminent chirurgien de Lyon, tandis que M. Féraud se contente de placer un petit coin de bois ou de liège entre les deux vis, et fixe ensuite le tout au moyen de gutta-percha, de plâtre ou de cire.

Nous n'avons pas à nous occuper plus longuement du mode d'application de tous ces appareils.

Une question qui nous intéresse davantage est celle de savoir si tous ces appareils à griffes, à fourches, à pointes, implantés directement dans les fragments rotuliens, sont inoffensifs, sans danger aucun.

Franchement, nous ne le pensons pas, quelles que soient les affirmations très catégoriques des chirurgiens qui en ont vanté l'innocuité.

Sans parler des douleurs quelquefois très vives qu'ils occasionnent et qui forcent souvent à les enlever, nous dirons qu'on les a vus donner lieu à des éraillures plus ou moins étendues de la peau, à la production de pus en quantité parfois assez abondante, à de l'angéioleucite[1], et même à une arthrite du genou[2].

M. le professeur Trélat avoue que l'instrument de Malgaigne constitue un moyen violent et pénible à supporter ; aussi, pour obvier à ses inconvénients, a-t-il eu l'idée d'intreposer aux griffes et aux téguments deux plaques de gutta-percha très exactement moulées sur les régions sus et sous-rotuliennes et maintenues en place par deux bandes circulaires de diachylon[3].

---

[1] Gosselin ; *Clinique chirurgicale*, tom. I, pag. 306.
[2] A. Lagrange ; *Union médicale*, 18 décembre 1871.
[3] Trélat ; *Bullet. général de Thérap.*, 1862, tom. LXIII, pag. 447.

Valette, de son côté, dont l'appareil assujettit à coup sûr beaucoup mieux les fragments que celui de Malgaigne, auquel il est sous ce rapport incontestablement supérieur, Valette lui-même, bien qu'il affirme n'avoir jamais eu d'accidents sérieux à déplorer, s'empresse d'adopter la modification apportée par M. Trélat au mode d'application de la griffe de Malgaigne. « L'emploi des plaques de M. Trélat, dit-il, me paraît une modification très heureuse. Mon appareil agit avec la même efficacité ; mais, circonstance bien importante, les douleurs sont supprimées. En outre, bien que je n'aie jamais observé d'accidents sérieux, j'avoue que j'ai été bien souvent inquiet, alors que j'avais dans les salles trois ou quatre malades atteints d'érysipèle traumatique, par cette pensée qu'un malade, en appareil, pouvait être surpris par cette complication, qui alors ne pouvait manquer de présenter une très grande gravité. A l'avenir, je procéderai toujours comme je l'ai fait dans ce cas, c'est-à-dire en mettant à profit l'heureuse modification proposée par le savant chirurgien de Paris [1]. »

Ce passage du livre de Valette contient, il nous semble, des aveux ; d'ailleurs, l'observation de Maugé, sur lequel fut appliqué l'appareil primitif, porte avec elle la preuve assez explicite, quoique un peu atténuée par l'expression et quelques réticences, de la possibilité de ces accidents.

M. le professeur Gosselin [2], pour son compte, con-

<hr>

[1] Valette ; *Cliniq. chirurg. de l'Hôtel-Dieu de Lyon*, 1875, pag. 520.
[2] Gosselin ; *loc. cit.*, pag. 306.

damne ces appareils à *immobilisation directe* agissant sur l'os lui-même, qui n'ont jamais été acceptés du reste dans la pratique ordinaire et qui doivent être réservés à certains cas spéciaux, pour lesquels tout autre moyen de contention est reconnu absolument impossible.

Restent donc, pour les besoins de la chirurgie courante, les appareils à *contention médiate (immobilisation indirecte)*, tellement nombreux que, pour en simplifier l'étude, Malgaigne [1] les a judicieusement divisés, suivant leur manière d'agir, en quatre groupes, savoir :

1° *Appareils à pression circulaire ;*

2° *Appareils à pression parallèle ;*

3° *Appareils à pression concentrique ;*

4° *Appareils agissant uniquement sur le fragment supérieur.*

Nous l'avons déjà dit, nous n'avons aucunement l'intention de faire, à l'exemple de M. Bérenger-Féraud, une description même abrégée (Voyez d'ailleurs Gaujot et Spillmann, *Arsenal de la chirurgie contemporaine*) de tous ces appareils, dont la valeur respective a été si bien appréciée par le professeur Moutet dans le travail que nous avons déjà cité, et que M. Féraud eût pu consulter avec fruit.

Si la plupart de ces appareils, surtout ceux agissant par *pression circulaire*, c'est-à-dire en embrassant plus ou moins exactement les contours de la rotule fracturée, comme le *pileolus* (petit chapeau) de Meïbom, par exem-

---

[1] Malgaigne ; *Traité des fractures et des luxations,* tom. I, pag. 761.

ple, et ceux portant uniquement sur le fragment supérieur, comme les bandages de Pott, B. Bell, A. Cooper, sont tombés dans un juste oubli, on ne peut s'empêcher de reconnaître que l'expérience a favorablement prononcé pour un certain nombre de ceux qui rentrent dans les 2ᵉ et 3ᵉ groupes établis par Malgaigne.

M. Berenger-Féraud lui-même, malgré son enthousiasme bien avoué pour l'*immobilisatiou directe*, conseille « d'employer d'abord les appareils de M. Trélat, de Laugier ou de Velpeau, et, en cas d'insuffisance de ces moyens, d'essayer celui de M. Fontan. Ce n'est que dans le cas d'insuccès bien constaté de ces appareils qu'on recourra à l'immobilisation directe à l'aide des griffes de Malgaigne d'abord, et, si elles se déplacent trop facilement ou si elles ne produisent pas la coaptation que l'on désire, recourir au moyen de M. Valette si l'on peut s'en procurer les éléments, ou bien au procédé des vis réunies par la gutta-percha, la dextrine, le plâtre, la cire [1], etc. ».

M. Gosselin, qui rejette, avons-nous dit, l'emploi des moyens d'immobilisation directe, croit, d'après ses observations, que nous avons au moins une chance sur huit ou dix pour obtenir, à l'aide d'un appareil unissant à contention médiate bien appliqué, une substance intermédiaire très courte et solide, sinon un cal absolument osseux[2]. Et ce résultat est certainement remarquable si l'on veut bien tenir compte de l'extrême rareté des réunions osseuses dans les fractures transversales de la

---

[1] Bérenger-Féraud ; *Traité de l'immobilisation directe* .., pag. 649
[2] Gosselin, *loc. cit.*, pag. 302.

rotule. Notons de plus, par anticipation, que les deux meilleurs résultats qu'il a obtenus, il les doit à des appareils dans lesquels le caoutchouc jouait le principal, sinon l'unique rôle [1].

Morel-Lavallée [2], avec son appareil également en tissu élastique et reproduisant à quelque chose près la disposition de ceux de Boyer, Mayor, Laugier, a eu trois consolidations osseuses sur quatre cas de fracture de la rotule.— La série est véritablement heureuse.

De son côté Baudens [3], dans son *Mémoire sur les solutions de continuité de la rotule*, a relaté trois cas de guérison par cal osseux obtenus avec son appareil, qui n'est aussi qu'une modification de ces derniers.

Évidemment, pour affirmer la supériorité, sinon absolue, du moins relative de tel ou tel appareil à contention médiate (*immobilisation indirecte*), il serait indispensable d'avoir une statistique reposant sur un très grand nombre de faits, et, pour notre part, nous n'en connaissons pas. — Où d'ailleurs pourrait-on en puiser les éléments? Dans les recueils périodiques ?— Les succès seuls sont publiés.

En 1869, M. Lecoin, interne à l'Asile de Vincennes, où sont admis pour leur convalescence les malades traités dans les divers hôpitaux de Paris, a bien consigné dans sa Thèse sur les *Fractures de la rotule et leurs divers modes de traitement*, le résultat des observations qu'il a pu

---

[1] Gosselin, *loc. cit.*, pag. 313.

[2] Morel-Lavallée ; *Bullet. de la Société de Chirurg.*, 1862, pag. 493.

[3] Baudens ; *Gazette médicale de Paris*, 1853, pag. 441.

recueillir en deux ans, et, sur un total de vingt-six cas,
il en signale bien trois terminés par consolidation osseuse;
mais cette statistique, à part qu'elle est insuffisante, ne
prouve rien en faveur de tel ou tel mode d'intervention.
La critique qu'en a faite Valette [1] est, à notre avis, éminemment juste.

Nous ne croyons pas pour cela le chirurgien de Lyon,
plus enthousiaste encore que Bérenger-Féraud de l'immobilisation directe, autorisé à dire : « Avec mon appareil,
vous obtiendrez dans le plus grand nombre des cas des
guérisons parfaites, des consolidations véritablement osseuses » (pag. 525), surtout quand, quelques pages plus
haut, alors qu'il eût pu nous donner une statistique absolument exacte de ses succès et de ses revers, il s'est contenté de nous dire : « J'ai eu l'occasion de l'employer
dix-sept fois, l'appareil que vous avez vu fonctionner, et
je n'ai jamais eu le moindre accident à déplorer. J'ai obtenu des résultats quelquefois irréprochables ; d'autres
fois, je dois le dire, ce succès a été moins brillant,
quoique satisfaisant » (pag. 506). — Il eût été si facile de
fournir des chiffres.

Donc, pour nous, jusqu'à présent, la statistique n'a
pu démontrer péremptoirement la supériorité de l'*immobilisation directe* (qui n'est pas sans dangers) sur l'*immobilisation indirecte* dans le traitement des fractures transversales de la rotule, et même (les appareils à *pression
circulaire* et ceux *agissant uniquement sur le fragment*

---

[1] Valette, *loc. cit.*, pag. 518 et suiv.

supérieur étant mis de côté) la supériorité bien évidente de l'un d'eux sur les autres, des nombreux appareils, soit à *pression concentrique*, soit à *pression parallèle*. On peut dire que chaque chirurgien a aujourd'hui ses préférences pour l'un ou l'autre de ces derniers, préférences tout aussi motivées d'un côté que de l'autre, chacun d'eux comptant des succès à son bilan.

Il est pourtant un appareil, parmi ceux à *pression parallèle*, contre lequel s'est élevée une sorte de réprobation générale : c'est le bandage unissant des plaies en travers, conseillé **par** Heister, adopté par Larrey et Dupuytren, que Malgaigne[1] trouve *le plus infidèle des appareils*, et contre lequel Baudens a dressé un réquisitoire des plus sévères.

Heureusement le professeur Moutet, dans son excellent Mémoire sur la *Valeur comparative des divers modes de traitement des fractures de la rotule*, a pris la défense de l'appareil tant incriminé, et a pu, par son argumentation solide, l'exonérer des reproches trop nombreux faits à son intervention. Aussi bien M. Bérenger-Féraud, dont l'opinion, en cette occurrence, ne saurait être suspecte, dit explicitement : « Parmi les appareils à pression parallèle, l'appareil de M. Trélat, ou, si l'on n'a pas les éléments d'un appareil analogue, le bandage unissant des plaies en travers, dont on peut toujours se procurer les matériaux, est à préférer[2] ».

[1] Malgaigne, *loc. cit.*, pag. 763.
[2] Bérenger-Féraud, *op. cit.*, pag. 646.

Pour nous, citant notre ancien Maître, nous dirons que ce dernier bandage, « avec les modifications indiquées par les progrès effectués de nos jours dans le traitement des fractures en général », c'est-à-dire rendu inamovible par la dextrine ou le silicate de potasse, est à peu près le seul employé à la Clinique de Montpellier et dans la pratique des chirurgiens du Midi, sans qu'on puisse lui imputer plus d'insuccès qu'à tout autre. Au besoin, le fait inséré par le professeur Bouisson dans la *Revue thérapeutique du Midi* de 1850, ceux que le professeur Moutet a consignés dans son Mémoire, et celui plus récent publié par notre collègue M. le Dr Bourdel [1] sans compter les autres, témoigneraient en sa faveur.

Nous n'essaierons pas de présenter ici à nouveau la défense de ce moyen de traitement des fractures transversales de la rotule : nos arguments ne seraient qu'un pâle reflet du puissant et savant plaidoyer du professeur Moutet, et n'ajouteraient aucune force à ceux qu'il a lui-même apportés avec tant d'autorité à la solution de cette question. Qu'il nous suffise de rappeler l'action incontestable qu'a ce mode de déligation sur la contractilité musculaire, qu'il engourdit par le fait de la compression qu'il exerce. « Or, cette dernière n'a cette propriété qu'autant que toute la cuisse est exactement entourée dans toute son étendue par un appareil dont la constriction uniforme s'exerce avec douceur et régularité sur le trajet des muscles qu'il s'agit de réduire à une inaction

---

[1] Bourdel ; *Deux cas de fractures rares.* Montpellier, 1875.

permanente. C'est là précisément le mode d'action des bandages unissants, qui enveloppent le membre depuis l'extrémité des orteils jusqu'à sa racine. Larrey, Dupuytren..., y ont formellement reconnu cet avantage, et M. Bouisson ne craint pas de partager leur opinion à ce sujet... La vérité est peut-être qu'on a été bien aise de rabaisser un bandage qui, seul entre tous, remplit une indication à l'égard de laquelle les autres ne représentent rien d'analogue [1]. »

Franchement, le reproche que lui fait M. Trélat d'être gênant pour les malades, « à cause de la constriction énergique qu'il faut exercer, sous peine d'inefficacité absolue [2] », s'adresse plus justement à l'appareil qu'il a préconisé lui-même. En effet, les plaques de gutta-percha, sur lesquelles s'implantent les griffes, ont besoin d'être préalablement fixées en amont et en aval de la rotule par deux bandelettes de diachylon qui entourent le membre et deviennent un puissant agent d'étranglement, sans compter encore que la gutta-percha durcie peut presser douloureusement sur la peau, l'excorier, produire des eschares, et le diachylon donner lieu à une irritation érythémateuse avec démangeaisons fort incommodes, quelquefois même à un érysipèle.

C'est aussi l'inconvénient inhérent à la plupart des appareils agissant par *pression concentrique*, c'est-à-dire de ceux qui pressent de haut en bas et de bas en haut sur

[1] Moutet; *Montpellier médical*, tom. XI, 1863, pag. 26.
[2] Trélat, *loc. cit.*, pag. 44.

le pourtour de chaque fragment, à l'instar du bandage de Boyer, surtout si les courroies sont remplacées par des tubes de caoutchouc, comme dans l'appareil du professeur Laugier [1].

Ce dernier appareil est pourtant celui que recommande aux praticiens M. le professeur Gosselin dans sa *Clinique chirurgicale* [2]. Les meilleurs résultats qu'il ait obtenus, il les doit, dit-il, à ce mode de traitement et, s'il ne se refuse pas d'admettre que d'autres procédés puissent rendre le même service, il lui semble qu'avec le caoutchouc vulcanisé, qu'on se procure si facilement aujourd'hui, les appareils sont d'une construction si simple et si facile qu'on ne saurait ne pas y avoir recours.

Il reconnaît néanmoins que la douleur et les eschares sont toujours à craindre avec ces appareils, comme avec tous ceux qui exercent une pression forte et continue sur une même surface. Aussi conseille-t-il une surveillance attentive des malades, et veut-il qu'on relâche un peu les liens élastiques toutes les fois que la douleur est vive ou que la peau rougit.

Ces inconvénients sont véritablement majeurs. Pour notre part, nous avons eu un mécompte sérieux dans un cas dont voici les principales circonstances. Nous avions à soigner un malade atteint de fracture oblique de la jambe, chez lequel, outre le déplacement angulaire ordinaire

---

[1] Voy. Gaujot et Spillmann, *op. cit.*, tom. I, pag. 246; et Dubrueil ; *Gazette des Hôpitaux*, 1869, pag. 433.

[2] Gosselin, *loc. cit.*, pag. 310 et suiv.

des fragments, existait un déplacement suivant la longueur, nécessitant l'application d'un lacs extenseur. Pour
opérer cette extension d'une manière efficace, nous fîmes
choix d'un tube de caoutchouc assez souple, et d'un centimètre de diamètre environ, que nous fixâmes sur le
cou-de-pied préalablement entouré d'une couche très
épaisse d'ouate, et puis à la semelle de la gouttière,
dans laquelle nous avions placé le membre. Eh bien!
malgré la présence de ce gros matelas d'ouate entre le
lien élastique et les téguments, nous avons eu le regret
de voir ces derniers complètement sphacélés jusques et
y compris une portion du tendon du jambier antérieur.
E,t pour comble de malheur, une pseudarthrose (qui
pourtant n'a pas eu lieu) fut un instant à craindre, à cause
des mouvements imprimés tous les jours au membre, à
l'heure des pansements, quelles que fussent les précautions prises pour les éviter.

On ne saurait donc jamais trop se tenir en garde contre l'action si énergique des liens en caoutchouc appliqués sous forme d'anneaux autour d'un membre, surtout
lorsque doit intervenir avec une certaine force leur puissance élastique, comme dans l'appareil de Laugier. L'action constrictive d'un lien élastique appliqué circulaire-
ment est même telle, que les chirurgiens de nos jours,
à l'exemple de Grandesso Sylvestri, Dittel...... l'ont mise
à profit comme moyen de diérèse et d'exérèse non sanglantes (ligature élastique).

Faut-il pour cela, aujourd'hui que l'usage du caoutchouc tend à se répandre de plus en plus en chirurgie,

surtout comme moyen de traction [1], et qu'il est appelé à
y jouer un si grand rôle, délaisser cette substance pour
la construction d'un appareil destiné au traitement des
fractures de la rotule ?— Tel n'est pas notre avis.

Le caoutchouc, en vertu de son élasticité qu'on pourrait appeler de la rétractilité, peut seul avantageusement
lutter contre l'action du triceps fémoral. Aux contractions de ce muscle, qui ne sont en définitive que la mise
en jeu de l'élasticité des fibrilles primitives qui le composent (Rouget), on ne peut opposer rien de mieux, ce
nous semble, que l'élasticité d'un lien de caoutchouc
suffisamment fort, tirant en sens inverse et dans une
direction parallèle, comme le font, mais moins activement, les chefs longitudinaux du bandage unissant des
plaies en travers. L'élasticité du caoutchouc, qui est permanente, est bien faite pour lasser, pour épuiser plus ou
moins rapidement la contractilité musculaire, qui n'a jamais la même continuité d'action.

C'est donc parallèlement à l'axe du membre, et non plus
ou moins perpendiculairement à sa direction, qu'il convient de faire agir les lacs de caoutchouc employés dans la
construction d'un appareil pour les fractures de la rotule.

Pénétré de ces idées, nous avons fait construire par
M. B. Puech, mécanicien-bandagiste à Montpellier, l'appareil que nous allons décrire. (*Voir la Planche.*)

---

[1] Voy. Ch. Legros et Th. Anger ; *Des tractions continues et de leur
application chirurgicale*, in *Arch. gén. de Méd.*, janvier 1868; et l'article : *Caoutchouc* (Thérapeutique) de Ch. Sarazin, in *Nouv. Dictionn. de
Méd. et Chir. prat.*

Il se compose essentiellement de deux manchons M et M' ouverts sur le côté pour en faciliter l'application. Faits de cuir un peu fort, ces manchons sont soigneusement rembourrés de laine à l'intérieur et revêtus sur la même face d'une peau douce chamoisée, afin qu'ils ne puissent blesser le malade.

Eu égard à la position qu'ils occupent, ils peuvent être distingués en supérieur ou *cuissart* M, qui embrasse toute la cuisse et mesure 26 centim. de longueur, et en inférieur ou *molletière M'*, qui se moule sur les deux tiers supérieurs de la jambe, comme cette pièce d'équipement militaire de nos zouaves dont nous avons emprunté le nom. Ce dernier manchon à 15 cent. de long.

Ils sont tous les deux assujettis en place par trois courroies (*a*, *b*, *c*) et (*a'*, *b'*, *c'*) qui s'engagent dans trois boucles correspondantes et servent à rapprocher les bords verticaux de chacun d'eux. Ils portent en outre de chaque côté une courroie plus longue dont nous verrons bientôt la fonction. Afin d'éviter la lésion de la peau de la part des boucles des courroies ou des bords eux-mêmes du manchon, quand l'appareil est appliqué, sur un de ces bords est cousue une lame de cuir protectrice (*l* et *l'*).

Le bord inférieur du manchon supérieur et le bord supérieur du manchon inférieur sont garnis d'un gros bourrelet (B et B') bien rembourré, bien élastique, comme la garniture intérieure de l'appareil dont il est le prolongement. Chacun de ces bourrelets appuie avec pression, quand les manchons sont en place, sur le fragment rotulien sous-jacent.

De plus, sur la face externe de ces deux manchons et en avant, sur le point correspondant à chaque fragment rotulien, sont fixés trois anneaux métalliques (1, 2, 3, 4, 5, 6) reliés, après l'application de l'appareil, les supérieurs aux inférieurs, et réciproquement, par un tube de caoutchouc de 5 ou 6 millim. de diamètre., assez résistant et assez fortement tendu, que l'on dispose comme nous le dirons plus loin.

Enfin l'appareil est complété par une longue attelle postérieure P, d'une largeur un peu supérieure à celle du membre, étendue du haut de la cuisse au talon et recouverte dans toute sa longueur d'un coussin de balles d'avoine C ou d'une épaisse couche de coton. Elle porte à son extrémité inférieure deux montants latéraux (m et m') destinés à s'opposer à la rotation du membre en dehors, en immobilisant le pied. Un cerceau métallique z, qui réunit les extrémités libres de ces montants, soutient les couvertures du lit et les empêche de peser sur le pied. Sur les bords de cette attelle sont deux clous à tête (p et q) sur lesquels viennent se fixer les courroies latérales de chaque manchon.

Simple, prompte et facile est l'application de cet appareil ; mais, ainsi que celle de tous les autres, elle ne peut avoir lieu que quinze ou vingt jours après l'accident, quand les épanchements traumatiques de sang et de sérosité et l'arthrite concomitante d'intensité variable ont disparu, grâce au repos dans une gouttière et à la position, aidés de quelques topiques résolutifs.

On commence, la jambe mise dans l'extension sur la

cuisse, par appliquer, de préférence avec une bande de flanelle, un bandage roulé bien fait, modérément compressif, s'étendant des orteils, que l'on sépare les uns des autres par de petites touffes d'ouate, jusqu'au haut de la jambe, ou au moins jusqu'au-dessus du point où doit porter le bord inférieur de la molletière.

Puis on met celle-ci en place, les anneaux en avant et en haut, bien entendu, en ayant soin de faire opérer par un aide la réduction du fragment rotulien inférieur que doit assujettir le bourrelet supérieur de ce manchon, et on fixe solidement ce dernier autour de la jambe à l'aide des trois courroies dont il est pourvu.

En troisième lieu, après avoir légèrement fléchi la cuisse sur le bassin et l'avoir confiée à un aide qui la maintient dans cette position, ainsi que la jambe étendue, on ramène le fragment supérieur en contact avec le fragment inférieur, d'ores et déjà immobilisé, et on applique le cuissart, les anneaux dirigés en bas et en avant, avec la précaution très importante de fixer bien exactement le fragment tricipital avec le bourrelet inférieur de ce manchon. Alors seulement il faut boucler ce dernier autour de la cuisse, et non moins solidement que la molletière sur la jambe.

Cela fait, sans changer la direction du membre, que soutient toujours l'aide chargé de cette mission, on dispose au-dessus de lui l'attelle postérieure revêtue de son coussin, et on la relie au reste de l'appareil par les courroies latérales des manchons, que l'on fixe aux clous à tête qu'elle porte sur ses côtés.

L'inclinaison donnée pendant toute la manœuvre au membre inférieur, et qui est nécessaire pour la coaptation aussi exacte que possible des fragments, ainsi que nous l'avons dit quand il s'est agi de la position qu'il fallait imposer aux malades atteints de fracture de la rotule, est assurée, après l'application de l'appareil, par un coussin ou mieux un petit tabouret que l'on place sous l'extrémité pédieuse de la planche.

Il ne reste plus à présent, pour maintenir les surfaces fragmentaires en contact, que de faire avec le tube en caoutchouc dont nous avons parlé une sorte de *suture sèche* suffisamment serrée.

Le tube, étant d'abord fixé à l'anneau médian supérieur, est conduit dans le médian inférieur, et puis successivement dans les autres anneaux, suivant la direction indiquée par les flèches en E, où se trouve représentée la disposition de cette suture. Ces *lacés spiraux* ou *à surjet, entre-croisés*, lui donnent une certaine régularité qui répond aux exigences de A. Paré. Tout bandage, pour lui, doit être en effet d'une régularité parfaite, « afin de contenter le malade et les assistants, car chaque ouvrier doit polir et embellir son ouvrage tant que possible lui sera ». Ce *double surjet* entre-croisé a pour but, en outre, ainsi que nous le verrons tout à l'heure, d'augmenter la force de traction.

Il est important, avant de serrer ce surjet, de placer sur la ligne interfragmentaire une compresse pliée en plusieurs doubles sur laquelle il pressera en vertu de son élasticité, et qui, transmettant cette pression, corrigera le renversement en avant des surfaces de section des fragments osseux.

Inutile d'ajouter que le même appareil peut servir pour les deux côtés, à la seule condition de boucler les manchons, soit en dedans, soit en dehors du membre, suivant le cas.

Voici maintenant l'histoire du malade qui nous a suggéré la construction de cet appareil.

Le 10 mai 1875 (nous étions alors chargé du service de la Clinique chirurgicale), on amène à l'Hôtel-Dieu Saint-Éloi (salle du même nom, n° 7), le nommé Nicolet, (Jean), charretier, âgé de 31 ans, né et domicilié à Montpellier.

Comme antécédents : adénite cervicale suppurée à gauche, où se voit une cicatrice caractéristique.

Le jour même de son entrée à l'hôpital, il était assis sur sa charrette, les jambes pendantes ; à un moment donné, ayant voulu sauter à terre, il s'embarrasse le pied dans une anse de corde, il tombe lourdement sur le pavé, et son genou droit en état de flexion vient le premier heurter violemment le sol. Il peut se relever immédiatement sans le secours d'aucun aide, mais il ne peut marcher qu'avec beaucoup de peine, traînant la jambe droite, qu'il lui est absolument impossible de faire avancer la première. Heureusement pour lui, son domicile était tout près. On l'apporte sans retard à l'hôpital, et dès son entrée M. Verdier, interne du service, constate une fracture de la rotule droite. — Repos, applications d'eau saturnisée.

Bientôt le genou devient le siège d'un gonflement considérable. Le lendemain, à la visite, nous ne pouvons constater directement l'existence de cette fracture, si grande est la tuméfaction de ce genou. Toute la région est fortement ecchymosée et du sang extravasé occupe aussi la cavité articulaire. L'existence de la fluctuation ne peut laisser aucun doute à cet égard. Douleur locale assez vive à la pression, mais augmentant notablement si le malade essaie de mouvoir son genou, ce qui pour lui est impossible. Impotence absolue du membre, quel que soit le mouvement commandé. — Nous mettons tout le membre inférieur dans une gouttière garnie d'ouate, le talon un peu élevé, et nous faisons continuer les applications d'eau blanche.

Quelques jours après, nos présomptions sur l'existence d'une fracture de la rotule (dont nous ne pouvions douter puisque l'interne l'avait nettement constatée au moment même où le malade fut apporté à l'hôpital) deviennent une quasi-certitude. Le gonflement des tissus péri-articulaires et l'épanchement intra-articulaire sont encore assez considérables pour nous empêcher de sentir à la palpation la dépression transversale interfragmentaire, ainsi que les fragments rotuliens eux-mêmes ; mais la douleur n'est plus assez vive pour qu'on puisse mettre sur son compte l'impossibilité absolue où se trouve le malade de soulever son talon au-dessus du plan du lit. — La flexion du genou est également impossible, tellement est immobilisée cette jointure par la tuméfaction dont elle est le siège.

Cependant le travail de résorption s'active, le sang et la sérosité épanchés diminuent de quantité, et quelques jours plus tard (le dixième ou douzième de l'accident) nous pouvons constater nous-même tous les signes d'une fracture de la rotule : dépression à peu près transversale vers le milieu de cet os, pouvant loger le doigt, mesurant près de 2 centim. de hauteur et augmentant quand on essaie de fléchir la jambe sur la cuisse. Chacun des deux fragments qui la limitent est nettement tangible et jouit d'une mobilité latérale bien manifeste. L'inférieur est divisé lui-même en deux fragments secondaires dont le plus petit, qui est en dedans, a la grosseur d'un noyau de prune. En les rapprochant jusqu'au contact, on perçoit distinctement avec l'indicateur de l'une des deux mains que la direction générale de la fracture est oblique en bas et en dedans. Le malade peut lui-même fléchir quelque peu la jambe sur la cuisse, mais il ne peut la ramener dans l'extension qu'avec l'aide de ses mains ou en appuyant fortement son talon sur le plan du lit et le poussant ensuite de haut en bas. Il ne peut également, bien entendu, soulever le pied au-dessus du même plan. — Nous ne croyons pas encore pourtant le moment venu de faire usage d'un appareil contentif. Les souffrances du malade pendant nos explorations, ainsi que la tuméfaction ecchymotique et l'arthrite concomitante du genou, nous paraissent encore en contre-indiquer l'emploi. — Gouttière; mêmes applications topiques.

Ce n'est que le 1er juin, c'est-à-dire vingt jours après l'accident, que nous nous décidons à maintenir les fragments osseux en contact avec les tubes en caoutchouc du professeur Laugier.

La constriction qu'ils exercent est pénible pour le malade, qui ne peut la supporter. Il nous faut les mettre dans un relâchement tel que la coaptation ne nous paraît plus assurée. C'est alors que nous vient l'idée de notre appareil, que nous faisons construire aussitôt, lequel, agissant sur une plus large surface de la jambe et de la cuisse, et n'exerçant plus une constriction circulaire élastique, nous paraît devoir être plus facilement toléré. Sa disposition autour des deux segments du membre pelvien nous paraît aussi devoir exercer une action, sinon annihilante, au moins très atténuante sur la contraction des muscles cruraux.

Le 6 juin il est mis en place, et d'abord il est assez difficilement supporté. Nous avons soin alors, tout en surveillant que les fragments ne cessent d'être en contact, de le relâcher, et le malade en est à peine incommodé. En modifiant ainsi la pression exercée par les manchons et la traction opérée par le tube élastique faisant suture, suivant que le patient est fatigué par l'une ou par l'autre, nous pouvons continuer l'usage de cet appareil.

Le 1er juillet, quand M. le professeur Courty prend le service de la Clinique chirurgicale, Nicolet porte encore son appareil.

Au bout de quelques jours, M. Courty, jugeant la consolidation assez avancée, remplace ce mode de contention par un appareil inamovible silicaté qui est laissé en place jusque dans les premiers jours d'août ; et le 21 du même mois, il donne son *exeat* au malade.

D'après les renseignements que nous devons à M. Verdier, cet homme, en quittant le service, n'a pas de raideur bien notable dans son articulation du genou. Sa rotule est consolidée par un cal partiellement osseux, ayant à peine 5 millim. de hauteur. Les fragments ne jouissent absolument d'aucune mobilité latérale isolée, et le pied peut, sans flexion préalable du genou, être soulevé sans trop de peine au-dessus du plan du lit.

Sans doute nous n'avons pas eu affaire, dans l'espèce, à un cas de fracture de la rotule avec écartement considérable des fragments. Elle était de cause directe, puisque le malade était tombé en avant et que tout le poids de sa chute avait porté sur le genou. D'autre part, le fragment inférieur lui-même était partagé en deux fragments secondaires, ce qui n'arrive pas quand la violente contraction du triceps est la seule cause de la solution de continuité. Mais si l'on veut bien considérer que le malade s'est relevé après sa chute, qu'il a essayé de marcher, qu'il y a même réussi dans une certaine mesure en tenant son membre inférieur fracturé porté en arrière, dans l'extension, sans jamais l'amener dans le même plan transversal que son congénère, on nous accordera que, par ces efforts de déambulation, l'écartement des deux fragments a dû être augmenté. Et le fait est que cet écartement, quand nous avons pu le constater, était de près de 2 centim., c'est-à-dire suffisant pour faire supposer une déchirure, sinon complète, au moins très étendue des tissus fibreux péri-rotuliens.

Il faut établir en effet, au point de vue du traitement et surtout du pronostic, une distinction entre les fractures sans écartement ou avec écartement de quelques millimètres seulement, dans lesquelles une partie du tissu fibreux péri-rotulien est conservée intacte, et les fractures avec écartement d'un centimètre et plus, dans lesquelles ce tissu est entièrement déchiré.

Dans le premier cas, dit M. le professeur Gosselin [1], la fracture guérit sans écartement, et avec un cal osseux, sans que les fonctions du triceps soient aucunement troublées ; dans le second cas, au contraire, la persistance de l'écartement est la règle, et la guérison ne se fait pas par consolidation osseuse. Il se forme alors entre les deux fragments une substance cellulo-fibreuse qui, si elle est un peu dense, permet en partie la transmission au ligament rotulien des effets de la contraction du triceps, mais qui, si elle ne devient pas dense, et elle ne le devient presque jamais, ne permet pas cette transmission.

Or, chez notre malade, avec un écartement de près de 2 centim., nous avons obtenu un cal de 5 millim. à peine de hauteur, et la substance qui le constituait était assez solide pour que les mouvements latéraux communiqués à la partie supérieure de la rotule fussent transmis à la partie inférieure, ce qui prouve la solidarité établie par ce cal entre les deux fragments. De plus, les fonctions du triceps étaient rétablies tout entières.

Loin de nous cependant la prétention de vouloir, de ce

[1] Gosselin, *loc. cit.*, pag. 288.

seul fait, tirer une conclusion toute en faveur de notre appareil et affirmer sa supériorité sur tous les autres du même genre. Ce jugement serait par trop anticipé et ris-querait peut-être de recevoir un démenti des faits ultérieurs. Il nous faut donc attendre de nouvelles observations pour nous prononcer définitivement.

On nous accordera toutefois, nous aimons à le croire, que cet appareil présente quelques bonnes conditions de succès dans le traitement des fractures transversales de la rotule. Nous essaierons même dans un instant de prouver qu'il remplit les meilleures. Mais avant, nous tenons à répondre à une objection qu'on ne peut manquer de nous faire : « Votre appareil est une véritable machine qu'on ne peut avoir sous la main dans la pratique journalière de la chirurgie, d'autant que les fractures de la rotule sont assez rares. De plus, cuissart et molletière, ainsi que l'attelle postérieure, ne sauraient avoir la même mesure pour tous les sujets. »

Rien de plus juste, nous nous empressons de le re-connaître. Nous étions chargé du service de la Clinique chirurgicale quand l'idée de cet appareil nous est venue, et nous l'avons fait exécuter. Un appareil de plus dans un arsenal d'hôpital n'est jamais de trop. D'ailleurs, pour dire toute la vérité, cette fois, comme cela arrive presque toujours, l'idée de la simplification ne nous est venue que plus tard ; et c'est en faisant une leçon sur le malade dont il vient d'être question, qu'est née dans notre esprit la pensée de la modification suivante, qui permet au chirurgien de construire aisément lui-même l'appareil de toutes pièces.

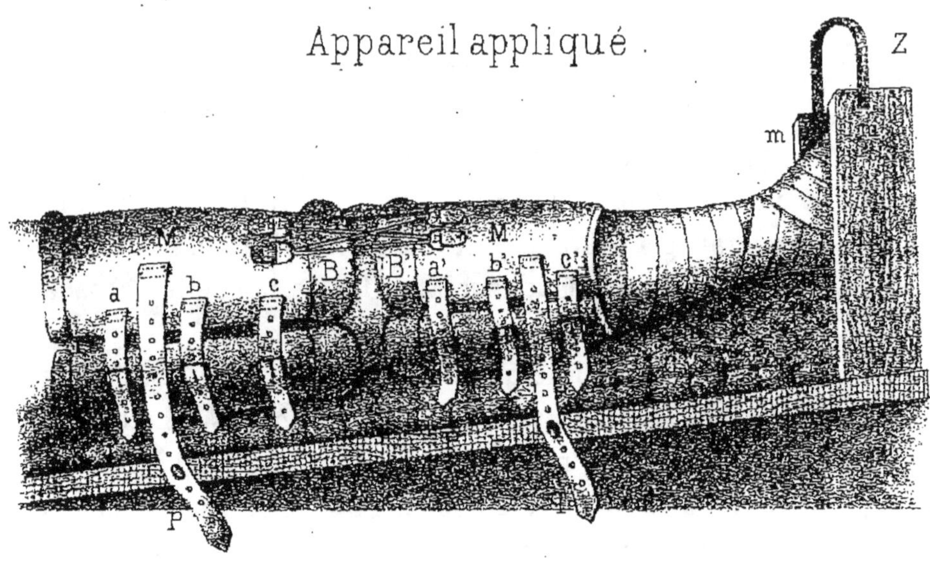

Appareil appliqué
Z
m
M
M
a
b
c
B
B
a'
b'
c'
P

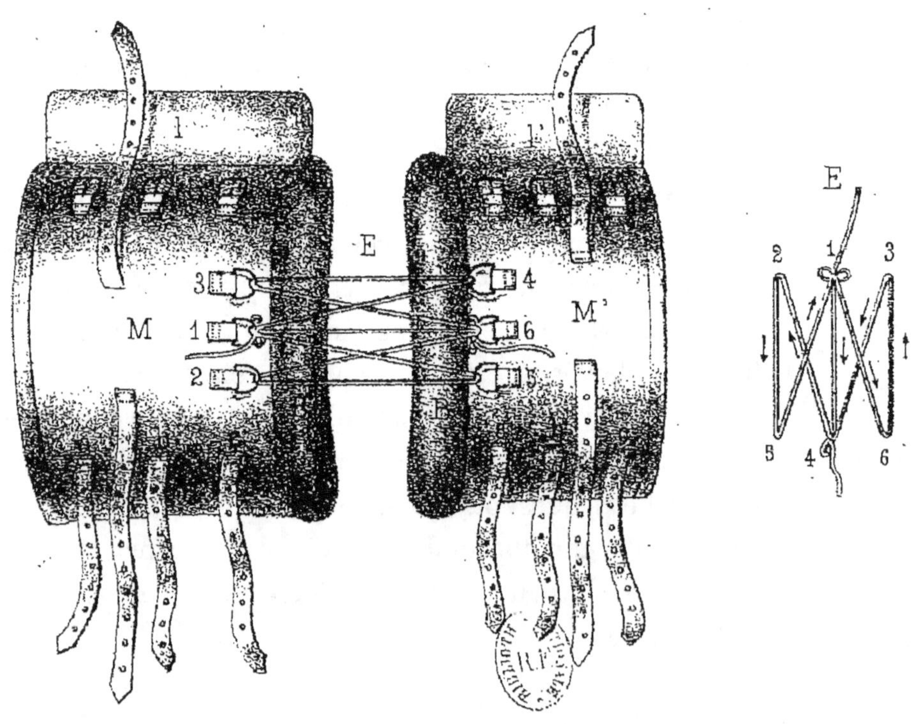

Pièces constitutives
l
l'
E
M
M'
E
3
1
2
4
6
5
2
1
3
5
4
6
Grynfeltt, del.
Lith. Combes & Boudouin. Montp.r

1º D'abord, même attelle postérieure, matelassée comme on pourra, et que l'on peut, avec la première planche venue, fabriquer extemporanément soi-même ou avec l'aide d'un menuisier du voisinage. On a toujours du temps devant soi avant qu'il soit possible d'appliquer l'appareil. Nous recommandons de ne pas omettre les montants inférieurs, qui, en assujettissant le pied, immobilisent plus exactement tout le membre inférieur, comme le ferait une gouttière. En donnant une hauteur suffisante à ces montants, on évitera de laisser peser les couvertures sur le pied. Cette règle d'immobiliser autant que possible les articulations placées au-dessus et au-dessous de celle qui est malade, est capitale en thérapeutique chirurgicale. Inutile d'insister ici davantage sur ce point, dont tous les chirurgiens aujourd'hui comprennent de plus en plus l'importance.

2º Même bandage spiral du pied et de la jambe.

3º Remplacer les deux manchons par deux segments de bandage silicaté. A défaut de silicate de potasse, se servir de la colle-forte de menuisier, avec laquelle on fait d'excellents appareils inamovibles. Pendant longtemps, M. le professeur Courty n'a fait usage que de ceux-là. Pour hâter leur solidification, il suffit de faire la dissolution de la colle avec l'addition d'un peu d'alcool, qui par son évaporation rapide favorise la dessiccation de l'appareil.

Avoir grand soin, dans la confection de ces deux segments de bandage silicaté, de les faire porter sur une énorme masse d'ouate tassée — « on n'en met jamais

trop » (A. Richard), — afin de pouvoir ensuite serrer
assez vigoureusement les bandes. A cette condition seulement il sera possible d'exercer une pression suffisamment énergique et en même temps uniforme et constante
pendant toute la durée du traitement.

4° Mettre, à la place des bourrelets des manchons,
deux gros boudins d'ouate tassée enveloppés d'une étoffe
de laine. De la sorte, cette ouate ne pourra pas faire
hernie sur les bords correspondants de l'appareil, ne
pourra pas littéralement en être exprimée, et elle sera
par conséquent toujours maintenue en rapport avec
les fragments rotuliens, que ces coussins sont destinés
à contenir.

5° Dans les points où doivent se trouver les anneaux
métalliques pour la suture sèche, fixer avec les doloires
du bandage de petites anses de ruban de fil dit « chevi-
lière », portant de petits anneaux de rideaux en laiton.

6° Enfin disposer le tube de caoutchouc et la compresse
réductrice du renversement des fragments de la manière
indiquée plus haut.

Comme on le voit, les diverses pièces composant ce
bandage ne sont pas plus difficiles à trouver que celles
dont on se sert généralement pour le traitement des fractures les plus ordinaires. Nous avions donc raison de
dire que sa complication était, en somme, plus apparente
que réelle.

Nous avons cherché à nous rendre compte de la force
de traction développée par cette sorte de *suture élastique*.

De prime abord, nous avons cru pouvoir trouver la solution de cette question difficile en consultant le travail publié par Houzé de l'Aulnoit [1] dans le *Bulletin médical du Nord*. Illusion !... Nous n'avons pas pu suivre le chirurgien de Lille dans ses calculs. Il est vrai que chez nous la circonvolution cérébrale des mathématiques a toujours été quelque peu atrophiée. Nous avons bien compris qu'il fallait tenir compte, pour résoudre le problème, du diamètre du tube de caoutchouc, du nombre des spires du surjet, car, en définitive, nos six anneaux représentent un système de moufles ; mais la force de traction exercée par le chirurgien, avec laquelle croît proportionnellement la force élastique du tube de caoutchouc, comment la calculer ? Voilà pour nous le nœud de la question. Nous laissons à d'autres plus versés que nous dans les mathématiques le soin de nous éclairer sur ce point. Encore faudra-t-il, pour arriver à un résultat exact, ne pas négliger l'obliquité des tours du tube élastique qui doit sensiblement diminuer la force déployée, puisque, en mécanique, on démontre que *dans une moufle chaque poulie ne double la force de la puissance que lorsque les divers tours de la corde sont exactement parallèles les uns aux autres.*

Avouons cependant qu'il serait sinon absolument utile, au moins satisfaisant pour l'esprit, de connaître le degré de traction déployé par notre appareil, qui doit lutter

---

[1] Houzé de l'Aulnoit; *Bulletin médic. du Nord*, mai 1875 (*Expériences sur la force élastique des bandes et des tubes de caoutchouc par la méthode des poids*).

contre l'action du triceps crural, dont la force musculaire
peut être approximativement calculée (Ed. Weber, Wundt,
Hermann [1]).

Nous croyons pourtant avec Wundt, abstraction faite
encore des différences individuelles, que, « le muscle
étant pendant la vie soumis lui-même à des conditions
très variables, il est à peu près impossible de fournir des
données absolues sur la capacité de travail des muscles».

L'expérimentation seule, sur chaque sujet individuel-
lement, peut donner au chirurgien la mesure approxima-
tive de la force employée dans le cas donné, et voici
comment, — ce que nous ne manquerons par de faire à
la prochaine occasion que nous aurons d'employer notre
appareil : — Une fois celui-ci bien appliqué, avec le
degré de tension du tube de caoutchouc nécessaire pour
assurer la coaptation de la fracture, mesurer exactement
avec un décimètre, ou mieux avec un compas, l'écartement des deux manchons ; puis déboucler l'appareil sans
toucher au lien élastique, et, après avoir fixé un des
manchons à un clou planté dans le mur, exercer sur
l'autre manchon, par l'intermédiaire d'un lacs portant
sur son trajet un dynamomètre, une traction suffisante
pour produire entre les deux manchons le même écartement que celui existant entre eux, l'appareil en place.
L'aiguille du dynamomètre indiquera alors la quantité
de force employée.

---

[1] Voir les *Traités de physiologie* de Wund et de Hermann, qui ont
été traduits en français.

Après ces considérations de mécanique pure, revenons à l'appréciation impartiale de la valeur de notre appareil.

A notre avis, ce mode de contention des fractures transversales de la rotule offre tous les avantages du bandage unissant des plaies en travers, si nettement mis en lumière par le professeur Moutet. Il n'est, en définitive, qu'une modification heureuse, croyons-nous, de ce dernier. Comme lui, il exerce une compression uniforme sur toute la jambe, dont il prévient le gonflement, et par l'action du manchon supérieur il amoindrit, s'il ne supprime tout à fait, les contractions du triceps fémoral.

Que si l'on nous objecte que dans l'intervalle des deux manchons il doit se produire de l'œdème, de l'engorgement des parties molles, nous répondrons que ces accidents sont beaucoup moins à craindre qu'avec les appareils du professeur Laugier, de Morel-Lavallée ou de M. le professeur Trélat. Dans aucun cas, à moins d'un déploiement de force par trop considérable, la constriction qu'il détermine n'est pas plus grande que celle qu'exercent ces derniers appareils; et la vérité est que chez notre malade l'œdème n'a jamais pris des proportions inquiétantes. Au reste, cet appareil, comme tous ceux avec lesquels nous le mettons ici en parallèle, a besoin d'une surveillance attentive de la part du chirurgien, qui, suivant les indications du moment, doit en modifier l'action en plus ou en moins et dans tel ou tel sens. L'écartement des fragments ou les souffrances éprouvées par le malade doivent être l'objet de ses préoccupations.

Mais il a sur le bandage unissant simple des plaies en

travers l'avantage, croyons-nous, en laissant la région
rotulienne à découvert (la compresse qui le recouvre est
facile à enlever sans toucher au reste de l'appareil), de
permettre au chirurgien de savoir si l'écartement est ou
n'est pas corrigé, si la peau ne s'entame pas, et d'agir
en conséquence.

En un mot, l'appareil que nous avons imaginé est de
ceux auxquels M. le professeur Gosselin accorde la préférence. Il est *à jour*, dans les points au moins qu'il importe
le plus d'avoir sous les yeux ; il donne même la facilité de
continuer au besoin les applications résolutives. Il suffit
pour cela de mouiller la compresse qui recouvre le genou
avec de l'eau saturnisée ou de l'eau-de-vie camphrée.

Comme le bandage unissant des plaies en travers, notre appareil prévient le mouvement de bascule, le renversement qu'éprouvent les deux fragments, en formant
un sinus ouvert en avant, quand on repousse la base et
le sommet de la rotule sans la précaution de comprimer
la face antérieure des deux segments osseux. Si les bourrelets, qui pressent sur le bord adhérent de chacun d'eux,
dépriment d'une part le tendon du droit antérieur et
d'autre part le ligament rotulien, de manière à favoriser
la production de ce mouvement de bascule si défectueux
au point de vue de la consolidation osseuse, le tube de
caoutchouc placé en avant, grâce à son élasticité et par
l'intermédiaire de la compresse placée sous ces lacés ou
d'un coussinet d'ouate disposé à cet effet, corrige cette
tendance au renversement, en pressant sur la face antérieure des fragments.

L'appareil du professeur Laugier, au contraire, est construit de telle manière qu'il ne peut ne pas déterminer ce renversement, on le comprend sans peine en examinant son mode d'action. Aussi Morel-Lavallée, pour remédier à cette défectuosité, a-t-il proposé de réunir les deux lacs élastiques qui pressent sur le bord adhérent de chaque fragment, par un troisième lien également élastique, déprimant leur face antérieure.

Dans un cas, M. le professeur Gosselin, qui emploie volontiers l'appareil de Laugier, a dû le compléter par deux tubes élastiques longitudinaux passant au-devant de la rotule et accrochés aux tubes obliques au moyen d'épingles recourbées en crochets. «De cette façon, dit-il, la contention s'est trouvée très exacte».

Bref, l'appareil que nous proposons réunit les avantages du bandage unissant des plaies en travers à ceux des bandages *à jour*, d'invention récente, généralement adoptés aujourd'hui; et l'espèce de *suture sèche élastique*, qui en est la partie essentielle, est, si nous jugeons bien, on ne peut mieux disposée pour lutter avantageusement contre l'action du triceps fémoral.

Le perfectionnement que réalise cette dernière pièce de notre appareil est si vrai que, sans nous en douter le moins du monde, nous nous sommes trouvé en parfaite communauté d'idées avec M. le professeur Léon Lefort. Voici en effet, d'après M. Troisier, l'appareil que recommande cet éminent chirurgien pour le traitement des fractures transversales de la rotule: « Le membre est placé sur le plan incliné. Après la disparition de l'hydarthrose, on applique une lamelle de gutta-percha au-dessus du fragment supérieur et une autre au-dessous du fragment inférieur. On les laisse durcir par le réfroidissement, après avoir entouré le genou avec quelques circulaires d'une bande ordinaire ; puis on les fixe avec des bandelettes de diachylon qui passent sous le plan incliné, en laissant libre le bord des plaques qui correspond au centre du genou. On fixe alors dans ce bord libre plusieurs grosses agrafes de robe, qui chauffées à la flamme d'une bougie s'enfoncent facilement dans la gutta-percha. Une fois solidement attachées, on passe un fil de caoutchouc d'une agrafe supérieure à une agrafe inférieure, et ainsi de suite ; l'élasticité du fil amène peu à peu et assez rapidement les fragments au contact. M. Lefort emploie cet appareil depuis six ans ; il a *toujours* obtenu *un cal linéaire*, et la marche a été facile et solide après la guérison [1]. »

Heureux nous sommes d'avoir pu penser, sans le savoir, comme le savant Professeur de Paris, beaucoup moins partisan que son prédécesseur, on le voit, de l'immobilisation directe des fragments osseux dans le traitement des fractures transversales de la rotule.

En novembre 1875, pendant l'impression de ce Mémoire, reproduit ici tel qu'il a paru dans le numéro de décembre de cette même

---

[1] Troisier, in *Revue des Sciences médicales (fascicule d'octobre* 1875, pag. 670), analyse d'une *Note sur un appareil pour la fracture transversale de la rotule*, par L. Lefort, publiée cette même année dans le *Bulletin général de Thérapeutique*, tom. LXXXVIII, pag. 240.

année du *Montpellier médical*, M. Verdier, interne à la Clinique chirurgicale, nous informa que notre collègue et ami M. Gayraud, alors chargé du service, expérimentait notre appareil sur un jeune soldat atteint de fracture de la rotule droite.

Appliqué le 8 novembre, cet appareil a toujours été parfaitement toléré et les fragments ont toujours été exactement assujettis.

Le 18 seulement, à cause de la tendance de ces fragments à basculer, interposition de compresses graduées entre les liens de caoutchouc et la face antérieure de ces mêmes fragments.

Le 24, ce déplacement est en grande partie corrigé, mais les fragments sont encore mobiles séparément.

Là s'arrêtaient nos premiers renseignements. Nous avons appris, depuis, que vers la fin décembre cette mobilité avait à peu près complètement disparu et qu'un appareil silicaté avait été appliqué.

Vers la fin janvier, quand ce dernier appareil fut enlevé, la consolidation de la fracture, sans être absolument osseuse, était suffisante pour permettre au malade de se servir passablement bien de son membre, malgré une raideur notable du genou. Le trait de la fracture restait perceptible au toucher et ne présentait pas la saillie ordinaire d'un cal osseux. Les doigts explorateurs avaient la sensation, au contraire, d'une légère dépression irrégulière, comme interrompue par des noyaux de substance osseuse, surtout à la partie externe. La rotule présentait un peu plus de hauteur (7 à 8 millim. environ) que celle du côté sain.

Dans la suite, la raideur du genou se dissipa et le malade put marcher avec facilité sans aucun appareil prothétique.

Depuis, nous avons eu occasion d'employer notre appareil simplifié, c'est-à-dire à manchons silicatés, sur un cocher de voiture de place auquel un coup de pied de cheval avait fracturé la rotule droite presque tout à fait transversalement, comme chez le postillon dont parle Boyer [1]. Les efforts auxquels s'était livré cet

---

[1] Boyer ; *Maladies chirurgicales*, 4ᵉ édit., 1831, tom. III, pag. 354, observ. V.

homme pour marcher, après son accident, avaient amené un écartement des fragments de plus d'un centimètre.

Après trois semaines environ de repos en bonne position et d'applications résolutives, nous pûmes appliquer notre appareil. Mais il détermina tout d'abord des douleurs assez vives, malgré l'énorme couche d'ouate dont nous l'avions doublé. Au bout de quelques jours, il fut pourtant toléré, et il maintint très exactement les fragments en contact.

Après cinq semaines, la consolidation nous parut suffisante pour permettre la suppression de l'appareil. On distinguait à peine l'intervalle qui séparait les deux segments rotuliens. Les mouvements du genou, longtemps gênés, se rétablirent peu à peu, et le malade put reprendre ses occupations.

Une remarque en terminant.

M. P. Berger, dans son article ROTULE du *Dictionnaire encyclopédique des Sciences médicales*, a bien voulu s'occuper de notre appareil, qu'il trouve aussi bon que tant d'autres, auquel il reconnaît même certains avantages. Mais, il faut bien que nous le disions, M. Berger a lu trop vite notre Mémoire, et il n'a pas exactement compris ni la construction de cet appareil ni son mode d'action. Il le range parmi ceux qui agissent par *pression concentrique* et ne le fait « différer que fort peu de celui de M. Gosselin ».

Évidemment M. Berger s'est trompé. Ainsi que nos lecteurs ont pu s'en convaincre, notre appareil n'est autre qu'un bandage unissant les plaies en travers, dans lequel les chefs longitudinaux sont remplacées par une véritable *suture sèche élastique*. Il est donc on ne peut plus nettement un appareil à *pression parallèle*. Il a la plus grande analogie avec celui de M. Lefort, et il est en tout semblable à celui de M. N. Pautier, que M. Berger n'hésite pas à classer parmi les appareils à *pression parallèle*. Ce dernier se construit de la façon suivante: « Deux bandages inamovibles sont appliqués, l'un sur la jambe jusqu'à la partie inférieure du fragment tibial de la rotule, l'autre sur la cuisse jusqu'à la partie supérieure du fragment fémoral. Cela fait, des trous sont pratiqués, à l'aide d'un emporte-pièce, aux bords qui correspondent aux fragments rotuliens ; puis un lacet est passé dans ces ouvertures, et les deux bandages sont ainsi rapprochés [1]. »

C'est M. Berger lui-même qui nous a fait connaître le mode de déligation proposé par M. Pautier pour le traitement des fractures transversales de la rotule. Il nous était complètement inconnu, ainsi que celui dont parle M. Moynac (la même année 1875) dans la Préface de sa Thèse : *Du traitement des hernies par le caoutchouc*[2].

Décidément, cette année 1875 a été féconde en appareils à tractions élastiques pour le traitement des fractures de la rotule, et certainément ils ont vu le jour à l'insu les uns des autres.

---

[1] N. Pautier ; *Société de Chirurgie*, séance du 3 mars 1875.

[2] Voy. C. Barraïa ; *De la suture sèche élastique et de son emploi en chirurgie*. Thèse de Montpellier, 1881.

ÉPANCHEMENTS TRAUMATIQUES DE SÉROSITÉ

Les épanchements traumatiques primitifs de sérosité, c'est-à-dire les épanchements séreux d'emblée à la suite d'une contusion au deuxième degré, ne s'observent en réalité qu'assez rarement. C'est qu'il faut, ainsi que nous le verrons plus loin, des conditions toutes particulières pour leur production. Aussi ont-ils été longtemps méconnus et pris pour des reliquats d'épanchement sanguin. Bien que signalés par de Lamotte, Pelletan, D. Larrey et Velpeau, ils n'avaient jamais fixé l'attention des chirurgiens jusqu'au moment où Morel-Lavallée, en 1853, fit paraître dans les *Archives générales de Médecine* un Mémoire très complet sur ce sujet, à la suite d'une erreur de diagnostic qu'il avait commise en pareille occurrence. Depuis, M. Peltier a publié dans le *Mouvement médical* de 1869 un bon travail sur ces collections séreuses, et M. Duplay a donné au *Progrès médical*, en 1876 une excellente leçon clinique sur ces lésions traumatiques. Nous-même avons fait aussi imprimer en 1875 une leçon clinique sur ce même sujet, pendant que, après la mort du professeur Moutet, nous étions chargé du service de la clinique chirurgicale. La pathogénie de ces épanchements séreux fut surtout l'objet de notre étude[1]. C'est cette leçon clinique, à peine modifiée, que nous reproduisons ici.

Voici d'abord l'histoire de notre malade.

Jeune soldat de 22 ans, appartenant au 8e régiment de chasseurs à cheval, couché au n° 11 de la salle Lallemand.

Le 20 avril 1875, il était au manège. Ayant piqué sa monture de l'éperon, celle-ci s'emporta, le désarçonna et le jeta à terre. Il tomba très probablement sur le dos et un peu sur le côté gauche. Nous disons très probablement, parce qu'il nous a été impossible d'obtenir sur ce point une explication nette et précise de la part de ce malade, d'une intelligence très médiocre. Quoi qu'il en soit, la région sacro-lombaire et la fesse gauche ont eu à souffrir de cette chute, puisqu'elles ont été le siège, l'une d'une tuméfaction et l'autre d'une ecchymose assez étendue, sur lesquelles nous aurons à fixer notre attention.

Au moment de sa chute, cet homme ne ressentit pour ainsi dire aucune douleur ; il se releva, se remit en selle et put continuer l'exercice. Ce ne fut que quatre jours après qu'il éprouva quelques douleurs dans la région sacro-lombaire, et qu'il lui fut difficile, sinon impossible, de porter le tronc en avant et de le fléchir dans ce sens. A ce moment aussi avait apparu, vers le haut de la fesse gauche, une ecchymose assez étendue, et au bas du dos une tuméfaction que nous allons décrire. — Le malade entra alors seulement à l'infirmerie, d'où il nous fut envoyé à l'hôpital le 1er mai.

Lors de son entrée dans notre service, nous avons constaté l'ecchymose de la région fessière gauche dont nous venons de parler. Elle siégeait au niveau et en dehors de l'articulation sacro-coxale et recouvrait aussi la partie la plus reculée de la crête iliaque

---

[1] Voy. CONTUSION, par Marchand et Verneuil, in *Dictionn. encyclop. des Scienc. médic.*

correspondante. Elle était tout à fait sous-cutanée, de forme irrégulière, moindre en étendue que la superficie de la main.

En même temps que nous observions cette ecchymose, nous
constations dans la région sacro-lombaire une tuméfaction qui s'é-
tendait du point le plus élevé de la crête iliaque d'un côté au point
correspondant du côté opposé, et, dans le sens vertical, de l'apophyse épineuse de la troisième vertèbre lombaire au milieu de la
crête sacrée. Cette tumeur, aplatie, avait à son centre 4 ou
5 centim. de hauteur environ, autant qu'on pouvait en juger par
la dépressibilité dont elle jouissait. De fait, elle était si dépressible
qu'on pouvait presque amener au contact ses deux parois superficielle et profonde.

Au reste, aucun changement de couleur à la peau, à peine un
peu d'ecchymose vers le bord supérieur de cette tumeur, ecchymose se continuant par son extrémité gauche obliquement dirigée
en bas avec l'ecchymose de la fesse.— Pas de chaleur locale.

A la palpation, cette tumeur donnait la perception d'une fluctuation très évidente ; c'était même plus que de la fluctuation,
c'était une véritable ondulation. En appliquant une main sur l'un
des côtés de cette intumescence et en percutant avec le médius de
l'autre main sur le point diamétralement opposé, on sentait un flot
de liquide venir frapper la première main laissée en place. De tels
caractères nous indiquaient la présence, dans cette tumeur, d'une
certaine quantité de liquide, et d'un liquide peu épais, très mobile, sans mélange de concrétions intérieures. — Au surplus, pas
de fièvre.

Dès notre premier examen nous portâmes le diagnostic:
Épanchement traumatique de sérosité. Mais, si nous n'a-
vions pas été prévenu de la possibilité d'un tel épanchement, nous nous serions sans doute trompé comme
beaucoup d'autres en pareille occurrence, comme Morel-
Lavallée lui-même, qui, en présence du malade qui fait

l'objet de sa première observation, n'hésita pas à diagnostiquer un épanchement de sang.

Si nous avions eu affaire à un épanchement sanguin, nous aurions remarqué sur la tumeur même, au moins quand le malade est entré dans nos salles, une teinte ecchymotique plus ou moins accusée, tandis que nous avons vu l'ecchymose exister seulement sur la fesse. Du reste, lorsqu'un épanchement de sang se fait au-dessous de la peau et qu'il tarde à se résorber, il donne ordinairement lieu à une tumeur beaucoup moins franchement fluctuante. Elle est plus consistante, comme pâteuse, surtout à sa périphérie, et cela à cause des coagula sanguins plus ou moins volumineux qui se forment au sein du liquide, et plus particulièrement sur les bords de la bosse sanguine. Jamais ces tumeurs ne sont aussi mobiles, aussi ondulantes que celle que nous avions sous les yeux. A la pression, on perçoit cette crépitation sanguine, si différente, on le sait, de la crépitation osseuse et de la crépitation gazeuse.

Chez notre malade, la tumeur, sans changement de couleur à sa surface, n'offrait aucune crépitation. Elle était franchement ondulante ; elle ne contenait donc aucune concrétion et était constituée par du liquide qui ne pouvait être que de la sérosité. Dans certains cas analogues à celui-ci, cette ondulation est si accusée que le moindre mouvement du malade suffit pour la produire sans qu'aucune manœuvre exploratrice soit nécessaire pour lui donner naissance. La tumeur est alors tremblotante comme une vessie incomplètement remplie de

liquide. Morel-Lavallée rapporte un cas où cette mobilité
était telle qu'il suffisait de souffler sur la tumeur pour
la mettre en mouvement.

Avant la publication du travail de ce chirurgien, on
parlait d'épanchements sanguins traumatiques dans lesquels le caillot se résorbait, laissant après lui la sérosité
du sang colligée en foyer et formant tumeur. C'était là
certainement une erreur, ou tout au moins une interprétation vicieuse des faits. Au lit des malades, on ne rencontre que trop souvent des associations, des coexistences
de lésions qui viennent obscurcir le diagnostic. Dans les
cas qui nous occupent, il peut parfaitement arriver que
sous l'influence d'un même traumatisme un épanchement séreux se forme en même temps qu'un épanchement
sanguin, et que les caillots de ce dernier, noyés dans la
masse de la sérosité épanchée, se dissocient, se désagrè-
gent et soient hâtivement repris par l'absorption. Alors
la ponction de la tumeur donne issue à une grande
quantité de sérosité rougeâtre, plus ou moins foncée,
mais à coup sûr beaucoup trop considérable pour la petite
quantité de sang épanché colorant le liquide extrait, si
elle n'était que le sérum de l'extravasat sanguin. Effectivement, cette quantité de sérosité obtenue par la ponction est tout à fait hors de proportion avec la quantité de
sang extravasé, dont on peut juger par la coloration plus
ou moins foncée du liquide. Toutes ces particularités
ont été d'ailleurs très nettement mises en lumière par
Morel-Lavallée, qui explique par l'existence d'un épan-

chement séreux d'emblée tous ces cas, rapportés avec étonnement par les auteurs, d'épanchements sanguins restés, pour ainsi dire, indéfiniment sans se coaguler.

Chez notre malade, malgré l'existence de l'ecchymose périphérique, nous croyons qu'il s'agissait simplement d'une tumeur séreuse, à cause de l'absence de toute induration, de toute crépitation sur un point quelconque de sa surface, qui, de plus, n'a jamais présenté de coloration anormale.

Quel peut être le mode de formation de ces épanchements séreux ; quelle est leur pathogénie ? — Ce sont, et nous allons tâcher de le démontrer, des hygromas aigus ou subaigus développés dans les bourses séreuses à formation rapide, instantanée pour ainsi dire. — Expliquons-nous.

Velpeau, dans ses recherches pleines d'intérêt sur les cavités closes de l'organisme, a parfaitement démontré le mode de développement de ces petites bourses de glissement situées sous la peau et connues sous le nom de bourses séreuses ou muqueuses. Les aréoles du tissu cellulaire sous-cutané, soumises à des pressions et des distensions répétées, tantôt dans un sens, tantôt dans un autre, se laissent peu à peu distendre, s'agrandissent. Quelques trabécules de la substance conjonctive limitant ces aréoles se déchirent, et, à la place d'une petite vacuole, se trouve bientôt une cavité plus spacieuse, quelquefois incomplètement cloisonnée par les vestiges de minces lamelles primordiales rompues à des hauteurs inégales.

25

En même temps, la substance conjonctive ambiante se tasse en membrane et se recouvre d'un épithélium faux, comme l'appelle Thiersch, ou endothélium de His, dérivant des cellules plasmatiques circonvoisines.

Ainsi se développent tous les jours, on peut dire, ces bourses séreuses professionnelles à siège insolite : au-devant de la partie inférieure de la cuisse, chez les cordonniers, qui battent à coups de marteau, comme on sait, la semelle des chaussures qu'ils confectionnent ; chez les menuisiers, sur la région pré-sternale, où appuie constamment le manche ou champignon de leur vilebrequin, etc... Inutile d'insister davantage sur tous ces détails, parfaitement connus de tout le monde. Mais ce que nous tenons à faire remarquer, c'est que, comme nous l'apprend M. Ranvier dans ses recherches sur le tissu conjonctif faites à l'aide d'injections de sérum sanguin dans sa trame celluleuse, ce tissu peut être considéré comme une vaste cavité que sillonnent des faisceaux plus ou moins délicats de cette même substance, faisceaux glissant les uns sur les autres, à l'instar des feuillets d'une séreuse. De sorte qu'au-dessous de nos téguments existe virtuellement, si nous pouvons ainsi dire, une énorme cavité séreuse qui ne demande, pour se constituer, que des conditions favorables, du genre de celles que nous venons de signaler il n'y a qu'un moment.

D'ailleurs, chez les grenouilles, à la place du tissu cellulaire sous-cutané, on trouve de grandes cavités qu'on désigne sous le nom de sacs séreux ou lymphatiques, cloisonnés de nombreux tractus de substance conjonctive.

Et, si l'on veut bien considérer que chez les animaux supérieurs les lymphatiques prennent leur origine dans
le tissu conjonctif (c'est là l'opinion généralement admise aujourd'hui), on n'a pas de peine à assimiler le
système cavitaire sous-cutané des batraciens au tissu cellulaire sous-cutané des vertébrés supérieurs. Au surplus,
suivant les histologistes d'outre-Rhin, Recklinghausen
entre autres, les grandes cavités séreuses de ces derniers,
le péritoine lui-même, ne sont autre chose que de vastes
lacunes lymphatiques sur les parois desquelles s'ouvrent
directement les vaisseaux lymphatiques sous-séreux.

Toujours est-il que, même en l'absence de ces ouvertures ou stomates, comme on les appelle, les parois
des séreuses sont excessivement riches en vaisseaux lymphatiques, dont les plus superficiels sont tout à fait sous-
épithéliaux. Ainsi, nous revenons aux idées de Mascagni,
qui considérait les séreuses comme presque exclusivement composées de vaisseaux lymphatiques. — *Multa
renascuntur....* On sait le reste.

Quoi qu'il en soit, le tissu connectif, avec ses nombreux lymphatiques, reste l'organe aux dépens duquel se
constituent les bourses séreuses, qu'il représente toujours
virtuellement ; et ces dernières, une fois formées, restent
aussi riches, sur leurs parois, en vaisseaux lymphatiques que le tissu dont elles dérivent.

Après ces considérations d'anatomie générale, si inté-
ressantes d'ailleurs, que nous nous sommes un peu
laissé aller à rappeler, non avec tous les détails pour-

tant qu'elles comporteraient, revenons à notre sujet, qui se trouvera, croyons-nous, un peu éclairé par elles.

Ce que les compressions, les mouvements de va-et-vient, exercés pendant un temps plus ou moins long sur la peau, produisent dans le tissu cellulaire sous-cutané, une compression brusque, surtout si elle porte obliquement sur la surface des téguments, peut également, à notre avis, le produire. Et, pour nous, nous ne voyons aucune difficulté à admettre qu'une contusion agissant obliquement, tangentiellement, à la surface de la peau, ne puisse, tout en laissant cette membrane intacte, déterminer, par le glissement qu'elle lui imprime sur les tissus sous-jacents, surtout s'ils sont d'une densité un peu notable, la rupture d'un certain nombre des tractus celluleux qui l'unissent à ces tissus, et donner lieu ainsi à la formation d'une sorte de cavité sous-cutanée en tout comparable aux bourses séreuses ou muqueuses, qui n'en diffèrent que par leur développement lent et chronique, si nous pouvons ainsi nous exprimer.

Sans doute le résultat habituel d'une puissance quelconque agissant sur les tissus vivants soutenus par un point d'appui est la déchirure des trabécules de la substance conjonctive sous-jacente, des muscles, des vaisseaux et des nerfs de la région, avec épanchement de sang plus ou moins considérable suivant l'intensité de la cause vulnérante. Mais, si l'action contondante s'exerce d'une certaine manière, obliquement, et si les conditions anatomiques de la région sont telles que la peau, par son extensibilité, sa mobilité, puisse éluder, en partie du moins,. la violence extérieure, si elle peut fuir, pour ainsi dire, devant le corps vulnérant, en se déplaçant, en s'allongeant dans la même direction que celle qu'il suit lui-même dans sa course, les effets peuvent être différents. Ils peuvent ne consister qu'en un décollement plus ou moins étendu de la peau au-dessus des parties sous-jacentes, avec rupture incomplète des liens celluleux qui l'unissent à ces mêmes parties, c'est-à-dire qu'il peut alors se former une véritable poche, tout à fait comparable par son mode de formation aux bourses séreuses ou muqueuses, dont elle ne diffère que par la rapidité, l'instantanéité, si je puis ainsi m'exprimer, de son développement et l'absence du revêtement endothélial, qui ne se constitue que plus tard.

L'absence d'hémorrhagie sous-cutanée dans ces cas ne doit pas trop nous étonner. Si l'on réfléchit au mécanisme suivant lequel s'effectuent ces décollements, mécanisme que nous venons d'essayer d'expliquer, on voit que les lésions vasculaires doivent se produire alors de la même manière que dans les plaies par arrachement. Les tuniques interne et moyenne des artérioles, qui sont très friables, se rompent, et, en vertu de leur élasticité, reviennent sur elles-mêmes et diminuent à la fois la longueur et le calibre de ces vaisseaux. Leur tunique externe, au contraire, plus extensible, se laisse étirer, s'effile et ne se rompt qu'après avoir été réduite à un filament plus ou moins ténu, comme si elle eût été tordue. De là, l'absence d'hémorrhagie, qui est un des caractères principaux des plaies par arrachement.

Quant à l'exhalation de sérosité dans ces poches sous-cutanées de formation rapide et récente, elle trouve son explication plausible, pensons-nous, dans l'action irritative exercée par le traumatisme lui-même, et aussi peut-être dans une sorte d'hémorrhagie séreuse; nous voulons dire dans la transsudation du sérum sanguin à travers les extrémités froissées des petits vaisseaux. C'est le même suintement séreux que fournissent toutes les plaies récentes qui ne saignent plus, et qui imbibe, le colorant à peine, le premier pansement après les amputations. Peut-être encore ces épanchements séreux ne sont-ils pas sans relations avec la lésion que subissent les origines des lymphatiques dans le tissu connectif, et avec un trouble, consécutif à cette lésion, de la circulation de la lymphe ? Mais c'est là une question que nous posons sans la résoudre. — Au reste, ces collections séreuses ne sont complètement constituées qu'au bout de quelques jours après l'accident, ainsi que cela est arrivé chez notre malade.

Tout bien considéré, par conséquent, ces épanchements traumatiques de sérosité peuvent être regardés comme des espèces d'hygromas aigus nés dans des bourses séreuses à développement rapide, littéralement instantané.

Les causes productrices de ces épanchements, par leur mode d'action dans tous les cas qui nous sont connus, confirment tout ce que nous venons de dire sur leur pathogénie. C'est habituellement la pression oblique exercée sur la peau par le passage de la roue d'une voiture, qui détermine la formation de ces collections séreuses. Un corps lourd, en tombant obliquement, tangentiellement, à la surface des téguments, peut produire le même effet. De même, une chute dans un escalier sur la pente duquel roule, en frottant sur le bord libre des marches, la partie du corps sur laquelle a eu lieu la chute, ainsi que nous l'avons observé sur un jeune étudiant en droit auprès duquel nous avons été amené par M. Gilis, prosecteur de la Faculté. Ce malade nous a présenté un joli cas d'épan-chement séreux traumatique de la région trochantérienne gauche, à la suite d'une chute qu'il avait faite sur cette région dans l'escalier de la maison qu'il habitait. La tu-meur avait le volume d'une orange de moyenne grosseur.

Chez notre malade de Saint-Éloi, les choses ne se sont pas passées autrement : il est tombé de cheval, et le dos, sur lequel s'est faite la chute, a frappé sans nul doute le sol plus ou moins obliquement. Rappelons en effet que c'est à la suite d'un mouvement brusque en avant de la monture, piquée de l'éperon, que l'accident est arrivé. Par consé-quent, au lieu de tomber perpendiculairement à terre, notre cavalier, lancé dans l'espace par ce mouvement du cheval, et mû dans une direction plus ou moins hori-zontale avec une vitesse considérable, ne pouvait, en arrivant sur le sol, que le frapper obliquement. Sans métaphore, il venait de quitter la selle en s'échappant par la tangente : il ne pouvait que frapper tangentielle-ment le sol.

Au reste, comme le fait remarquer M. Tillaux avec raison à l'article LOMBES du *Dictionnaire encyclopédique des Sciences médicales*, cette région offre les conditions anatomiques les plus favorables à la production des épanchements dont nous nous occupons en ce moment : peau résistante et pouvant glisser à la faveur d'une couche lamelleuse de tissu conjonctif sur l'aponévrose lombaire, la plus dense de toutes. Et, à ce propos, il rappelle un cas d'épanchement traumatique de sérosité de cette même région, qu'il a observé dans sa pratique hospitalière. Chez son malade, un bloc de pierre avait froissé la région lombaire, dont la peau, à peine excoriée, avait été décollée des parties sous-jacentes et soulevée par un épanchement séreux facilement reconnaissable au tremblotement caractéristique qu'il présentait.

Le pronostic de pareilles tumeurs est ordinairement sans gravité, à moins qu'on n'ait eu l'imprudence d'en ouvrir largement le foyer sans indication formelle. Dans ce cas, des phénomènes de septicémie peuvent se manifester, surtout si la poche est spacieuse.

Suivant Morel-Lavallée, ces épanchements n'ont aucune tendance à se résorber spontanément, même avec l'aide des topiques variés, de mise en pareille circonstance. Pourtant chez notre malade, par la seule application de compresses d'eau blanche, la tumeur a sensiblement diminué et a fini par disparaître totalement, sans l'emploi d'aucun autre moyen.

Au demeurant, il ne faut jamais se presser d'agir avec la main armée, dans les cas de ce genre. Le résultat des opérations est toujours d'autant plus favorable que l'intervention est plus tardive, et cela parce que l'épanchement n'a plus alors de tendance à se reformer, et aussi parce que les parois du foyer, organisées en membrane d'enveloppe, n'ont plus la même susceptibilité pathologique.

Doit-on, en conséquence de ce fait, rester dans une expectation trop longtemps continuée ? — Telle n'est pas notre manière de voir ; et voici ce que nous comptions faire si la tumeur de notre malade n'avait pas guéri par les seules applications résolutives que nous avions prescrites.

Nous aurions d'abord fait appliquer un ou deux vésicatoires, comme s'il se fût agi d'un hygroma aigu, mais seulement après la période de la plus grande acuité de la maladie. — Notre confiance en ce moyen est pourtant assez limitée.

En cas d'insuccès, nous aurions évacué la collection séreuse en faisant bénéficier notre malade des avantages de la ponction aspiratrice pratiquée avec l'appareil de Potain ou de Dieulafoy. L'introduction de l'air dans une poche aussi étendue, susceptible alors de suppurer, eût pu avoir les plus graves conséquences. Pareil accident est arrivé une fois à Morel-Lavallée, malgré toutes ses précautions pour éviter la pénétration du fluide atmosphérique. Il avait opéré avec un trocart ordinaire, par la méthode sous-cutanée.

A cette époque, on ne pouvait guère mieux faire ; la seringue à double effet de M. J. Guérin eût pu cependant être employée. Mais aujourd'hui nous pouvons procéder réellement le vide à la main, et c'est une précaution qu'il ne faut jamais négliger en pareils cas.

L'évacuation du foyer terminée, nous aurions fermé la piqûre, faite avec le trocart aiguillé de l'aspirateur, à l'aide d'un fragment de baudruche collodionnée, et nous aurions recouvert toute la surface de la tumeur de couches successives de collodion, dans le but d'exercer une compression capable d'empêcher la reproduction du liquide.

Effectivement, comme nous l'avons dit ailleurs, d'après l'enseignement de M. le professeur Dumas, dans notre Thèse inaugurale sur le *Céphalœmatome*, le collodion, par l'évaporation de ses principes volatils, forme une espèce de coque solide douée d'une propriété de rétraction très marquée, qui tire de la circonférence au centre les tissus sur lesquels elle est appliquée, les fronce, et devient ainsi un agent de compression douce, uniforme, régulière et éminemment résolutive. Pour que la compression fût véritablement active, il nous eût fallu employer du collodion pur, non riciné ni térébenthiné, et avoir soin de dépasser les limites de la circonférence de la tumeur. Chez le jeune étudiant en droit dont nous avons parlé précédemment, nous avons eu recours à ce topique, sans ponction préalable, et il nous a parfaitement réussi. Quelques jours ont suffi pour obtenir la guérison.

Enfin, si, contre notre attente, la ponction suivie de la compression fût restée inefficace chez notre malade de Saint-Éloi, nous l'aurions réitérée en la combinant avec l'injection iodée. Ce moyen a été suivi de succès sur un malade observé par Morel-Lavallée, et chez lequel quatre

ponctions successives, faites dans l'intervalle de cinq
mois, n'avaient donné aucun résultat, malgré l'usage méthodique de la compression après l'opération.

La solution aqueuse d'iode métalloïdique à la faveur
d'une certaine quantité d'iodure de potassium, suivant la
formule de M. Béchamp, et dont se sert habituellement
M. le professeur Courty pour la cure des hydrocèles, est
le liquide auquel nous aurions eu recours de préférence.
Il est moins irritant que la teinture alcoolique d'iode,
même diluée, qu'on emploie ordinairement, et ses effets
ne sont pas moins certains.

Quant à l'ouverture d'une pareille tumeur par une large
incision faite au bistouri, il faut la réserver pour les cas
d'absolue nécessité, lorsque, en dépit des soins les mieux
entendus, l'inflammation s'est emparée de la poche et
donne lieu à une suppuration abondante. Même dans ce
cas, avant d'ouvrir largement le foyer, il faudrait tenter
l'application d'un gros drain disposé de façon à donner
un libre et facile écoulement au pus, en même temps que,
par des lavages répétés à l'eau phéniquée et alcoolisée
ou additionnée de coaltar saponiné, on tâcherait d'empêcher le croupissement du pus, sa décomposition putride et la production de la fièvre septicémique. Nous
pouvons dire aujourd'hui que les lavages au sublimé ou
au chlorure de zinc, suivis d'un bon pansement de Lister,
donneraient, à coup sûr, d'excellents résultats.

Le malade de Morel-Lavallée, auquel nous faisions allusion tout à l'heure quand nous parlions de l'introduction
possible de l'air dans la tumeur, pendant une ponction

faite avec un trocart ordinaire, et des dangers du contact de ce fluide avec les parois de la poche, dut subir l'incision du foyer que fit le professeur Gerdy. Mais, malgré l'emploi du fer rouge pour modifier l'inflammation de mauvaise nature qui avait envahi le foyer de l'épanchement, il ne put échapper à la mort, déterminée par l'épuisement consécutif à cette inflammation.

ÉTUDE ANATOMIQUE

D'UNE

LUXATION PATHOLOGIQUE DE L'ATLAS

Le mal vertébral sous-occipital, arthrite fongueuse, tumeur blanche des articulations occipito-atloïdiennes et atloïdo-axoïdiennes, est d'un pronostic toujours excessivement grave. De l'avis de tous les chirurgiens, la mort en est la conséquence dans l'immense majorité des cas. Ce résultat fatal ne peut surprendre si l'on réfléchit à la nature et à la multiplicité des lésions développées dans la localité et surtout au voisinage du bulbe.

Sans doute, les fongosités des synoviales, les érosions, la destruction des cartilages, l'envahissement des os par la carie, les tubercules, la nécrose, la production du pus, la destruction des ligaments... évoluent dans les arthrites sous-occipitales comme dans toutes les autres arthropathies scrofuleuses ou tuberculeuses de la périphérie; mais, dans l'espèce, le bulbe est là, et ses fonctions immanentes sont à chaque instant menacées par l'extension du processus morbide vers la cavité rachidienne et surtout par la destruction de l'appareil ligamenteux odontoïdien qui a pour conséquence la luxation atloïdo-axoïdienne et la compression brusque ou lente de ce centre nerveux si important par l'apophyse odontoïde déplacée. Aussi une véritable épée de Damoclès est-elle toujours suspendue *sous* la tête des infortunés malades atteints de mal verté- bral sous-occipital, que la mort soit subite par compres- sion brusque du bulbe (cas de Delpech[1], Sédillot[2], Hif- felsheim[3], Jobert[4], Richet[5]...), ou qu'elle arrive plus ou moins lentement pas asphyxie, par paralysie du pneumo-gastrique, par hémorrhagie de l'artère verté- brale (Rust[6]), par myélite, par dégénérescence amyloïde des principaux viscères, par épuisement...

Cependant, malgré la gravité d'une telle situation, quelques cas rares de guérison ont été observés. Ollivier (d'Angers), dans son excellent article : ATLAS, du *Diction- naire en trente volumes*, en a cité quelques exemples, et M. Teissier (de Lyon), dans sa remarquable *Thèse* inau- gurale[7], a pu en reunir vingt-six bien authentiques, aux- quels, en outre de celui que nous allons rapporter, il serait possible d'en ajouter aujourd'hui quelques autres, en cher-

---

[1] Delpech ; *De l'orthomorphie*, tom. I, pag. 247, 248.

[2] Sédillot; *Gazette médicale de Paris*, 1833, pag. 622.

[3] Hiffelsheim ; *Gazette médicale de Paris*, 1852, pag. 215.

[4] Jobert; *Arch. gén. de Méd.*, 4ᵉ série, 1851, tom. XXVII, pag 496.

[5] Richet; *Bullet. de la Soc. de Chirurg.*, 1873, pag. 353 et suiv.

[6] Rust, cité par Guyon ; Article ATLAS, in *Dictionn. encyclop. des Scienc. médic.*

[7] Teissier ; *De la tumeur blanche des articulations occipito-atloï- dienne et atloïdo-axoïdienne.* Thèse inaugurale, Paris, 1841, n° 85.

chant un peu dans la littérature. — Dans tous ces cas, les parties se fixent dans la position vicieuse prise au cours de la maladie ; l'ostéite, de carieuse ou tuberculeuse, devient productive, les articulations s'ankylosent, et le malade guérit, conservant une déviation plus ou moins accusée de la région cervico-occipitale, qu'il faut bien se garder de vouloir corriger. « Tous les Musées, dit M. F. Guyon, possèdent des pièces pathologiques démontrant la possibilité de la soudure définitive des vertèbres malades [1]. »

C'est précisément une pièce de ce genre, faisant partie des Collections de la Faculté de Médecine, que nous nous proposons de décrire dans cette Note, et cela parce qu'elle nous a paru offrir une particularité peu commune que nous a révélée une phrase d'une très intéressante Leçon clinique de M. le professeur A. Dubrueil : *Arthrite cervicale, luxation unilatérale de l'atlas*, insérée dans le premier fascicule du tome second de ses *Leçons de Clinique chirurgicale* [2].

« Je n'ai pas trouvé citée, dit M. Dubrueil, d'ankylose de l'atlas et de l'axis dans les cas de luxation unilatérale. » Or, ainsi que pourront en juger nos lecteurs par la description qu'ils vont lire et par les planches, d'après photographies, annexées à cette description, il s'agit bien dans ce cas d'une luxation unilatérale droite de l'atlas sur l'axis, avec soudure osseuse complète, non seulement

[1] Guyon, *loc. cit.*

[2] Dubrueil ; *Leçons de cliniq. chirurg.*, tom. II, fasc. 1, pag. 29 et suiv. Paris et Montpellier, 1884.

des deux premières vertèbres cervicales entre elles, mais encore avec ankylose de la double articulation condylienne oċcipito-atloïdienne.

Nous regrettons de ne pouvoir décrire ici qu'une pièce ostéologique dépourvue de toute partie molle, de tout appareil ligamenteux, et sans renseignements sur sa provenance. C'est une pièce datant de longtemps, portée sur l'ancien catalogue du Conservatoire sans autre mention que le n° 125. Ce n'est pas d'elle dans tous les cas qu'il est question dans l'article d'Ollivier (d'Angers). La pièce dont parle cet auteur, d'après une communication de feu le professeur J. Dubrueil, est bien différente : l'atlas est détruit en grande partie.

Quoi qu'il en soit, la pièce que nous allons décrire démontre admirablement le processus curateur des ostéo-arthrites sous-occipitales. Son mode de préparation met précisément en toute évidence les soudures osseuses des parties squelettiques qui la constituent ; et le fini, qu'on nous passe cette expression, du travail ostéogénique réparateur qu'elle présente, donne aussi à cette pièce un intérêt tout particulier. Il témoigne de la longévité dont a joui le sujet après la guérison de sa spondylarthrocace.

Voici la description de cette pièce.

La masse latérale droite de l'atlas s'est portée en avant de celle de l'axis. L'apophyse articulaire inférieure droite de la première vertèbre dépasse en avant, de la moitié de son étendue, la facette correspondante de l'apophyse articulaire supérieure de la seconde. Il y a soudure os-

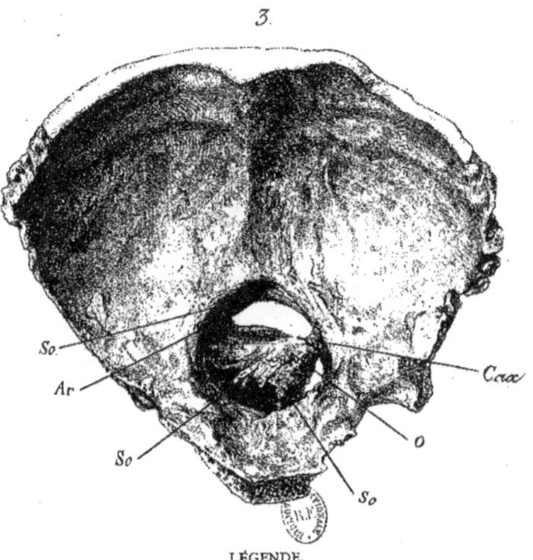

LÉGENDE.

Fig. 1. — F. Fusion de l'arc post. de l'atlas avec la masse apophysaire de l'axis.
So. So. So. So. Stalactites osseuses.
T. Trou pour le passage du N. sous-occipital.
t. Trou de la base de l'apophyse transverse de l'axis.
Au. Ostéophyte pour l'insertion des gr. dr. post. et gr. compl. gauches.

Fig. 2. — Ax. Corps de l'axis dévié à gauche et en haut.
L. Articul. atloïdo - axoïd. droite luxée et ankylosée.
L'. Même articul. du côté gauche ankylosée.
C A. Articul. occipito-atloïd. droite ankylosée.
C' A'. Même articul. du côté gauche ankylosée.
O. Apophyse odontoïde portée en arrière et à gauche.
t. Trou de la base de l'apophyse transverse de l'axis.

Fig. 3. — O. Apophyse odontoïde.
Cax. Corps de l'axis.
So. So. So. Stalactites osseuses.
Ar. Arc postérieur de l'atlas.

seuse complète entre les surfaces articulaires ainsi en contact, dans cette situation vicieuse. En dehors, et en dessous du relief formé par la saillie en avant de l'apophyse articulaire inférieure de l'atlas, la synostose est tellement exacte qu'on dirait que la masse latérale de l'atlas et celle de l'axis ne sont qu'un seul et même os.

La moitié postérieure de la facette articulaire de l'apophyse supérieure droite de ce nom de l'axis est intimement fusionnée avec le bord inférieur de l'extrémité droite de l'arc postérieur de l'atlas. Cette soudure osseuse a une étendue de 8 millimètres.

En arrière de cette synostose *directe, immédiate*, à un intervalle de 5 millim., il en existe une autre, *indirecte, médiate*, constituée par une travée de substance osseuse jetée entre les deux bords correspondants des arcs postérieurs de l'atlas et de l'axis. Cette production osseuse, très dure, éburnée, mesure aussi 8 millim. dans le sens transversal et 4 millim. seulement dans le sens vertical; son épaisseur égale sa hauteur. — La présence de ce pont de substance osseuse, en arrière de la synostose *directe* dont nous venons de parler, donne lieu à la formation d'un trou de conjugaison postérieur, comparable aux trous sacrés postérieurs résultant de la fusion et des masses apophysaires des vertèbres de cette région et des lames vertébrales correspondantes. Ce trou, de 5 millim. de diamètre, situé au-dessus et un peu en arrière de celui dont se trouve perforée normalement la base de l'apophyse transverse droite de l'axis, aboutit, après un

court trajet directement antéro-postérieur, dans la cavité
du canal rachidien. Il donnait évidemment passage au
grand nerf sous-occipital (nerf occipital d'Arnold), branche postérieure de la deuxième paire nerveuse cervicale.

Par suite du déplacement en avant de la masse latérale
droite de l'atlas, l'axis semble avoir subi dans sa partie
sous-jacente une sorte de recul, en même temps qu'un
mouvement de rotation de gauche à droite et d'avant en
arrière, ayant l'articulation atloïdo-axoïdienne du côté
opposé pour centre. D'où il résulte que la face antérieure
du corps de cet axis regarde sensiblement à droite, mais
aussi en haut, à cause de l'affaissement qu'ont subi, de
par la carie, les masses latérales droites atloïdienne et
axoïdienne, avant de s'ankyloser comme il a été dit.

Comme conséquence de ce déplacement de l'axis, dû
en définitive au déplacement de la première vertèbre,
l'apophyse odontoïde se trouve avoir perdu ses rapports
normaux avec la face postérieure de l'arc antérieur de
l'atlas; elle est portée en arrière et à gauche. Son sommet, situé sur une ligne transversale divisant le trou occipital en deux segments à peu près égaux, n'est éloigné
que de 6 millim. de la demi-circonférence gauche de ce
même trou occipital, tandis qu'il est distant de 22 millim.
de la demi-circonférence droite. — Deux stalactites osseuses grêles, de la grosseur de la tige d'une sonde
cannelée, réunissent, l'une la face antérieure de cette
apophyse odontoïde à la partie médiane de la face pos-

térieure de l'arc antérieur de l'atlas, et l'autre, un peu plus développée, le bord latéral droit de cette même apophyse à la face interne de la masse latérale droite de la même vertèbre.

Ce transfert en arrière et à gauche de l'apophyse odontoïde a produit une réduction, de moitié au moins, du calibre du canal rachidien, au niveau de la première vertèbre cervicale, et a donné lieu positivement à un certain degré de compression de la moelle dans ce point. Mais cette compression, opérée graduellement, a été supportée sans graves inconvénients par l'organe médullaire un temps fort long sans doute, car la pièce que nous avons sous les yeux est celle d'un sujet qui a guéri de son mal vertébral sous-occipital et qui a vécu ensuite de longues années. On n'a qu'à voir l'état d'organisation complète des produits de l'ostéite plastique curatrice des diverses lésions osseuses et articulaires, pour affirmer la longévité du sujet en question. — Nous avons déjà signalé cette particularité intéressante de la pièce anatomo-pathologique qui fait l'objet de cette Note.

Quoi qu'il en soit, dans son point rétréci, le canal rachidien affecte la forme d'un croissant à concavité antérieure et à extrémités arrondies. L'extrémité gauche, à laquelle correspond le sommet de l'apophyse odontoïde, est plus aiguë. — Du milieu de la face antérieure de l'arc postérieur de l'atlas au point situé exactement vis-à-vis (dans le sens directement d'arrière en avant s'entend) sur la face postérieure de l'apophyse odontoïde, il y a 9 millim. de distance, et cette partie médiane est la plus large du

canal rachidien à ce niveau. — Certes, la moelle et ses
enveloppes, quoique un peu à l'étroit, pouvaient encore
se loger dans cet espace. Dans quelques cas, notamment
dans celui publié par M. Dubrueil, la place a été bien
moindre, sans risques immédiats pour le patient.

A droite, les apophyses articulaires correspondantes
de l'atlas et de l'axis n'ont pas sensiblement changé de
rapport, mais elles sont intimement soudées entre elles,
au moins à la périphérie. Il semble que la capsule fi-
breuse de cette petite arthrodie se soit ossifiée.

La double articulation condylienne occipito-atloïdienne
ne présente non plus aucune anomalie dans les rapports
de ses surfaces articulaires. Mais ces dernières sont encore
ankylosées et très solidement ankylosées. — A gauche,
la fusion est intime, on ne voit plus de vestiges de l'interligne articulaire. En arrière, de ce côté, il existe,
adossée à l'articulation, une production osseuse de nouvelle formation, étendue du pourtour du trou condylien
postérieur à la partie la plus reculée de la masse latérale
correspondante de l'atlas, et cet ostéophyte, peu épais
mais très dur, assujettit très solidement cette articulation
condylo-atloïdienne gauche. — Du côté droit, bien que
l'interligne articulaire puisse être suivi de l'œil dans
presque toute son étendue, l'articulation condylo-atloïdienne est également ankylosée. La pointe d'un scalpel
ne peut pénétrer dans aucun point de cet article. Mais en
arrière, et en dedans surtout, on trouve encore des traces d'ostéite raréfiante. En dedans, cette altération osseuse

se continue en bas jusqu'à l'articulation atloïdo·axoï-
dienne située au-dessous, c'est-à·dire celle qui a subi la
luxation pathologique déjà décrite.

D'ailleurs, ce n'est pas seulement par la double ankylose des deux articulations condylo-atloïdiennes que l'occipital se trouve intimement soudé à l'atlas. En arrière,
de chaque côté du tubercule médian postérieur de cette
dernière vertèbre, se voient deux colonnettes de substance osseuse compacte, étendues du bord supérieur de
son arc postérieur à la demi-circonférence postérieure
du trou occipital. — Celle de droite est à 8 millim. du
tubercule atloïdien, et mesure la même étendue dans le
sens transversal, tandis qu'elle n'est haute que de 5 millim. — Celle de gauche, de même hauteur, mais plus
large, occupe, à partir du tubercule atloïdien lui-même,
une étendue de 12 millim. — Vers le milleu de leur
hauteur, ces colonnettes présentent une petite saillie
transversale, comparable à un cal en miniature, et ré·
sultant de la jonction de la stalactite osseuse descendant
de l'occipital avec la stalagmite de même substance s'é-
levant du bord supérieur de l'atlas.

Enfin, du côté de l'occipital, je dois signaler l'accentuation tout à fait insolite de la ligne courbe inférieure du
côté gauche. — A 1 centim. de la crête occipitale externe
se voit une forte saillie osseuse, véritable apophyse *un-
guiforme*, ayant 23 millim. à sa base, à sommet arrondi
dirigé en bas, et correspondant aux insertions supérieu-

res des muscles grand droit postérieur de la tête et grand complexus gauches. Elle n'a pas moins de 4 millim. de relief.— Ici encore, c'est bien la fonction qui a fait l'organe : les muscles de la nuque, et principalement ceux que nous venons de nommer, en état de contraction permanente, instinctive ou plutôt réflexe, pour immobiliser la tête et le cou, ceux du côté gauche surtout, pour lutter contre la tendance au déplacement résultant de l'ostéo-arthrite atloïdo-axoïdienne droite, ont déterminé, par leur fonctionnement exagéré, la production de cet ostéophyte au point de leurs insertions supérieures.

En résumé, la pièce anatomo-pathologique que nous venons d'étudier, témoigne, avec quelques autres du même genre, de la curabilité complète et définitive du mal vertébral sous-occipital, et se fait remarquer : 1º par une luxation spontanée unilatérale droite, en avant, de l'atlas sur l'axis, terminée par ankylose ; 2° par l'ankylose de l'articulation atloïdo-axoïdienne du côté opposé ; 3° par le déplacement en arrière et à gauche de l'apophyse odontoïde, avec rétrécissement du canal rachidien ; 4° par l'ankylose de la double articulation condylo-atloïdienne ; 4° par l'existence d'ostéophytes entre les arcs postérieurs de l'atlas et de l'axis, de l'atlas et de l'occipital ; 6° par le développement d'une apophyse, par surcroît d'action musculaire, au niveau des insertions supérieures des muscles grand droit postérieur de la tête et grand complexus du côté gauche.

TABLE DES MATIÈRES.

COCCOZ, Libraire-Éditeur.

—

Bar (P.). — Des méthodes antiseptiques en obstétrique. In-8, 1883 (concours d'agrégation) .... 5 fr.

Baudrimont (E.), chirurgien des hôpitaux de Bordeaux. — De la fracture de la paroi antérieure du conduit auditif et de la luxation en arrière du maxillaire inférieur par pénétration des condyles dans l'oreille. In-8, 1883 .... 2 fr. 50

Berthaut (J.). — Études sur l'élimination des kystes hydatiques du foie à travers les voies biliaires. In-8, 1883 .... 3 fr.

Cochez (A.). — De la recherche du Bacille de la tuberculose dans les produits d'expectoration. In-8, 1884 .... 2 fr. 50

Duboué. — De l'impaludisme. 1 vol. in-8, 1880, 2e édition suivie d'un résumé .... 7 fr.

Faisans (Léon), anc. int. des hôpitaux. — Des hémorrhagies cutanées liées à des affections du système nerveux, et en particulier du purpura myélopathique. In-8, 1882 .... 2 fr.

Gafé (H.) [de Nantes]. — De l'exploration obstétricale, signes et diagnostic de la grossesse. In-8, 1884 .... 4 fr.

Gillard. — Contribution à l'étude du vaginisme. In-8, 1884 .... 2 fr.

Guinard (A.). — Du meilleur mode de traitement de la pleurésie purulente. In-8, 1884 .... 2 fr.

Jacolot (de Lorient). — Trachéotomie et laryngotomie d'urgence avec le trocart-trachéotome du Dr Jacolot. 2e édit., In-8, 1882 .... 2 fr.

Jacquelot (L.). — Contribution à l'étude des déchirures du col de l'utérus 1n8, 1884. .... 2 fr. 50

Jumon (Louis). — Étude sur les syphilis ignorées. In-8, 1880 ...... 2 fr.

Lagorce (de). — De la méthode d'Esmarch, et en particulier de l'hémorrhagie capillaire consécutive. In-8, 1879 .... 1 fr. 50

Latteux (Ds), chef du laboratoire d'histologie de l'hôpital de la Charité, lauréat de la Faculté de Médecine de Paris, officier de l'instruction publique. — Manuel de technique microscopique, ou guide pratique pour l'étude et le maniement du microscope. 1 vol in-12, avec 177 figures dans le texte 1883 .... 7 fr. 50

Laurand (Georges), anc. int. des hôpitaux. — Les anévrysmes valvulaires du cœur in-8, 1881. .... 2 fr.

Le Clerc (Réné). — Contusion et néoplasmes; de la prédisposition aux tumeurs. In-8, 1883 .... 2 fr. 50

Lemoine (Ernest). — De la rachialgie. In-8, 1883. .... 3 fr.

Parrot (J.). — Leçons cliniques sur les maladies des nouveau-nés. Syphilis héréditaire. Athrepsie. In-8, 1878 .... 2 fr.

Verchère (F.). — Des portes d'entrée de la tuberculose In-8, 1884 .... 3 fr.

Wiard (de Caen). — Mémoires d'un Microbe. In-12, 1882, 2e édition .. 2 fr.

Montpellier. — Typogr. Boehm et Fils.